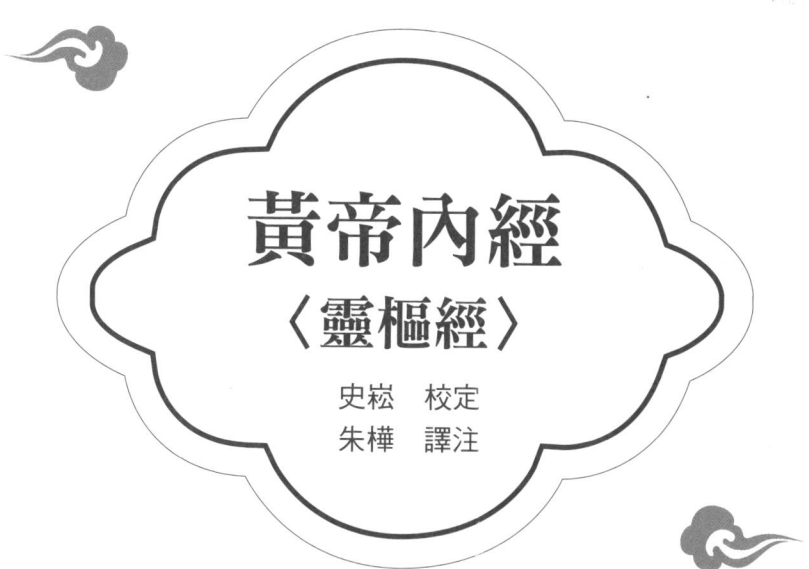

黃帝內經
〈靈樞經〉

史崧　校定
朱樺　譯注

關於《黃帝內經》全譯本

　　《黃帝內經》共十八卷，《素問》、《靈樞》各有九卷、八十一篇。內容包括攝生、陰陽、臟象、氣血、經絡和論治之道。

　　《黃帝內經》是第一部中醫理論經典。中醫學作為一個學術體系的形成，是從《黃帝內經》開始的，所以《黃帝內經》被公認為中醫學的奠基之作。

　　《黃帝內經》是第一部養生寶典。《黃帝內經》中講到了怎樣治病，但更重要的講的是怎樣不得病，怎樣使在不吃藥的情況下就能健康、能夠長壽。《黃帝內經》有一個非常重要的思想：「治未病」。《黃帝內經》中說：「不治已病治未病，不治已亂治未亂。」

　　《黃帝內經》是第一部關於生命的百科全書。《黃帝內經》以生命為中心，裡面講了醫學、天文學、地理學、心理學、社會學，還有哲學、歷史等，是一部圍繞生命問題而展開的百科全書。國學的核心實際上就是生命哲學，《黃帝內經》就是以黃帝的名字命名的、影響巨大的國學經典。

敘

　　昔黃帝作《內經》十八卷，《靈樞》九卷，《素問》九卷，乃其數焉，世所奉行唯《素問》耳。越人得其一二而述《難經》，皇甫謐刺而為《甲乙》，諸家之說悉自此始。其間或有得失，未可為後世法。則謂如《南陽活人書》稱：咳逆者，噦也。謹按《靈樞經》曰：新穀氣入于胃，與故寒氣相爭，故曰噦。舉而並之，則理可斷矣。又如《難經》第六十五篇，是越人標指《靈樞‧本輸》之大略，世或以為流注。謹按《靈樞經》曰：所言節者，神氣之所游行出入也，非皮肉筋骨也。又曰：神氣者，正氣也。神氣之所游行出入者流注也，井滎輸經合者本輸也，舉而並之，則知相去不啻天壤之異。但恨《靈樞》不傳久矣，世莫能究。夫為醫者，在讀醫書耳，讀而不能為醫者有矣，未有不讀而能為醫者也。不讀醫書，又非世業，殺人尤毒于梃刃。是故古人有言曰：為人子而不讀醫書，猶為不孝也。僕本庸昧，自髫迄壯，潛心斯道，頗涉其理。輒不自揣，參對諸書，再行校正家藏舊本《靈樞》九卷，其八十一篇，增修音釋，附于卷末，勒為二十四卷。庶使好生之人，開卷易明，了無差別。除已具狀經所屬申明外，准使府指揮依條申轉運司選官詳定，具書送秘書省國子監。今崧專訪請名醫，更乞參詳，免誤將來。利益無窮，功實有自。

時宋紹興乙亥仲夏望日　錦官（今四川成都）史崧題

　　譯文說明：(1) 本書體例上參考《黃帝內經素問白話解》，以《黃帝內經靈樞校注語譯》為依據，在吸收其校勘成果的基礎上，將《靈樞》原文譯為白話文。凡疑為原文訛誤者，均以（　）標出，不再白話解；凡可據補或據改者，在原文中以〔　〕標出，並據其白話解。(2) 本書的白話譯文採用直譯法，譯文在詞義、句式、詞序上盡量與經文一一對應，並注意譯文的語氣、邏輯和連貫性。同時，避免附會闡述，力求語言通俗曉暢。

前　言

　　《靈樞經》與《素問》合稱《黃帝內經》，是現存最早的中醫理論著作，約成書於戰國時期，又稱《靈樞》、《針經》、《九針》。因其共有九卷又稱作《九卷》，在唐朝王冰之前又被稱作《九靈》，到王冰時候改稱作《靈樞》。北宋林億校正醫書時，《靈樞》已散失。史書記載，北宋時高麗國獻書，高麗國希望以《靈樞經》換取中國的《資治通鑑》。《靈樞》又重新傳回中國，但此版本由於北宋末年戰亂，已散失。

　　南宋紹興乙亥（1135五年）史崧校定家藏本的《靈樞》九卷，增廣為二十四卷，刊行於世，成為現代流傳的版本。明代馬蒔編《靈樞註證發微》，是歷史上全注《靈樞》的第一人。從史崧獻書至今，經歷八百多年後，當時刊行的宋本，也早已亡失。刊本現存的最早版本是1339年元代胡氏古林書堂刊本。目前有關《靈樞經》的著作多以明代趙府居敬堂刊本為藍本。

　　《黃帝內經》較全面地總結了漢代以前我國醫學的經驗和理論，集中地反映了當時醫學的成就。它開創了我國醫學的理論體系，奠定了中醫學的基礎。兩千年來，中醫的各項成就，幾乎都是在《黃帝內經》的理論原則指導下，經歷代人民不斷實踐，逐步創造的。豐富多彩的中醫各流派的學術思想，大多是在《黃帝內經》理論的啟發下發展起來的。在漫長的歷史過程中，它一直是我國人民保健養生和與疾病作鬥爭的有力武器。直到今天，學習和掌握它的理論，對於繼承、發揚傳統醫學遺產，維護廣大人民的健康，仍然具有重要的現實意義。

　　《黃帝內經》不僅是研究傳統醫學理論最重要的文獻，而且，由於它較詳盡地記述和運用了陰陽五行的哲學思想，以及古代的天文、氣象、物候等學說，所以它也是上述學科發展史上的重要參考書籍。它閃耀著古代人民的智慧，是現代人寶貴的文化遺產。

　　《黃帝內經》不僅為我國醫學的發展奠定了基礎，而且對國外醫學也產

生了重要影響，例如：南北朝至隋唐時期，中醫書籍大量傳入日本和朝鮮。如公元八世紀初，日廷曾採取唐制，制定醫藥職令（《大寶律令》疾醫令），規定醫學生必修《素問》、《黃帝針經》、《甲乙經》、《本草》等書。其《大同類聚方》百卷，即以《素問》、《黃帝針經》、《甲乙經》、《脈經》、《本草》、《小品方》等為藍本編纂而成。

在很長的一段歷史時期，日本和朝鮮的醫學，都是以《黃帝內經》的思想體系為其理論核心的。在現代，《黃帝內經》更加引起世界各國醫學界的重視，目前已有日、英、法、德等國文字的節譯本或全譯本。隨著國際學術交流的日益廣泛，它必將進一步對世界醫學的發展作出貢獻。

《靈樞經》是《黃帝內經》不可分割的重要組成部分，有著豐富的內容。它以陰陽五行學說為指導，全面論述了人體的生理、病理、診斷、治療、攝生等問題，並詳敘了臟腑、精、神、氣、血、津液的功能和病理變化，強調了人與自然的密切聯繫及人體內部協調統一的整體觀念，而其最突出的特點則是更翔實地闡述了經絡理論和針法。粗略地統計一下，全書八十一篇專論中，與此有關的內容，占了五分之四左右，因此本書是總結漢代以前我國經絡學說和針刺技術的最重要著述，為針灸學的發展奠定了基礎。

在許多古代醫籍中，都反映著它的精神，如東漢張仲景《傷寒論》運用了六經辯證的法則；晉代皇甫謐《甲乙經》依據《靈樞》、《素問》的理論提出針灸治療的各種方法和依據；唐代孫思邈《千金方》在本書的基礎上補充了手足三陰三陽流注和五臟六腑變化傍通的內容；宋代王惟一《銅人腧穴針灸圖經》、元代滑壽《十四經發揮》都對經絡學說作了進一步的整理和研究；明代楊繼洲《針灸大成》更是經絡學說指導下的針灸療法的總結。

此外，如金代張元素《臟腑標本寒熱用藥式》、清代趙術堂《醫學指歸》兩書，更體現了經絡學說對臨床用藥所起的指導作用。在經絡學說指導下的針灸臨床技術的發展，在當代更為突出，今天的針刺麻醉技術的問世，就是其標誌之一。

因為《靈樞經》最早和最系統地提供了經絡學說的內容，所以對它進行深入探索，是研究經絡學說的重要途徑。

　　《靈樞經》的針法也是豐富多彩的，它不僅強調守神、候氣這些針刺手法中的關鍵問題，而且先後提出數十種刺法，並對針具使用、針刺部位、針刺深度、針刺禁忌、針刺與四時的關係等問題作了全面的闡述。這些古法有待人們進一步挖掘和繼承，以豐富現代針灸學的內容。

　　由於流傳年代的久遠，及其他原因，它的書名曾幾經變化，經歷代學者的嚴密考證，歷史上的《九卷》、《針經》、《九墟》、《九靈經》等，與現存的《靈樞經》都是同一部書。它與《素問》編寫體例一致，學術內容方面互相補充，互相聯繫，語言文字的特色相近，堪稱姊妹之篇。

目　錄

九針十二原第一 ……………… 13
本輸第二 …………………… 21
小針解第三 …………………… 32
邪氣臟腑病形第四 …………… 37
根結第五 ……………………… 51
壽夭剛柔第六 ………………… 57
官針第七 ……………………… 63
本神第八 ……………………… 68
終始第九 ……………………… 73
經脈第十 ……………………… 85
經別第十一 …………………… 108
經水第十二 …………………… 112
經筋第十三 …………………… 116
骨度第十四 …………………… 125
五十營第十五 ………………… 128
營氣第十六 …………………… 130
脈度第十七 …………………… 131
營衛生會第十八 ……………… 135
四時氣第十九 ………………… 139
五邪第二十 …………………… 143
寒熱病第二十一 ……………… 145
癲狂第二十二 ………………… 151
熱病第二十三 ………………… 157

厥病第二十四 ………………… 166
病本第二十五 ………………… 173
雜病第二十六 ………………… 174
周痺第二十七 ………………… 182
口問第二十八 ………………… 185
師傳第二十九 ………………… 191
決氣第三十 …………………… 197
腸胃第三十一 ………………… 199
平人絕穀第三十二 …………… 200
海論第三十三 ………………… 201
五亂第三十四 ………………… 204
脹論第三十五 ………………… 207
五癃津液別第三十六 ………… 211
五閱五使第三十七 …………… 214
逆順肥瘦第三十八 …………… 217
血絡論第三十九 ……………… 222
陰陽清濁第四十 ……………… 224
陰陽繫日月第四十一 ………… 227
病傳第四十二 ………………… 230
淫邪發夢第四十三 …………… 234
順氣一日分為四時第四十四 … 236
外揣第四十五 ………………… 240
五變第四十六 ………………… 243

本臟第四十七⋯⋯⋯⋯⋯248
禁服第四十八⋯⋯⋯⋯⋯258
五色第四十九⋯⋯⋯⋯⋯263
論勇第五十⋯⋯⋯⋯⋯⋯270
背腧第五十一⋯⋯⋯⋯⋯274
衛氣第五十二⋯⋯⋯⋯⋯275
論痛第五十三⋯⋯⋯⋯⋯278
天年第五十四⋯⋯⋯⋯⋯279
逆順第五十五⋯⋯⋯⋯⋯282
五味第五十六⋯⋯⋯⋯⋯284
水脹第五十七⋯⋯⋯⋯⋯287
賊風第五十八⋯⋯⋯⋯⋯289
衛氣失常第五十九⋯⋯⋯291
玉版第六十⋯⋯⋯⋯⋯⋯296
五禁第六十一⋯⋯⋯⋯⋯302
動輸第六十二⋯⋯⋯⋯⋯304
五味論第六十三⋯⋯⋯⋯307
陰陽二十五人第六十四⋯310
五音五味第六十五⋯⋯⋯319
百病始生第六十六⋯⋯⋯324
行針第六十七⋯⋯⋯⋯⋯330
上膈第六十八⋯⋯⋯⋯⋯333
憂恚無言第六十九⋯⋯⋯334
寒熱第七十⋯⋯⋯⋯⋯⋯336
邪客第七十一⋯⋯⋯⋯⋯338
通天第七十二⋯⋯⋯⋯⋯345

官能第七十三⋯⋯⋯⋯⋯351
論疾診尺第七十四⋯⋯⋯356
刺節真邪第七十五⋯⋯⋯362
衛氣行第七十六⋯⋯⋯⋯374
九宮八風第七十七⋯⋯⋯379
九針論第七十八⋯⋯⋯⋯383
歲露論第七十九⋯⋯⋯⋯395
大惑論第八十⋯⋯⋯⋯⋯401
癰疽第八十一⋯⋯⋯⋯⋯405

九針十二原第一

提示：本篇首先說明九針的不同形狀和不同用途，以及有關針刺的疾徐手法，迎隨補瀉的作用，其中「氣至有效」的論點，更突出候氣在臨床上的重要，對於提高針刺療效有一定積極意義。

其次，介紹了十二原穴。十二原穴是全身氣血、經氣匯集之處，與五臟六腑相通。五臟六腑有病，必然反應到十二原穴上，因此它是主治臟腑疾病的重要穴位。

最後，值得注意的，是它提出了針刺治病，獨撥刺雪污、解結、決閉，言不可治，未得其術的一段議論，那是說任何疾病都是可以治療、任何疾病都是可以被認識的，這是符合辯證唯物主義認識論的。

【原文】

黃帝問于岐伯曰：余子萬民，養百姓，而收其租稅。余哀其不給，而屬有疾病。余欲勿使被毒藥，無用砭石，欲以微針通其經脈，調其血氣，營其逆順出入之會，令可傳於後世。必明為之法令，終而不滅，久而不絕，易用難忘；為之經紀，異其〔篇〕章，別其表里；為之終始，令各有形，先立針經，願聞其情。

【譯文】

黃帝問岐伯：我愛萬民，養百官，而微收他們的租稅，很憐憫他們不能終盡天年，還接連不斷地生病。我想叫他們不服藥，也不用砭石，只是用細針，刺入肌膚裡去，就能夠疏通經脈，調和氣血，使氣血運行，在經脈中起到逆順往來的相合作用，使這種療法，可以傳到後世，就必須制定出針經大法來；為使針法永遠不會磨滅，歷久不至失傳，在學習中，容易運用，而難以忘掉，這又必須制定出微針的進退深淺準則來；另外，更要分析篇目章句，辨別腑輸臟輸，並需要制定出針的長短之數，使其各有形態可求，主要是先編成一部《針

經》，我希望聽到實際內容。

【原文】

岐伯答曰：臣請推而次之令有綱紀，始于一，終于九焉。請言其道。小針之要，易陳而難入，粗守形，上守神，神乎神，客在門，未睹其疾，惡知其原。刺之微在速遲，粗守關，上守機，機之動，不離其空，空中之機，清靜而微，其來不可逢，其往不可追，知機之道者，不可掛以髮，不知機道，叩之不發，知其往來，要與之期，粗之暗乎，妙哉工獨有之。往者為逆，來者為順，明知逆順，正行無問，逆而奪之，惡得無虛，追而濟之，惡得無實，迎之隨之，以意和之，針道畢矣。

【譯文】

岐伯回答：我願意按著次序，有條理的，從小針開始，直到九針。說一下其中的道理吧！小針的關鍵所在，說著好像容易，可是達到精微的境界那是很難啊！粗工拘守形體，僅知在病位上針刺；高明的醫工卻根據病人的神氣變化針治疾病，神啊！神啊！人身經脈，如同門戶一樣，病邪可從門戶侵入體內，醫生看不出是什麼病，哪能了解病變的原因呢？針刺的巧妙，在於如何運用疾徐手法，粗工拘守四肢關節的穴位治療，高明的醫工卻能觀察經氣機動的變化，經氣的機動，不會離開孔穴的，這裡面所蘊蓄的道理，是極精而又微妙的。當邪氣盛時，不可迎而補之；在邪氣衰時，不可追而瀉之，懂得氣機變化的道理，就不會有毫髮的差失；不懂得氣機變化的道理，就像箭扣弦上，不能射出一樣，所以針刺必須掌握氣的往來順逆盛衰之機，才能確有療效。粗工對此昏昧無知，這種妙處，只有高明醫工才能有呢！什麼是逆順呀？正氣去叫做逆，正氣來復叫做順，明白逆順之理，就可以放膽直刺，無須四顧欲問了。那正氣已虛，反而用瀉法，怎麼不會更虛呢？邪氣正盛，反而用補法，怎麼不會更實呢？必須迎其邪而瀉，隨其去而補，對於補瀉手法，能用思維去分析運用，那麼

針刺之道，也就盡於此了。

【原文】

凡用針者，虛則實之，滿則洩之，宛陳則除之，邪勝則虛之。大要（曰）徐而疾則實，疾而徐則虛。言實與虛，若有若無，察後與先，若存若亡，為虛與實，若得若失。虛實之要，九針最妙，補瀉之時，以針為之。瀉曰必持內之，放而出之，排陽得針，邪氣得洩。按而引針，是謂內溫，血不得散，氣不得出也。補曰隨之，隨之，意若妄之，若行若按，如蚊虻止，如留如還，去如弦絕，令左屬右，其氣故止，外門已閉，中氣乃實，必無留血，急取誅之。持針之道，堅者為寶，正指直刺，無針左右，神在秋毫，屬意病者，審視血脈者，刺之無殆。方刺之時，必在懸陽，及與兩（衛）〔衡〕，神屬勿去，知病存亡，血脈者，在腧橫居，視之獨澄，切之獨堅。

【譯文】

凡是針刺時，正氣虛用補法，邪氣實用瀉法，有瘀血的用破除（放血）法，邪氣勝的用攻下法。大概是慢進針而快出針，急按針孔的為補法，快進針而慢出針，不按針孔的為瀉法。這補和瀉的作用，似有感覺又似無感覺；細察氣的先至後至，而定留針或去針。總的說來，用補法也好，用瀉法也好，要使患者感到補之若有所得，瀉之若有所失。補瀉的要點，在九針有不同之妙。或補或瀉，可用針刺手法來解決。在用瀉法時，要持針納入，得氣後，就搖大針孔，轉而出針，這可使邪氣隨針外洩。假如出針隨即按閉針孔，這會使邪蘊於內，瘀血不散，邪氣不得外洩啊！在用補法時，隨時施針，意念裡如無其事，如行如止，像有蚊虻叮在皮膚上的感覺，針入皮膚之中，候氣之際，有如停留徘徊；得氣以後，急速出針，又像箭離弓弦一樣，右手出針，左手急閉針孔，經氣因而留止，針孔已閉，中氣就會充實了。如有皮下出血，不可任其瘀留，應該速予除去。持針的準則，精神堅定是可貴的。對準腧穴，端正直刺，針不偏左偏右，針者精神集

中到針端，並注意觀察病人，仔細看其血脈，進針時避開它，這樣，就不會發生什麼危險了。將刺的時候，一定要看病人的鼻和眉目之間，而針者也須聚精會神，毫不疏忽，從而測知疾病的好壞。所謂「審視血脈」，那血脈之所在，橫布在腧穴周圍，看起來顯得很清楚，用手去摸按也會感到堅實。

【原文】

九針之名，各不同形：一曰鑱針，長一寸六分；二曰員針，長一寸六分；三曰鍉針，長三寸半；四曰鋒針，長一寸六分；五曰鈹針，長四寸廣二分半；六曰員利針，長一寸六分；七曰毫針，長三寸六分；八曰長針，長七寸；九曰大針，長四寸。鑱針者，頭大末銳，去瀉陽氣。員針者，針如卵形，揩摩分間，不得傷肌肉，以瀉分氣。鍉針者，鋒如黍粟之銳，主按脈勿陷，以致其氣。鋒針者，刃三隅，以發痼疾。鈹針者，末如劍鋒，以取大膿。員利針者，（大）〔尖〕如氂，且員且銳，中身微大，以取暴氣。毫針者，尖如蚊虻喙，靜以徐往，微以久留之而養，以取痛痺。長針者，鋒利身薄，可以取遠痺。大針者，尖如梃，其鋒微員，以瀉機關之水也。九針畢矣。

【譯文】

九針之名，各有不同的形狀，第一種叫做鑱針，長一寸六分；第二種叫做員針，長一寸六分；第三種叫做鍉針，長三寸五分；第四種叫做鋒針，長一寸六分；第五種叫做鈹針，長四寸，寬二分半；第六種叫做員利針，長一寸六分；第七種叫做毫針，長三寸六分；第八種叫做長針，長七寸；第九種叫做大針，長四寸。鑱針，針頭大而針尖銳利，適於淺刺以瀉皮膚之熱；員針，鋒形如卵，適於摩擦分肉之間，既不會損傷肌肉，又能夠疏洩分肉的邪氣；鍉針，其鋒像黍粟之粒的微圓，適於按壓經脈，以引正氣，從而使邪氣排除；鋒針，三面有刃，用以治療積久難治之病；鈹針，針尖像劍鋒一樣的銳利，用以刺癰排膿；員利針，針尖像長毛，圓而銳利，針身稍為粗些，適於治

療暴痺；毫針，針尖像蚊虻的嘴，輕緩的刺入皮內，留針養神，可以治療痛痺；長針，針鋒銳利，針身略長，可以治療日久不癒的痺症；大針，針尖像折的竹筯，其鋒稍圓，可用以瀉去關節壅滯的積水。所有九針的情況，大致如此而已。

【原文】

夫氣之在脈也，邪氣在上，濁氣在中，清氣在下。故針陷脈則邪氣出，針中脈則濁氣出，針太深則邪氣反沉，病益。故曰：皮肉筋脈各有所處，病各有所宜，各不同形，各以任其所宜。無實〔實〕無虛〔虛〕，損不足而益有餘，是謂甚病，病益甚。取五脈者死，取三脈者恇；奪陰者死，奪陽者狂，針害畢矣。刺之而氣不至，無問其數；刺之而氣至，乃去之，勿復針。針各有所宜，各不同形，各任其所為。刺之要，氣至而有效，效之信，若風之吹雲，明乎若見蒼天，刺之道畢矣。

【譯文】

氣在人體經脈之內，陽邪之氣常在上部，糟粕之氣常停中部，寒濕之氣常留下部，因而針刺部位也就不同了。如刺頭部骨陷孔穴，就會使陽邪得以外出，刺陽明之脈，就會使濁氣得以外出。病在淺表而針刺太深了，能夠引邪入裡，會使病勢加重。因此說，皮肉筋脈各有它的部位，病症各有它的適應孔穴，情況不同，就應該隨著病情慎重施針，不要實症用補法，也不要虛症用瀉法，那損不足而益有餘的做法，可說是加重患者的苦痛，因而病勢也就越發嚴重了。精氣虛的病人，取了五臟腧穴，可以致人於死；陽氣不足的病人，取了三陽經的腧穴，可以致人於怯弱。耗傷了陰經，會發厥症；損傷了陽經，會發狂症，這都是用針不當的害處。針刺時，需要候氣，如刺後尚未得氣，不問息數多少，必須等待經氣到來；如果針已得氣，就可去針不再刺了。九針各有不同的功能，針形也不一樣，在使用時，要根據病情分別選用。總之，針刺的關鍵，是要得氣，針下得氣，必有療效，

療效的可靠，就像風吹雲散，很明朗地看到天空青天那樣，這些都是針刺的道理啊！

【原文】

黃帝曰：願聞五臟六腑所出之處。岐伯曰：五臟五腧，五五二十五腧；六腑六腧，六六三十六腧。經脈十二，絡脈十五，凡二十七氣以上下，所出為井，留溜為榮（音迎），所注為輸，所行為經，所入為合，二十七氣所行，皆在五腧也。節之交，三百六十五會，知其要者，一言而終，不知其要，流散無窮。所言節者，神氣之所游行出入也，非皮肉筋骨也。

【譯文】

黃帝說：我希望聽到臟腑脈氣所出之處的情況。岐伯說：五臟經脈，各有井、榮、輸、經、合五個腧穴，五五共二十五個腧穴；六腑經脈，各有井、榮、輸、原、經、合六個腧穴，六六共三十六個腧穴，人體臟腑有十二經脈，每經各有一絡，加上任督之脈各一絡和脾之大絡，共十五絡，這二十七脈之氣循行周身，出入於上下手足之間，它的脈氣由始微而趨向正盛，最後入合於內，這就是所謂「所出為井，所流為榮，所注為輸，所行為經，所入為合」的意思。這二十七氣流注於五腧，晝夜循行不息。人體關節等部位的相交，共有三百六十五個會合處，都是血氣游行出入和絡脈滲灌諸節的地方，不是指皮肉筋骨說的。知道這些要妙所在，一句話就足以蔽之，否則就會散漫無邊際了。

【原文】

睹其色，察其目，知其散復；一其形，聽其動靜，知其邪正。右主推之，左持而御之，氣至而去之。凡將用針，必先診脈，視氣之劇易，乃可以治也。五臟之氣已絕于內，而用針者反實其外，是謂重竭，重竭必死，其死也靜，治之者輒反其氣，取腋與膺；五臟之氣已

絕于外，而用針者反實其內，是謂逆厥，逆厥則必死，其死也躁，治之者，反取四末。刺之害，中而不去，則精洩；害中而去，則致氣。精洩則病益甚而恇，致氣則生為癰瘍。

【譯文】

　　在進行針刺之際，時刻察看患者的氣色和眼神，可以測知血氣的耗散和還復；分別病人形體的強羸，聽他的聲音動靜，可以了解邪正虛實。然後右手推而進針，左手防禦針身，等到針下得氣，就可以出針了。凡是要用針的時候，必先觀察脈氣的和與不和，然後才可治療。如五臟之氣已絕於內的病人，是陰虛，而用針反補在外的陽經，陽愈盛則陰愈虛，這叫重竭，重竭必死，在死時是安靜的，這是因為醫生每違反經氣，誤取腋和胸的腧穴，促使臟氣膶趨虛竭所致。至於五臟之氣已虛於外的病人，是陽虛。而用針反補在內的陰經，陰愈盛則陽愈虛，引起四肢厥冷，這叫逆厥，逆厥必死，在死時是煩躁的，這是誤取四肢末端穴位，促使陽氣膶竭所造成的。針刺的要害，刺已中病而不出針就會傷氣，不中病而出針，就會使邪氣留滯不散，傷氣會使病加重而使人虛弱，氣滯很容易發生癰瘍。

【原文】

　　五臟有六腑，六腑有十二原，十二原出于四關，四關主治五臟。五臟有疾，當取之十二原，十二原，五臟之所以稟三百六十五節氣味也。五臟有疾也，應出十二原，而原各有所出，明知其原，睹其應，而知五臟之害矣。陽中之少陰，肺也，其原出于太淵，太淵二。陽中之太陽，心也，其原出于大陵，大陵二。陰中之少陽，肝也，其原出于太衝，太衝二。陰中之至陰，脾也，其原出于太白，太白二。陰中之太陰，腎也，其原出于太溪，太溪二。膏之原，出于鳩尾，鳩尾一。肓之原，出于脖胦，脖胦一。凡此十二原者，主治五臟六腑之有疾者也。

【譯文】

　　五臟有在外的六腑，六腑之外有十二原，十二原穴出於四關，四關原穴主治五臟病變。所以五臟有病，就應該取十二原穴。因為十二原穴，是五臟聚三百六十五節經氣而集中的地方，因此五臟有了病變，就反應到十二原，而十二原也各有所屬之內臟，了解原穴的性質，看透它的反應，就可知五臟的受病情況。心肺居於膈上，屬於陽位。肺是陽部的陰臟，為陽中之少陰，它的原穴，是太淵左右二穴。心是陽部的陽臟，為陽中之太陽，它的原穴，是大陵左右二穴。肝、脾、腎位於胸膈以下，屬於陰位。肝是陰部的陽臟，為陰中之少陽，它的原穴，是太衝左右二穴。脾是陰部的陰臟，為陰中之至陰，它的原穴，是太白左右二穴。腎是陰部的陰臟，為陰中之太陰，它的原穴，是太溪左右二穴。膈的原穴是鳩尾，屬任脈，只有一穴。肓的原穴是氣海（脖胦），屬任脈，也只有穴。這十二原穴，是臟腑經絡之氣輸注相通的關鍵所在，所以能夠治療五臟六腑的疾病。

【原文】

　　脹取三陽，飧洩取三陰。

【譯文】

　　凡患腹脹病，應該取足三陽經；凡是患飧洩病，應該取足三陰經。

【原文】

　　今夫五臟之有疾也，譬猶刺也，猶污也，猶結也，猶閉也。刺雖久，猶可拔也；污雖久，猶可雪也；結雖久，猶可解也；閉雖久，猶可決也。或言久疾之不可取者，非其說也。夫善用針者，取其疾也，猶拔刺也，猶雪污也，猶解結也，猶決閉也。疾雖久，猶可畢也。言不可治者，未得其術也。

【譯文】

　　五臟有病，好比肌肉上扎了刺，物體上被污染，繩索打了結扣，河水有了淤塞一樣。但是，扎了刺雖然好多天，還可以拔掉它；污染日子雖久，還可以洗淨它；結扣拴了好久，還可以解開它；河道淤塞時間雖然長些，還可以疏開它。有人認為久病就不能針治而癒，這樣說法，是不對的。善於用針的醫生，就像拔刺、滌污、解扣、疏淤一樣，疾病的時間雖然很長，還是可以達到治癒效果的。那說久病不能治的，是因為它未掌握針刺的技術啊！

【原文】

　　刺諸熱者，如以手探湯；刺寒清者，如人不欲行。陰有陽疾者，取之下陵三里，正往無殆，氣下乃止，不下復始也。疾高而內者，取之陰之陵泉；疾高而外者，取之陽之陵泉也。

【譯文】

　　針刺熱病，好像是手試沸湯，一觸就起；針刺寒病，好像不願出行的樣子。陰分裡有了陽邪熱象，應當取足三里穴，準確進針，不能懈怠，邪氣退了，就應該停針，假如邪氣不退，還需要再刺。病出現在上部，而屬於內臟的，可取陰陵泉；病出現在上部，而屬於外腑的，可取陽陵泉。

本輸第二

　　提示：本篇主要是論述臟腑腧穴，指出井、榮、輸、原、經、合各穴的名稱和部位，並臟腑相配合的關係，以及四時取穴常法，由於重點討論了腧穴，所以以「本輸」名篇。

【原文】

　　黃帝問于岐伯曰：凡刺之道，必通十二經絡之所終始，絡脈之所別處，五輸之所留〔止〕，六腑之所與合，四時之所出入，五臟之所溜處，闊收之度，淺深之狀，高下所至。願聞其解。

【譯文】

　　黃帝問岐伯：大凡針刺的方法，必須先通十二經絡的起點和終點，絡脈別出的處所，井、滎、輸、經、合腧穴留止的部位，臟腑相合的關係，以及四時氣候影響人體的出入變化，五臟之氣的流行灌注，尤其是經脈、絡脈、孫脈的寬窄程度，淺深情況，上至頭面，下至足脛的聯繫，對於這些問題，希望聽到你的講解。

【原文】

　　岐伯曰：請言其次也。肺出于少商，少商者，手大指端內側也，為井木；溜于魚際，魚際者，手魚也，為滎；注于太淵，太淵，魚後一寸陷者中也，為輸；行于經渠，經渠，寸口中也，動而不居，為經；入于尺澤，尺澤，肘中之動脈也，為合，手太陰經也。

【譯文】

　　岐伯說：讓我按次序來談吧！肺經的脈氣出於少商穴，少商穴在大指端的內側，稱之為井木；脈氣由此流於魚際穴，魚際在手魚之後，稱之為滎；脈氣由此注於太淵穴，太淵在魚後下一寸陷者之中，稱之為輸；脈氣由此行於經渠穴，經渠在寸口之陷中，動而不止，稱之為經；脈氣由此入歸於尺澤穴，尺澤是肘中的動脈，稱之為合。這就是手太陰肺經所屬的五腧穴。

　　〔按〕五腧，指人體五類孔穴，這些孔穴都在四肢。井、滎、輸、經、合，是古人以流水譬喻經脈氣血在人體的流行。所謂「所出為井」，是說經脈之氣流行分支的起點，如泉水初出之處；所謂「所溜為滎」，是說經脈之氣開始四溢，如水已出泉源，勢將分流四布；

所謂「所注為輸」，是說經脈之氣注此輸彼，如細小水流漸入深處；所謂「所行為經」，是說經脈之氣流行的地方，如水流經過之處；所謂「所入為合」，是說經脈之氣會合相接，如水流匯合入海。因此楊上善說：「脈出指井，至此合于本臟之氣。」他說的是恰當的。

【原文】

　　心出于中衝，中衝，手中指之端也，為井木；溜于勞宮，勞宮，掌中中指本節之內間也，為滎；注于大陵，大陵，掌後兩骨之間方下者也，為輸；行于間使，間使之道，兩筋之間，三寸之中也，有過則至，無過則止，為經；入于曲澤，曲澤，肘內廉下陷者之中也，屈而得之，為合，手少陰也。

【譯文】

　　心經的脈氣出於中衝，中衝在手中指端，稱之為井木；脈氣由此流於勞宮穴，勞宮在掌中央中指本節的內間，稱之為滎；脈氣由此注於大陵穴，大陵在掌後兩骨之間陷中，稱之為輸；脈氣由此行於間使穴，間使在掌後三寸兩筋間陷中，當本經有病時，就表現出反應，無病就脈氣平靜，稱之為經；脈氣由此入歸於曲澤，曲澤在肘內側陷中，屈肘可得其穴，稱之為合。這是手少陰心經所屬的五腧穴。

【原文】

　　肝出于大敦，大敦者，足大指之端及三毛之中也，為井木；溜于行間，行間，足大指間也，為滎；注于太衝，太衝，行間上二寸陷者之中也，為輸；行于中封，中封，內踝之前一寸（半），陷者之中，使逆則宛，使和則通，搖足而得之，為經；入于曲泉，曲泉，輔骨之下，大筋之上也，屈膝而得之，為合，足厥陰也。

【譯文】

　　肝經的脈氣出於大敦穴，大敦在足大趾的外側和三毛中間，稱之

為井木；脈氣由此流於行間穴，行間在大趾次趾間動脈陷中，稱之為榮；脈氣由此注於太衝穴，太衝在行間穴上二寸陷中，稱之為輸；脈氣由此行於中封穴，中封在內踝的前一寸陷中，在針刺該穴時，逆之則脈氣就會鬱塞，和之則脈氣就會流暢，伸足可得其穴，稱之為經；脈氣由此入歸於曲泉，曲泉在膝內輔骨之下，大筋上，小筋下，屈膝取穴，稱之為合。這是足厥陰肝經所屬的五腧穴。

【原文】

　　脾出于隱白，隱白者，足大指之端內側也，為井木；溜于大都，大都，本節之後，下陷者之中也，為榮；注于太白，太白，腕骨之下也，為輸；行于商丘，商丘，內踝之下，陷者之中也，為經；入于陰之陵泉，陰之陵泉，輔骨之下，陷者之中也，伸而得之，為合，足太陰也。

【譯文】

　　脾經的脈氣出於隱白穴，隱白在足大趾的內側，稱之為井木；脈氣由此流於大都穴，大都在足大趾本節後內側陷中，稱之為榮；脈氣由此注於太白穴，太白在足內側核骨之下，稱之為輸；脈氣由此行於商丘穴，商丘在足內踝下微前陷中，稱之為經；脈氣由此入歸於陰陵泉，陰陵泉在膝內側輔骨下陷中，其穴伸足可取，稱之為合。這是足太陰脾經所屬的五腧穴。

【原文】

　　腎出于湧泉，湧泉者，足心也，為井木；溜于然谷，然谷，然骨之下者也，為榮；注於太溪，太溪，內踝之後，跟骨之上，陷中者也，為輸；行于復溜，復溜，上內踝二寸，動而不休，為經；入五陰谷，陰谷，輔骨之後，大筋之下，小筋之上也，按之應手，屈膝而得之，為合，足少陰經也。

【譯文】

腎經的脈氣出於湧泉穴，湧泉在足心，稱之為井木；脈氣由此流於然谷穴，然谷在足內踝前大骨陷中，稱之為滎；脈氣由於注於太溪穴，太溪在足內踝後，跟骨上陷中，稱之為輸；脈氣由此行於復溜穴，復溜在足內踝上二寸，有動脈跳動不止，稱之為經；脈氣由此入歸於陰谷穴，陰谷在膝內側輔骨後，大筋之下，小筋之上，按之脈動應手，屈膝從膕橫紋內側端二筋間取之，稱之為合。這是足少陰腎經所屬的五腧穴。

【原文】

膀胱出于至陰，至陰者，足小指之端也，為井金；溜于通谷，通谷，本節之前外側也，為滎；注于束骨，束骨，本節之後，陷者中也，為輸；過于京骨，京骨，足外側大骨之下，為原；行于崑崙，崑崙，在外踝之後，跟骨之上，為經；入于委中，委中，膕中央，為合，委而取之，足太陽也。

【譯文】

膀胱的脈氣出於至陰穴，至陰在足小趾的外側，稱之為井金；脈氣由此流於通谷穴，通谷在足小趾外側本節前陷中，稱之為滎；脈氣由此注於束骨穴，束骨在足小趾外側本節後陷中，稱之為輸；脈氣由此過於京骨穴，京骨在足外側大骨下赤白肉際陷中，稱之為原；脈氣由此行於崑崙穴，崑崙在足外踝跟骨上陷中，稱之為經；脈氣由此入歸於委中穴，委中在膝膕後橫紋中央，可以屈而取之，稱之為合。這是足太陽膀胱經所屬的五腧穴和原穴。

【原文】

膽出于竅陰，竅陰者，足小指次指之端也，為井金；溜于俠溪，俠溪，足小指次指之間也，為滎；注于臨泣，臨泣，上行一寸半陷者中也，為輸；過于丘墟，丘墟，外踝之前下，陷者中也，為原；行于

陽輔，陽輔，外踝之上，輔骨之前，及絕骨之端也，為經；入于陽之陵泉，陽之陵泉，在膝外陷者中也，為合，伸而得之，足少陽也。

【譯文】

　　膽經的脈氣出於竅陰穴，竅陰在足小趾次趾外側，稱之為井金；脈氣由此流於俠溪穴，俠溪在足小趾次趾歧骨間，本節前陷中，稱之為滎；脈氣由此注於臨泣穴，臨泣上行去俠溪穴一寸五分，在足小趾次趾本節後間陷中，稱之為輸；脈氣由此過於丘墟，丘墟在足外踝微前陷中，稱之為原；脈氣由此行於陽輔穴，陽輔在足外踝上四寸絕骨之端，稱之為經；脈氣由此入歸於陽陵泉穴，陽陵泉在膝下一寸，外輔骨陷中，伸足取之，稱之為合。這是足少陽膽經所屬的五腧穴和原穴。

【原文】

　　胃出于厲兌，厲兌者，足大指內次指之端也，為井金；溜于內庭，內庭，次指外間也，為滎；注于陷谷，陷谷者，上中指內間上行二寸陷者中也，為輸；過于衝陽，衝陽，足跗上五寸陷者中也，為原，搖足而得之；行于解溪，解溪，上衝陽一寸半陷者中也，為經；入于下陵，下陵，膝下三寸，胻骨外三里也，為合；復下三里三寸為巨虛上廉，復下上廉三寸為巨虛下廉也，大腸屬上，小腸屬下，足陽明胃脈也，大腸小腸，皆屬于胃，是足陽明也。

【譯文】

　　胃經的脈氣出於厲兌穴，厲兌在足大趾次趾的外側，稱之為井金；脈氣由此流於內庭穴，內庭在足第二趾的外間陷中，稱之為滎；脈氣由此注於陷谷穴，陷谷在中趾內間，去內庭上行二寸凹陷中，稱之為輸；脈氣由此過於衝陽穴，衝陽在腳面上五寸，骨間動脈處，搖足取穴，稱之為原；脈氣由此行於解溪穴，解溪在衝陽上一寸五分腳面關節上陷中，稱之為經；脈氣由此入歸於下陵，下陵在膝下三寸胻

骨外緣的三里穴，和之為合；從此再下行三寸，就是上巨虛穴，從此再下行三寸，就是下巨虛穴，大腸屬於上巨虛穴，小腸屬於下巨虛穴，都是和陽明胃脈相關的，同屬於這條經脈。這是足陽明胃經所屬的五腧穴和原穴。

【原文】

　　三焦者，上合手少陽，出于關衝，關衝者，手小指次指之端也，為井金；溜于液門，液門，小指次指之間也，為滎；注于中渚，中渚，本節之後陷者中也，為輸；過于陽池，陽池，在腕上陷者之中也，為原；行于支溝，支溝，上腕三寸，兩骨之間陷者中也，為經；入于天井，天井，在肘外大骨之上陷者中也，為合，屈肘乃得之；三焦下腧，在于足大指之前，少陽之後，出于膕中外廉，名曰委陽，是太陽絡也。手少陽經也。三焦者，足少陽（太）〔少〕陰之所將，太陽之別也，上踝五寸，別入貫　腸，出于委陽，並太陽之正，入絡膀胱，約下焦，實則閉癃，虛則遺溺，遺溺則補之，閉癃則瀉之。

【譯文】

　　三焦的脈氣循行，上合於手少陽經，它的脈氣，出於關衝穴，關衝在小指側無名指之端，稱之為井金；脈氣由此流於液門穴，液門在小指與無名指之間，稱之為滎；脈氣由此注於中渚穴，中渚在小指與無名指本節後兩骨間陷中，稱之為輸；脈氣由此過於陽池穴，陽池在手表腕上橫紋陷中，稱之為原；脈氣由此行於支溝穴，支溝在腕後三寸，兩骨間陷中，稱之為經；脈氣由此入歸於天井穴，天井在肘外大骨之上，屈肘可以得穴，稱之為合。三焦的脈氣，另通於足部的下腧，在足太陽經之前，足少陽膽經之後，別出於膕中外側，叫做委陽穴，這也是足太陽經絡別出之處。以上就是手少陽三焦所屬的五腧穴和原穴及其下腧穴的概況。三焦的脈氣，和足少陽、少陰兩經相互聯繫，是足太陽經的別絡，它的脈氣，從踝上五寸入貫於腿肚，出於委陽穴，由此並足太陽經的正脈，入內絡於膀胱下焦。三焦的實症，會

出現小便不通的癃閉病，三焦的虛症，會出現小便失禁的遺尿病，治屬虛的遺尿病，當用補法，治屬實的癃閉病，當用瀉法。

【原文】

手太陽小腸者，上合手太陽，出于少澤，少澤，小指之端也，為井金；溜于前谷，前谷，在手外廉本節前陷者中也，為滎；注于後溪，後溪者，在手外側本節之後也，為輸；過于腕骨，腕骨，在手外側腕骨之前，為原；行於陽谷，陽谷，在銳骨之下陷者中也，為經；入于小海，小海，在肘內大骨之外，去端半寸陷者中也，伸臂而得之，為合，手太陽經也。

【譯文】

小腸的脈氣循行，上合於手太陽經。它的脈氣，出於少澤穴，少澤在手小指端的外側，稱之為井金；脈氣由此流於前谷穴，前谷在手小指外側本節前陷中，稱之為滎；脈氣由此注於後溪穴，後溪在手小指外側本節後陷中，稱之為輸；脈氣由此過於腕骨穴，腕骨在手外側腕骨前陷中，稱之為原；脈氣由此行於陽谷穴，陽谷在手外側腕中，銳骨下陷中，稱之為經；脈氣由此入歸於小海穴，小海在肘內大骨外，去肘端五分陷中，伸臂屈肘向頭取之，稱之為合。這就是手太陽小腸經所屬的五腧穴和原穴。

【原文】

大腸上合手陽明，出于商陽，商陽，大指次指之端也，為井金；溜于本節之前二間，為滎；注于本節之後三間，為輸；過于合谷，合谷，在大指歧骨之間，為原；行于陽溪，陽溪，在兩筋間陷者中也，為經；入于曲池，在肘外輔骨陷者中，屈臂而得之，為合，手陽明也。

【譯文】

大腸的脈氣循行，上合於手陽明經。它的脈氣出於商陽穴，商陽在大指次指端的內側，稱之為井金；脈氣由此流於二間穴，二間在食指內側本節前陷中，稱之為榮；脈氣由此注於三間穴，三間在食指內側本節後陷中，稱之為輸；脈氣由此過於合谷穴，合谷在手大指次指歧骨間，稱之為原；脈氣由此行於陽溪穴，陽溪在手腕上側橫紋前，兩筋間陷中，稱之為經；脈氣由此入歸於曲池穴，曲池在肘外輔骨曲肘橫紋頭陷中，屈肘橫肱取之，稱之為合。這就是手陽明大腸經所屬的五腧穴和原穴。

【原文】

是謂五臟六腑之腧，五五二十五腧，六六三十六腧也。六腑皆出足之三陽，上合于手者也。

【譯文】

以上所說五臟六腑的腧穴，五臟各有井榮輸經合五個腧穴，五五共二十五個腧穴；六腑各多一個原穴，六六三十六個腧穴，六腑的脈氣出於足太陽、足陽明、足少陽，同時又和手三陽經上下相合。

【原文】

缺盆之中，任脈也，名曰天突。一次任脈側之動脈，足陽明也，名曰人迎。二次脈手陽明也，名曰扶突。三次脈手太陽也，名曰天窗。四次脈足少陽也，名曰天容。五次脈手少陽也，名曰天牖。六次脈足太陽也，名曰天柱。七次脈頸中央之脈，督脈也，名曰風府。腋內動脈，手太陰也，名曰天府。腋下三寸，手心主也，名曰天池。

【譯文】

在左右缺盆的正中間，屬於任脈的叫做天突穴。次於第一行，而近任脈之側的動脈應手處，屬於足陽明胃經的叫做人迎穴。次於第二

行，屬於手陽明經的叫做扶突穴。次於第三行，屬於手太陽經的叫做天窗穴。次於第四行，屬於足少陽經的叫做天容穴。次於第五行，屬於手少陽經的叫做天牖穴。次於第六行，屬於足太陽經的叫做天柱穴。次於第七行，居項中央，屬於督脈，叫做風府。腋下動脈，屬於手太陰的叫做天府穴。腋下三寸，屬於手心主的叫做天池穴。

【原文】

刺上關者，呿不能欠；刺下關者，欠不能呿（音區）。刺犢鼻者，屈不能伸；刺兩關者，伸不能屈。

【譯文】

針刺上關穴，應張口而不能合口；刺下關穴，應合口而不能張口。針刺犢鼻穴，應屈足而不能伸足；針刺內關、外關穴，應伸手而不能彎曲。

【原文】

足陽明挾喉之動脈也，其腧在膺中。手陽明次在其腧外，不至曲頰一寸。手太陽當曲頰。足少陽在耳下曲頰之後。手少陽出耳後，上加完骨之上。足太陽挾項大筋之中髮際。陰尺動脈在五里，五腧之禁也。

【譯文】

足陽明經的人迎穴位於挾結喉兩旁的動脈應手處，它的脈氣下行於胸膺、氣戶等穴。手陽明經的扶突穴，在足陽明經動脈人迎穴之外，還不到曲頰，而離曲頰一寸之處。手太陽經的天窗穴，正在曲頰下面，扶突後一寸。足少陽經的天衝穴在耳下曲頰之後。手少陽經的天牖穴在耳後，在該處有完骨穴加於其上。足太陽經的天柱穴，挾項後髮際大筋外側陷中。屬於陰尺動脈處，是手陽明經的五里穴。如誤刺該穴，會使五腧穴所內通之臟氣竭盡，所以禁針。

【原文】

肺合大腸，大腸者，傳道之腑。心合小腸，小腸者，受盛之腑。肝合膽，膽者，中（精）〔清〕之腑。脾合胃，胃者，五穀之腑。腎合膀胱，膀胱者，津液之腑也。少（陽）〔陰〕屬腎，腎上連肺，故將兩臟。三焦者，中瀆之腑也，水道出焉，屬膀胱，是孤之腑也。是六腑之所與合者。

【譯文】

肺和大腸相配合，大腸是轉送糟粕之腑。心和小腸相配合，小腸是接受胃部所已腐熟水穀之腑。肝和膽相配合，膽是清淨不受穢濁之腑。脾和胃相配合，胃是容納水穀之腑。腎和膀胱相配合，膀胱是水液所聚之腑。少陰隸屬於腎，它的經脈分布，上連於肺，所以腎的經氣行於膀胱和肺兩臟。三焦這一腑，好像是四通的水溝，有疏調水道功用，下和膀胱聯繫，但它在這裡無臟相配，所以稱它是孤獨之腑。以上是說明六腑與五臟配合的關係。

【原文】

春取絡脈諸滎大經分肉之間，甚者深取之，間者淺取之。夏取諸腧孫絡肌肉皮膚之上。秋取諸合，餘如春法。冬取諸井諸腧之分，欲深而留之。此四時之序，氣之所處，病之所舍，藏之所宜。轉筋者，立而取之，可令遂已。痿厥者，張而刺之，可令立快也。

【譯文】

在春天針刺時，應取淺表部位的絡脈和各經滎穴以及大筋和肌肉的間隙，病重的可以深刺，病較輕的就應淺刺。夏天針刺時當取十二經的腧穴以及肌肉、皮膚之上的淺表部位。秋天針刺時應取十二經的合穴，其餘像春天的針刺方法一樣。冬天針刺時，應取十二經的井穴和臟腑的腧穴，並且應該深刺留針。這些都是四時氣候演變的順序，經脈之氣所聚的處所，疾病在四季發病的部位，針刺最為適宜的地

方。至於治療轉筋的病人，要使其直立而取穴針刺，病很快就可以好了。治療四肢偏廢的痿厥病人，可使患者安臥而進行針刺，使他立即有輕快的感覺。

小針解第三

提示：本篇主要是對首篇九針十二原中有關運用小針的內容，如守神、補瀉用法、針害、察色、調脈等問題加以解釋，並進而補充說明。

【原文】

所謂易陳者，易言也。難入者，難著于人也。粗守形者，守刺法也。上守神者，守人之血氣有餘不足，可補瀉也。神客者，正邪共會也。神者，正氣也。客者，邪氣也。在門者，邪循正氣之所出入也。未睹其疾者，先知邪正何經之疾也。惡知其原者，先知何經之病，所取之處也。

【譯文】

所謂「易陳」，就是說來很容易的。「難入」，就是指它的精微處，一般人很難明確理解的。「粗守形」，就是指那粗率之醫僅知拘守刺法。「上守神」，就是指那高明之醫，能夠掌握病人的血氣虛實情況，考慮是可補或可瀉。「神客」，就是指正氣與邪氣共留處於血脈中。「神」指正氣而言，「客」指邪氣而言。「在門」，就是指邪氣循著正氣在腠理出入。「未睹其疾」，就是不知道病邪在哪經裡。「惡知其原」，是說哪能預先知道何經有病和應取的穴位呢？

【原文】

刺之微在數遲者，徐疾之意也。粗守關者，守四肢而不知血氣正邪之往來也。上守機者，知守氣也。機之動，不離其空中者，知氣

虛實，用針之徐疾也。空中之機，清淨以微者，針以得氣，密意守氣勿失也。其來不可逢者，氣盛不可補也。其往不可追者，氣虛不可瀉也。不可掛以發者，言氣易失也。扣之不發者，言不知補瀉之意也，血氣已盡而氣不下也。

【譯文】

「刺之微在數遲」，是說針刺的微妙，在於掌握進針出針手法的快慢。「粗守關」，是說粗率的醫生在針治時僅僅拘守四肢關節部的穴位，而不知道血氣正氣的往來盛衰情況。「上守機」，是說高明的醫生在進針補瀉時，懂得把握氣機變化的規律。「機之動不離其空」，是說了解腧穴中的氣機虛實變化，才可以運用疾徐補瀉手法。「空中之機，清淨以微」，是說針下已經得氣，就要周密注意氣之往來，而不能失掉應補應瀉的時機。「其來不可逢」，是說在邪氣正盛時，切不可用補法。「其往不可追」，是說在正氣已虛時，切不可用瀉法。「不可掛以發」，是說針下得氣，這種感應，是很容易消失的。「扣之不發」，是說不懂得補瀉的意義，往往誤用手法，使患者血氣已耗而病不能痊癒。

【原文】

知其往來者，知氣之逆順盛虛也。要與之期者，知氣之可取之時也。粗之暗者，冥冥不知氣之微密也。妙哉！工獨有之者，盡知針意也。往者為逆者，而氣之虛而小，小者逆也。來者為順者，言形氣之平，平者順也。明知道順，正行無問者，言知所取之處也。迎而奪之者，瀉也。追而濟之者，補也。

【譯文】

「知其往來」，是說懂得氣在運行中的逆順盛虛。「要與之期」，是說認識了候氣的重要性，能夠知道及時進行針刺的時刻。「粗之暗者」，是說粗率的醫生昏昧無知，不理解氣行的微妙作用。「妙哉工

獨有之」，是說高明的醫生，他完全了解運用針法和候氣的重要意義。「往者為逆」，是說邪氣已去時，則其氣虛而小，小就叫做逆。「來者為順」，是說正氣漸來時，則其氣和平，和平就叫做順。「明知逆順，正行無問」，是說知道了氣行的逆順關係，就可以無疑問的選取穴位進行針刺了。「迎而奪之」，是說迎著經脈循行方向下針，就是瀉法。「隨而濟之」，是說隨著經脈的循行方向下針，就是補法。

【原文】

　　所謂虛則實之者，氣口虛而當補之也。滿則洩之者，氣口盛而當瀉之也。宛陳則除之者，去血脈也。邪勝則虛之者，言諸經有盛者，皆瀉其邪也。徐而疾則實者，言徐內而疾出也。疾而徐則虛者，言疾內而徐出也。言實與虛，若有若無者，言實者有氣，虛者無氣也。察後與先，若亡若存者，言氣之虛實，補瀉之先後也，察其氣之已下與常存也。為虛與實，若得若失者，言補者佖然若有得也，瀉則悗然若有失也。

【譯文】

　　所謂「虛則實之」，是說氣口脈氣虛的應該用補的針法。「滿則洩之」，是說氣口脈氣盛的應該用瀉的針法。「宛陳則除之」，是說應排去絡脈中瘀積之血。「邪勝則虛之」，是說凡經脈中邪氣盛時，都應該採用瀉法，使邪氣隨針外洩。「徐而疾則實」，是說緩進針而速出針的補法。「疾而徐則虛」，是說速進針而緩出針的瀉法。「言實與虛，若有若無」，是說用補法會使正氣來復，用瀉法會使邪氣消失。「察後與先，若亡若存」，是說應該診明氣的虛實，再定補瀉手法的先後，還必須觀察邪氣已退，或是邪氣還在滯留。「為虛與實，若得若失」，是說用補法會使患者感覺充滿而似有所得；用瀉法會使患者感到不知不覺而似有所失。

【原文】

夫氣之在脈也，邪氣在上者，言邪氣之中人也高，故邪氣在上也。濁氣在中者，言水穀皆入于胃，其（精）〔清〕氣上注于肺，濁溜于腸胃，言寒溫不適，飲食不節，而病生于腸胃，故命曰濁氣在中也。清氣在下者，言清濕地氣之中人也，必從足始，故曰清氣在下也。針陷脈則邪氣出者，取之上。針中脈則濁氣出者，取之陽明合也。針太深則邪氣反沉者，言淺浮之病，不欲深刺也，深則邪氣從之入，故曰反沉也。皮肉筋脈，各有所處者，言經絡各有所主也。取五脈者死，言病在中，氣不足，但用針盡大瀉其諸陰之脈也。取三陽之脈者，唯言盡瀉三陽之氣，令病人恇然不復也。奪陰者死，言取尺之五里五往者也。奪陽者狂，正言也。

【譯文】

「氣之在脈，邪氣在上」，是說邪氣侵入經脈後，風熱多傷人的頭部。所以說「邪氣在上」。「濁氣在中」，是說水穀入於胃後，它的精微之氣上注於肺，它的濃濁部分留於腸胃裡。如果寒溫不適宜，飲食不節制，那麼腸胃中就會發病，所以說「濁氣在中」。「清氣在下」，是說清冷潮濕之氣，它使人發病，必從足部開始，所以說「清氣在下」。「針陷脈則邪氣出」，是指風熱邪氣傷人上部，要取頭部的腧穴治療。「針中脈則濁氣出」，是指腸胃的濁氣發病，要取胃經的合穴足三里治療。「針太深則邪氣反沉」，是說邪氣淺浮的病，不要用深刺的針法，如誤用了，反會使邪氣隨之深入，所以說為「反沉」。「皮肉筋脈，各有所處」，是說皮肉筋脈各有一定的部位，也就是經絡各有主治的所在。「取五脈者死」，是說病在內臟而元氣不足的，僅用針竭力大瀉五臟的腧穴，是會造成死亡的。「取三陽之脈」，是說竭力瀉六腑腧穴之氣，就會使病人精神怯弱，不易復元。「奪陰者死」，是說刺尺澤後的五里穴而瀉到五次，則臟陰之氣必瀉盡而死。「奪陽者狂」，是說大瀉了三陽之氣，會使病人精神變化而成狂症。

【原文】

　　睹其色，察其目，知其散復，一其形，聽其動靜者，言上工知相五色于目，有佑調尺寸小大緩急滑澀，以言所病也。知其邪正者，知論虛邪與正邪之風也。右主推之，左持而御之者，言持針而出入也。氣至而去之者，言補瀉氣調而去之也。調氣在于終始一者，持心也。節之交三百六十五會者，絡脈之滲灌諸節者也。

【譯文】

　　「睹其色，察其目，知其散復，一其形，聽其動靜」，是說高明的醫生，懂得觀看患者顏面，和眼睛的色澤變化；又能夠細察尺膚和寸口部位所表現出的小大、緩急、滑澀等脈象，從而說明患者所以發病的原因。「知其邪正」，是說知道患者所感受的是虛邪，還是正邪。「右主推之，左持而御之」，是說進針和出針的兩種不同動作。「氣至而去之者」，是說運用補瀉手法，等到氣機調和，就應該停針。「調氣在于終始一者」，是說醫生在運針調氣的時候要把握著心，使神不外馳。「節之交三百六十五會」，是說周身三百六十五穴，乃是脈絡中的氣血滲灌各部的通會之處。

【原文】

　　所謂五臟之氣已絕于內者，脈口氣內絕不至，反取其外之病處與陽經之合，有留針以致陽氣，陽氣至則內重竭，重竭則死矣，其死也無氣以動，故靜。所謂五臟之氣已絕于外者，脈口氣外絕不至，反取其四末之輸，有留針以致其陰氣，陰氣至則陽氣反入，入則逆，逆則死矣。其死也陰氣有余，故躁。所以察其目者，五臟使五色循明，循明則聲章，聲章者，則言聲與平生異也。

【譯文】

　　所謂「五臟之氣已絕于內」，是說脈口出現浮虛脈象，按之欲無。像這樣的陰虛症，在針治時，反取患者體表的病處和陽經的合

穴，又留針以引陽氣，陽氣至則陰氣就會更加內竭，竭而再竭，則必死。所謂「五臟之氣已絕於外」，是說脈口出現沉微脈象，輕取如無，在針治時，反取用四肢末梢部的腧穴，又留針以引陰氣，陰氣至則陽氣內陷，陽氣內陷就會發生厥逆，厥逆就會死亡。這是因為陰氣有餘導致的。察目的原因，主要是五臟的精氣能使眼睛和面部反映出五色潔明，這樣，發出的聲音就會響亮顯著，聲音響亮顯著的意思，是說與平常是不同的。

邪氣臟腑病形第四

提示：本篇討論了邪氣傷人的原因、部位和臟腑受邪後所出現的症狀，並提出辨別病形的方法，主要是色診、脈診、尺膚診，以及區別病情，應注意小、大、緩、急、滑、澀等脈象。另外介紹滎輸各穴和合穴的不同作用與針刺上的不同穴位，強調針刺必須刺中穴位，不可誤傷筋肉，更不可誤用補瀉。

【原文】

黃帝問于岐伯曰：邪氣之中人也奈何？岐伯答曰：邪氣之中人高也。黃帝曰：高下有度乎？岐伯曰：身半已上者，邪中之也；身半已下者，濕中之也。故曰：邪之中人也，無有常，中于陰則溜于腑，中于陽則溜于經。

【譯文】

黃帝問岐伯：外邪傷人的情況怎樣呢？岐伯回答：風、雨、寒、暑之邪氣傷人會在人體的上下部。黃帝又問說：部位的在上在下，有一定的標準嗎？岐伯說：上半身發病的，是受了風寒外邪所致；下半身發病的，是受了濕邪所致。因此說：外邪侵犯人體，也不是固定的。外邪侵犯了陰經，會流傳到六腑；外邪侵犯了陽經，也可能流傳

在本經循行通路而發病。

【原文】

黃帝曰：陰之與陽也，異名同類，上下相會，經絡之相貫，如環無端。邪之中人，或中于陰，或中于陽，上下左右，無有恆常，其故何也？

【譯文】

黃帝說：經脈的陰經和陽經，名稱雖然不同，其實同屬於經絡系統，上下互相會合，經絡之間彼此聯貫，是個整體，像圓環而沒有頭似的。可是外邪傷人，有的在陰經受病，有的在陽經受病，或下、或下、或左、或右，沒有固定，這是什麼道理呢？

【原文】

岐伯曰：諸陽之會，皆在于面。中人也，方乘虛時，及新用力，若飲食汗出腠理開，而中于邪。中于面則下陽明，中于項則下太陽，中于頰則下少陽，其中于膺背兩脇亦中其經。

【譯文】

岐伯說：手足的三陽經，都聚合在頭面部。邪氣的傷人，往往趁著體虛的時候，以及剛在勞累用力以後，或熱飲熱食出了汗，腠理開洩，因而被邪氣所侵襲。邪氣中了面部，就會下行至足陽明胃經。邪氣中了項部，就會下行至足太陽膀胱經。邪氣中了頰部，就會下行至足少陽膽經。如果邪氣中了胸膺、脊背、兩脅，也會分別下行它所屬的陽明經、太陽經、少陽經。

【原文】

黃帝曰：其中于陰奈何？岐伯答曰：中于陰者，常從臂胻始。夫臂與胻，其陰，板薄，其肉淖澤，故俱受于風，獨傷其陰。

【譯文】

黃帝問：如邪氣中了陰經是怎麼樣呢？岐伯回答：邪氣中了陰經，往往是從手臂或足脛開始的。因為臂胻在內側，皮膚較薄，肌肉柔潤，所以身體各部同樣受了風邪，惟獨陰經最易受傷。

【原文】

黃帝曰：此故傷其臟乎？岐伯答曰：身之中于風也，不必動臟。故邪入五陰經，則其臟氣實，邪氣入而不能客，故還之于腑。故中陽則溜于經，中陰則溜于腑。

【譯文】

黃帝又問：這邪氣也會傷那五臟嗎？岐伯回答：人身受了風邪，不一定會傷及五臟，假若外邪侵入了陰經，而臟氣素來充實，就是邪氣入裡也留不住，必定還回到六腑。因此陽經受了邪，就流注於本經而發病；陰經受了邪，就會流注於六腑而發病。

【原文】

黃帝曰：邪之中人臟，奈何？岐伯曰：愁憂恐懼則傷心。形寒寒飲則傷肺，以其兩寒相感，中外皆傷，故氣逆而上行。有所墮墜，惡血留內；若有所大怒，氣上而不下，積于脇下，則傷肝。有所擊仆，若醉入房，汗出當風，則傷脾。有所用力舉重，若入房過度，汗出浴水，則傷腎。黃帝曰：五臟之中風奈何？岐伯曰：陰陽俱感，邪乃得住。黃帝曰：善哉。

【譯文】

黃帝問：邪氣有傷及五臟的，為什麼呢？岐伯說：愁憂思慮就會使心臟受傷。形體受寒、又喝了冷水，就會使肺臟受傷，因為兩種寒邪，使內外都受到傷害，所以就會發生肺氣上逆的病變。如從高處墮墜，瘀血留滯於內；又因大怒的刺激，氣上衝而不下，鬱結脇下，就

會使肝臟受傷。被人打擊跌倒，和飲食不節，過度勞累，就會使脾臟受傷。倘過於用力舉重，或房事過度，或出汗以後，浴於水中，就會使腎臟受傷。黃帝又問：五臟為風邪所傷，為什麼呢？岐伯說：臟腑都有它的感受，外來之邪和內起之邪才可以留止為病。黃帝說：說得真好啊！

【原文】

黃帝問于岐伯曰：首面與身形也，屬骨連筋，同血合于氣耳。天寒則裂地凌冰，其卒寒或手足懈惰，然而其面不衣何也？岐伯答曰：十二經脈，三百六十五絡，其血氣皆上于面而走空竅，其精陽氣上走于目而為（睛）〔精〕，其別氣走于耳而為聽，其宗氣上出于鼻而為臭，其濁氣出于胃，走唇舌而為味。其氣之津液皆上熏于面，而皮又厚，其肉堅，故天氣甚，寒不能勝之也。

【譯文】

黃帝問岐伯：人的頭面和全身形體，連著骨頭連著筋，同血和氣在一起。當天氣寒冷的季節，地凍裂了，冰堆起來，如天氣再猝然變冷，手足就會顯出瑟縮樣子，懶於動作，可是面部卻不用衣服之類禦寒，這是什麼緣故？岐伯回答：周身十二經脈和三百六十五絡，所有血氣的運行，都是上達於頭面部，而分別入於各個孔竅之中。那精陽之氣上注於目，使眼睛能夠看。那旁行的經氣上達於耳，使耳能夠聽。那大氣上出於鼻，使鼻能有嗅覺。那由胃生出來的穀氣，上走唇舌，使唇舌能有味覺。所有這些氣的津液都上行熏蒸於面部，面部的皮膚又厚，肌肉堅實，因此面上的陽熱已極，就是天氣寒冷也不能勝過它的。

【原文】

黃帝曰：邪之中人，其病形何如？岐伯曰：虛邪之中身也，灑淅動形。正邪之中人也微，先見于色，不知于身，若有若無，若亡若

存,有形無形,莫知其情。黃帝曰:善哉。

【譯文】

黃帝說:外邪侵犯人體,它發生的病態是怎樣的呢?岐伯說:虛邪傷了人,患者的形體就會有戰慄惡寒的現象。四時正邪傷人,發病比較輕微,先看到氣色方面有點變異,身上沒有什麼感覺,像病已消失了,又像裡面還有病;有病的樣子,又沒有病的樣子,不容易知道它的病情。黃帝說:講得好啊!

【原文】

黃帝問于岐伯曰:余聞之,見其色,知其病,命曰明;按其脈,知其病,命曰神;問其病,知其處,命曰工。余願聞見而知之,按而得之,問而極之,為之奈何?岐伯答曰:夫色脈與尺之相應也,如桴鼓影響之相應也,不得相失也,此亦本末根葉之(出)「殊」候也,故根死則葉枯矣。色脈形肉不得相失也,故知一則為工,知二則為神,知三則神且明矣。

【譯文】

黃帝問岐伯:我聽說醫生看到病人的氣色,就知道病情的,叫做明;按切病人的脈象,就知道病情的,叫做神;詢問了病情,就知道病苦所在的,叫做工。我希望聽一下,望色就能知道病情,切脈就能得到病況,問病就可徹底了解病苦的所在,做這些究竟怎麼樣呢?岐伯回答:病人的氣色、脈象、尺膚與疾病都有相應關係,好像用桴擊鼓,聲響隨之相應,是不會互相錯的。這如同本和末、根和葉,是不同於一般診察方法的。因此,察色、切脈、診尺膚三者是不能相錯的。知其一可稱為工,知其二可稱為神,知其三的,就可稱為神明的醫生了。

【原文】

　　黃帝曰：願卒聞之。岐伯答曰：色青者，其脈弦也；赤者，其脈鉤也；黃者，其脈代也；白者，其脈毛；黑者，其脈石。見其色而不得其脈，反得其相勝之脈，則死矣；得其相生之脈，則病已矣。

【譯文】

　　黃帝說：關於色脈方面，希望聽到你的詳盡解釋。岐伯回答：氣色青的，它的脈象應該是弦；氣色紅的，它的脈象應該是鉤；氣色黃的，它的脈象應該是代；氣色白的，它的脈象應該是毛；氣色黑的，它的脈象應該是石。這是色和脈相應的正常規律。如果看到氣色不和脈象相合，反而診得相剋的脈象，就會死亡。若能診得相生的脈象，那麼疾病也就會痊癒的。

【原文】

　　黃帝問于岐伯曰：五臟之所生，變化之病形何如？岐伯答曰：先定其五色五脈之應，其病乃可別也。黃帝曰：色脈已定，別之奈何？岐伯曰：調其脈之緩、急、小、大、滑、澀，而病變定矣。

【譯文】

　　黃帝問岐伯：五臟所主的疾病，以及它的變化和所表現的形態，是怎樣的？岐伯回答：必先確定五色和五脈的相應關係，然後疾病就可以辨別了。黃帝說：氣色和脈象已經確定了，怎麼就能辨別病情呢？岐伯說：只要診察出脈的緩、急、小、大、滑、澀等情況，那麼病的形態就確定了。

【原文】

　　黃帝曰：調之奈何？岐伯答曰：脈急者，尺之皮膚亦急；脈緩者，尺之皮膚亦緩；脈小者，尺之皮膚亦減而少氣；脈大者，尺之皮膚亦賁而起；脈滑者，尺之皮膚亦滑；脈澀者，尺之皮膚亦澀。凡此

變者，有微有甚。故善調尺者，不待于寸，善調脈者，不待于色。能參合而行之者，可以為上工，上工十全九；行二者，為中工，中工十全七；行一者，為下工，下工十全六。

【譯文】

　　黃帝說：怎樣診察脈象和尺膚的變化呢？岐伯回答：脈急促的，尺膚的皮膚也呈現緊急；脈徐緩的，尺膚的皮膚也呈現弛緩；脈象小的，尺膚的皮膚也呈現瘦而不足；脈象大的，尺膚的皮膚也呈現大而突起；脈象滑的，尺膚的皮膚也呈現滑潤；脈象澀的，尺膚的皮膚也呈現澀滯。總起來說：這六種變化，有的不顯著，有的很顯著。所以善於診察尺膚的醫生，不必等診寸口脈；善於診察脈象的，不必還等望色。能夠察色、辨脈、觀察尺膚三者配合起來而進行診斷的，那可以稱為上工，這樣的醫生，十個病人可以治好九個；能夠運用兩種方法進行診察的，稱為中工，這樣的醫生，十個病人可以治好七個；僅能運用一種方法進行診察的，稱為下工，這樣的醫生，十個病人可以治好六個。

【原文】

　　黃帝曰：請問脈之緩、急、小、大、滑、澀之病形何如？岐伯曰：臣請言五臟之病變也。心脈急甚者為瘛瘲；微急為心痛引背，食不下。緩甚為狂笑；微緩為伏梁，在心下，上下行，時唾血。大甚為喉吤；微大為心痺引背，善淚出。小甚為善噦，微小為消癉。滑甚為善渴；微滑為心疝引臍，小腹鳴。澀甚為瘖；微澀為血溢，維厥，耳鳴，顛疾。

【譯文】

　　黃帝說：請問脈象的緩、急、小、大、滑、澀，它出現什麼樣的病形呢？岐伯說：我從五臟的病變說一下吧，心脈急甚的，會發現筋脈瘛瘲；微急的，會發現心痛引脊背，食不能下。心脈緩甚的，會發

現神不安而狂笑；微緩的，會發現伏梁病，其氣或上行，或下行，有時唾血。心脈大甚的，會發現喉中如有刺物梗塞；微大的，會發現心痺，牽引脊背，常流淚。心脈小甚的，會發現呃逆；微小的，會發現消癉病。心脈滑甚的，會發現多渴；微滑的，會發現心疝，牽引臍部，小腹裡響。脈象濇甚的，會發現啞不能言；微濇的，會發現吐血、衄血以及陽維脈逆，而致耳鳴、頭部等病。

【原文】

　　肺脈急甚為癲疾；微急為肺寒熱，怠惰，咳唾血，引腰背胸，若鼻息肉不通。緩甚為多汗；微緩為痿瘺、偏風，頭以下汗出不可止。大甚為脛腫；微大為肺痺，中胸背起，惡日光。小甚為洩，微小為消癉。滑甚為息賁上氣，微滑為上下出血。濇甚為嘔血；微濇為鼠瘺，在頸支腋之間，下不勝其上，其應善酸矣。

【譯文】

　　肺脈急甚的，會發現癲疾；微急的，會發現寒熱，倦怠無力，咳唾血，牽引腰背胸部都不舒服，並苦鼻中有贅肉阻塞不通。肺脈緩甚的，會發現多汗；微緩的，會發現痿、瘺、漏風，頭部以下汗出不可止的症候；肺脈大甚的，會發現足脛部發腫；微大的，會發現肺痺，牽引胸背不安，厭煩日光。肺脈小甚的，會發現洩瀉；微小的，會發現消癉病。肺脈滑甚的，會發現喘息，肺氣上逆；微滑的，會發現口鼻出血、前後陰出血。肺脈濇甚的，會發現嘔血；微濇的，會發現鼠瘺，生在頸部或是腋下，呈現下虛不能承受上實的脈象，此外，患者還常常會感到下肢酸軟無力。

【原文】

　　肝脈急甚者為惡言；微急為肥氣，在脇下若覆杯。緩甚為善嘔，微緩為水瘕痺也。大甚為內癰，善嘔衄；微大為肝痺，陰縮，咳引小腹。小甚為多飲，微小為消癉。滑甚為癀疝，微滑為遺溺。濇甚為

（溢）〔淡〕飲，微澀為瘈攣筋痺。

【譯文】

　　肝脈急甚的，會發現情緒失常，胡言亂語；微急的，會發現肥氣病在肋下，好像扣著杯子一樣。肝脈緩甚的，會發現嘔逆；微緩的，會發現飲溢為水，或水聚為痺。肝脈大甚的，會發現內部癰腫，經常嘔吐，鼻出血；微大的，是肝痺，陰器收縮，咳嗽時牽引小腹作痛。肝脈小甚的，會發現口渴多飲；微小的，會發現善食善飢、肌肉消瘦的病。肝脈滑甚的，會發現陰囊腫大；微滑的，會發現遺尿症。肝脈澀甚的，會發現痰飲；微澀的，會發現筋脈抽搐或筋脈攣急。

【原文】

　　脾脈急甚為瘛瘲（音器縱）；微急為膈中，食飲入而還出，後沃沫。緩甚為痿厥；微緩為風痿，四肢不用，心慧然若無病。大甚為擊仆；微大為（疝）〔痞〕氣，腹裏大膿血，在腸胃之外。小甚為寒熱，微小為消癉。滑甚為㿉癃，微滑為蟲毒蛕蠍腹熱。澀甚為腸㿉；微澀為內㿉，多下膿血。

【譯文】

　　脾脈急甚的，會發現手足抽搐；微急的，會發現食後又吐出來，大便下厚沫。脾脈緩甚的，會發現四肢軟弱，逆冷；微緩的，會發現風痿，四肢活動不便，心裡明白好像無病。脾脈大甚的，會發現猝然昏倒；微大的，會發現痞氣，內裡許多膿血，在腸胃的外面。脾脈小甚的，會發現寒熱往來；微小的，會發現肌肉消瘦。脾脈滑甚的，會發現陰囊腫大，小便不通；微滑的，會發現各種蟲病，腹中有熱感。脾脈澀甚的，會發現婦人帶下病；微澀的，會發現內潰，下膿血。

【原文】

　　腎脈急甚為骨癲疾；微急為沉厥（奔豚），足不收，不得前後。

緩甚為折脊；微緩為洞，洞者，食不化，下嗌還出。大甚為陰痿；微大為石水，起臍以下至小腹腄腄然，上至胃脘，死不治。小甚為洞洩，微小為消癉。滑甚為癃㿉；微滑為骨痿，坐下能起，起則目無所見。濇甚為大癰，微濇為不月沉痔。

【譯文】

　　腎脈急甚的，會發現骨痿和癲疾；微急的，會發現足腳沉重，逆冷，難以屈伸，大小便不通。腎脈緩甚的，會發現脊痛如折；微緩的，會發現洞病，這種病的症狀，是食物不能消化，入咽之後，還吐出來。腎脈大甚的，會發現陰痿；微大的，會發現石水這種病，腫脹起於臍下，以至小腹部，腫狀隆起，如果上延至胃脘，這是死症，無法治療。腎脈小甚的，會發現直瀉無度的洞洩；微小的，會發現消癉之病。腎脈滑甚的，會發現小便癃，陰囊腫大；微滑的，會發現骨痿，坐下不能起來，起來了，眼睛什麼都看不見；腎脈濇甚的，會發現大癰；微濇的，會發現婦女月經不調，內痔等病。

【原文】

　　黃帝曰：病之六變者，刺之奈何？岐伯答曰：諸急者多寒；緩者多熱；大者多氣少血；小者血氣皆少；滑者陽氣盛，微有熱；濇者多血少氣，微有寒。是故刺急者，深內而久留之。刺緩者，淺內而疾發針，以去其熱。刺大者，微瀉其氣，無出其血。刺滑者，疾發針而淺內之，以瀉其陽氣而去其熱。刺濇者，必中其脈，隨其逆順而之留之，必先按而循之，已發針，疾按其痏，無令其血出，以和其脈。諸小者，陰陽形氣俱不足，勿取以針，而調以甘藥也。

【譯文】

　　關於疾病所出現的六種脈象變化，針刺的方法怎樣呢？岐伯回答：凡是脈象緊的多屬於寒，脈象緩的多屬於熱，脈象大的多屬於氣有餘而血不足，脈象小的多屬於氣血都不足，脈象滑的屬於陽氣盛而

微有熱,脈象澀的血少氣少而微有寒。因此,在針刺急脈的病變,進針要深些,留針要長些。針刺緩脈的病變,進針應該淺,可是發針要快。針刺大脈的病變,略微瀉其氣,不能出血。針刺滑脈的病變,應快發針、淺刺,以瀉陽氣,排除熱邪。針刺澀脈的病變,必須刺中經脈,隨著氣行的逆順方向行針,而留針時間長一點,還應該先用手摸循經脈通路,使氣舒緩,出針以後,趕快按揉針孔,不能使它出血,以調和經脈。凡是脈象小的,陰陽形氣都虛弱,不適宜用針刺,而應該用緩和之藥調治。

【原文】

黃帝曰:余聞(五臟)六腑之氣,滎輸所入為合,令何道從入,入安連過,願聞其故。岐伯答曰:此陽脈之別入于內,屬于腑者也。黃帝曰:滎輸與合,各有名乎。岐伯答曰:滎輸治外經,合治內腑。

【譯文】

黃帝說:我聽說六腑的脈氣,從滎輸而進入到合穴,這是從哪條經脈進入合穴的?進入後又怎樣從這條經脈和另條經脈相通呢?希望聽到這裡面的緣故?岐伯回答:這就是手足各陽經,由別絡進入內部而又屬於六腑的。

【原文】

黃帝曰:治內腑奈何?岐伯曰:取之于合。黃帝曰:合各有名乎?岐伯答曰:胃合于三里,大腸合入于巨虛上廉,小腸合入于巨虛下廉,三焦合入于委陽,膀胱合入五委中央,膽合入於陽陵泉。

【譯文】

黃帝說:治療體內的腑病,應該怎樣呢?岐伯說:應取合穴。黃帝說:合穴各有它的名稱嗎?岐伯回答:胃的合穴在三里,大腸的合穴在巨虛上廉,小腸的合穴在巨虛下廉,三焦的合穴在委陽,膀胱的

合穴在委中，膽的合穴在陽陵泉。

【原文】

　　黃帝曰：取之奈何？岐伯答曰：取之三里者，低跗；取之巨虛者，舉足；取之委陽者，屈伸而索之；委中者，屈而取之；陽陵泉者，正豎膝予之齊，下至委陽之陽取之；取諸外經者，揄申而從之。

【譯文】

　　黃帝說：應怎樣取合穴呢？岐伯回答：取三里穴應該足背低平；取巨虛穴應該舉足；委陽穴應該用屈股伸足的方式取穴；委中穴應該用屈膝的方式取穴；陽陵泉應該正立豎膝叫兩膝比平，至委中的外側取穴；凡是在外的經脈滎輸各穴，應該用或搖或伸的方式取穴。

【原文】

　　黃帝曰：願聞六腑之病。岐伯答曰：面熱者足陽明病，魚絡血者手陽明病，兩跗之上脈（豎）〔堅〕陷者足陽明病，此胃脈也。

【譯文】

　　黃帝說：希望聽一下六腑的病變情況。岐伯回答：面部發熱就是足陽明有了病變；手魚部有了鬱滯的血斑，就是手陽明有了病變；兩足背的衝陽脈有了堅實而極隱伏的現象，也是足陽明有了病變，這是測候胃氣的要脈。

【原文】

　　大腸病者，腸中切痛而鳴濯濯，冬日重感于寒即洩，當臍而痛，不能久立，與胃同候，取巨虛上廉

【譯文】

　　大腸病，腸子裡面急痛，一陣陣的腸鳴，冬天再感受了寒邪，就

會引起洩瀉，當臍疼痛，痛時不能久立。因為腸與胃有密切聯繫，可取胃經的巨虛上廉穴治療。

【原文】

胃病者，腹䐜脹，胃脘當心而痛，上支兩脇，膈咽不通，食飲不下，取之三里也。

【譯文】

胃病，會出現腹脹滿，在胃脘當心部位疼痛，支撐兩脇，胸膈和咽喉間不通，飲食不下，可取足三里穴進行治療。

【原文】

小腸病者，小腹痛，腰脊控睪而痛，時窘之，（後）〔復〕當耳前熱，若寒甚，若獨肩上熱甚，及手小指次指之間熱，若脈陷者，此其候也，手太陽病也，取之巨虛下廉。

【譯文】

小腸病，少腹作痛，腰脊牽引睪丸發生疼痛，經常感到苦惱，又覺得耳前發熱，或發冷，僅是眉上有熱感，以及手小指與無名指間發熱，若脈象虛陷無起，這就是小腸經病變的症候，可取巨虛下廉穴治療。

【原文】

三焦病者，腹氣滿，小腹尤堅，不得小便，窘急，溢則水，留即為脹，候在足太陽之外大絡，大絡在太陽少陽之間，（亦）〔赤〕見于脈，取委陽。

【譯文】

三焦病，腹部脹、氣滿，小腹脹得尤其堅硬，小便不通，感到窘

迫難受，水溢於皮膚就成為水腫，留在腹部就成為脹病。三焦病候也會呈現在足太陽外側的大絡上，這絡脈在太陽經和少陽經之間，三焦有病，此處脈必現赤色，取委陽進行治療。

【原文】

膀胱病者，小腹偏腫而痛，以手按之，即欲小便而不得，肩上熱，若脈陷，及足小指外廉及脛踝後皆熱，若脈陷，取委中央。

【譯文】

膀胱病，少腹部偏腫而痛，用手按揉痛處，就要小便，又溺不出來，肩部發熱，如發現陷脈，以及足小趾外側，脛骨和足踝後都顯有熱象，可取委中穴進行治療。

【原文】

膽病者，善太息，口苦，嘔宿汁，心下澹澹，恐人將捕之，嗌中吤吤然，數唾，在足少陽之本末，亦視其脈之陷下者灸之；其寒熱者，取陽陵泉。

【譯文】

膽病，經常嘆氣，口苦，嘔出清水來，心裡跳動，好像怕人逮捕他一樣，咽喉裡像有東西梗塞，頻頻的咳嗽、吐唾沫，這應該始終觀察足少陽經脈循行通路。也要看一下那絡脈出現陽陷於陰的現象，就必用灸法；如出現寒熱往來的情況，應取陽陵泉穴，進行治療。

【原文】

黃帝曰：刺之有道乎？岐伯答曰：刺此者，必中氣穴，無中肉節，中氣穴則針游于巷，中肉節即皮膚痛。補瀉反則病益篤。中筋則筋緩，邪氣不出，與其真相搏，亂而不去，反還內著，用針不審，以順為逆也。

【譯文】

黃帝說：針刺以上各穴，有一定的規律嗎？岐伯回答：針刺這些穴位，一定要刺中氣穴，不可刺中肉或刺中節。因為刺中氣穴，則針氣行於孔穴之內，經脈就相通了。如果誤中肉節，只能損傷好肉，叫皮膚疼痛。當用補法的，反而用了瀉法，當用瀉法的反而用了補法，像這樣，就會使疾病更加沉重。至於誤刺中筋，則筋就會弛緩，邪氣也出不去，而和真氣相爭，由於邪氣擾亂不去，反而回到內裡為病，這都是用針不審慎，由順到逆的後果。

根結第五

提示：本篇主要說明經絡的根結與治療關係。因而論述了三陰三陽經的根結的部位、穴名，以及開闔樞的不同作用；另外列舉了六陽經根溜注入的穴位；並提出針治疾病要注意人的體質不同，而手法的疾徐，進針的深淺，取穴的多少，亦相應有所區別；至於那用針之要，在調陰陽，那更是醫者所當認真玩索的內容。

【原文】

岐伯曰：天地相感，寒暖相移，陰陽之道，孰少孰多？陰道偶，陽道奇。發于春夏，陰氣少，陽氣多，陰陽不調，何補何瀉？發于秋冬，陽氣少，陰氣多，陰氣盛而陽氣衰，故莖葉枯槁，濕雨下歸，陰陽相移，何瀉何補？奇邪離經，不可勝數，不知根結，五臟六腑，折關敗樞，開闔而走，陰陽大失，不可復取。九針之玄，要在終始，故能知終始，一言而畢，不知終始，針道咸絕。

【譯文】

岐伯說：天地之氣交相感應，寒暖亦交相推移，陰陽變化的規律，哪邊偏衰而少，哪邊偏盛而多？是很難明白的。陰道為雙數，陽

道為單數，發病在春夏之季，陰氣少而陽氣多，對於這種陰陽不能調和的病變，應該怎樣用補法，或怎樣用瀉法呢？發病在秋冬之季，陽氣少而陰氣多，對這種陰陽相易的病變，應該怎樣用瀉法，或怎樣用補法呢？不正的邪氣，侵入了經絡，哪病變的發生就很難算清，主要是不知道經穴根結是臟腑關鍵所在。等到機關折損，樞紐敗壞，開闔失常，其氣走洩，陰陽大傷，那精氣就不可復聚了。至於運用九針的緊要所在，就在明了經脈根結的情況，能知道經脈根結的道理。針刺的原則一說就完了。不知道經脈根結的重要性，針刺的道理就等於絕滅。

【原文】

太陽根于至陰，結于命門，命門者目也。陽明根于厲兌，結于顙大，顙大者鉗耳也。少陽根于竅陰，結于窗籠，窗籠者耳中也。太陽為開，陽明為闔，少陽為樞。故開折則肉節瀆而暴病起矣，故暴病者取之太陽，視有餘不足，瀆者皮肉宛膲而弱也。闔折則氣無所止息而痿疾起矣，故痿疾者，取之陽明，視有餘不足，無所止息者，真氣稽留，邪氣居之也。樞折即骨繇而不安于地，故骨繇者取之少陽，視有余不足，骨繇者，節緩而不收也，所謂骨繇者搖故也，當窮其本也。

【譯文】

足太陽經脈起於足小趾外側的至陰穴，歸結於面部內眼角睛明穴。足陽明經脈起於足大趾側次趾端的厲兌穴，歸結於額角部位的頭維穴。足少陽經脈起於足小趾側次趾之端的竅陰穴，歸結於耳部的聽宮穴。太陽經在人身上好像外門的插關，陽明經在人身上好像外門的門扇，少陽經在人身上好像外門的轉軸。假如太陽之關失掉了功能，就會肉節瀆緩而發生了暴病，因此診治暴病，可取用足太陽膀胱經，看病的情況，瀉有餘，補不足。所謂「瀆」就是皮肉瘦小憔悴的意思。陽明之合失掉了功能，陽氣就會無所止息，而發生了痿疾，因此診治痿疾，可取用足陽明胃經，看病的情況，瀉有餘，補不足。所謂

「無所止息」是說正氣運行不暢，而邪氣就留在裡邊了。少陽之樞失掉了功能，就會發生骨搖，不能在地上安然行走，因此診治骨搖病，可取用足少陽膽經，看病的情況，瀉有餘，補不足。所謂「骨搖」，就是骨節緩縱不收的意思。以上所說的，應該探索一下它的根源。

【原文】

太陰根于隱白，結于太倉。少陰根于湧泉，結于廉泉。厥陰根于大敦，結于玉英，絡于膻中。太陰為開，厥陰為闔，少陰為樞。故開折則倉廩無所輸膈洞，膈洞者取之太陰，視有餘不足，故開折者氣不足而生病也。闔折即氣絕而喜悲，悲者取之厥陰，視有餘不足。樞折則脈有所結而不通，不通者取之少陰，視有餘不足，有結者皆取之不足。

【譯文】

足太陰經脈起於足大趾內端的隱白穴，歸結於上腹部的太倉。足厥陰經脈起於足大趾外端的大敦穴，歸結於胸部的玉英而下絡於膻中穴。足少陰經脈起於足心的湧泉穴，歸結於頸喉的廉泉穴。太陰在人身上，好像內門的插關，厥陰在人身上，好像內門的門扇，少陰在人身上，好像內門的轉軸。假如太陰之關失掉了功能，就會脾失運化之職，水穀無所轉輸，而發生胸膈阻塞、洞洩的病變，有了胸膈阻塞、洞洩之病，可取用足太陰脾經穴，看病的情況，瀉有餘，補不足。本來麼，太陰之關失掉了功能，主要是由於氣不足而發病的。厥陰之合失掉了功能，就會發生氣機弛緩，而多悲哀的病變，治療善悲的病，可取用足厥陰肝經穴，看病的情況，瀉有餘，補不足。少陰之樞失掉了功能，則腎經脈氣結滯不通，治療結滯不通的病，可取用足少陰腎經穴，看病的情況，瀉有餘，補不足，凡是經脈有結滯的，都應該取用上法刺治。

【原文】

　　足太陽根于至陰，溜于京骨，注于昆侖，入于天柱、飛揚也。
　　足少陽根于竅陰，溜于丘墟，注于陽輔，入于天容、光明也。
　　足陽明根于厲兌，溜于衝陽，注于下陵，入于人迎、豐隆也。
　　手太陽根于少澤，溜于陽谷，注于少海，入于天窗、支正也。
　　手少陽根于關衝，溜于陽池，注于支溝，入于天牖、外關也。
　　手陽明根于商陽，溜于合谷，注于陽溪，入于扶突、偏厲也。此所謂十二經者，盛絡皆當取之。

【譯文】

　　足太陽膀胱經脈起於本經井穴至明，流於原穴京骨，注於經穴昆侖，上入於項部天柱穴，下入於足部的絡穴飛揚。
　　足少陽膽經脈起於本經井穴竅陰，流於原穴丘墟，注於經穴陽輔，上入於頸部天容穴，下入絡穴光明。
　　足陽明胃經脈起於本經井穴厲兌，流於原穴衝陽，注於經穴解溪，上入於頸部的人迎穴，下入於足部的絡穴豐隆。
　　手太陽小腸經脈起於本經井穴少澤，流於經穴陽谷，注於合穴小海，上入於頭部的天窗穴，下入於臂部的絡穴支正。
　　手少陽三焦經起於本經井穴關衝，流於原穴陽池，注於經穴支溝，上入於頭部天牖穴，下入於絡穴外關。
　　手陽明大腸經脈起於本經井穴商陽，流於原穴合谷，注於經穴陽溪，上入於頸部扶突穴，下入於絡穴偏厲。這就是十二經根流注入的部位，有絡脈盛滿的現象，應當酌取這些穴位去瀉它。

【原文】

　　一日一夜五十營，以營五臟之精，不應數者，名曰狂生。所謂五十營者，五臟皆受氣。持其脈口，數其至也，五十動而不一代者，五臟皆受氣；四十動一代者，一臟無氣；三十動一代者，二臟無氣；二十動一代者，三臟無氣；十動一代者，四臟無氣；不滿十動一代者，

五臟無氣。予之短期，要在終始。所謂五十動而不一代者，以為常也，以知五臟之（期）〔氣〕。予之短期者，乍數乍疏也。

【譯文】

經脈之氣在體內運行，一日一夜是五十周。因而使五臟精氣循環往來。如果太過或不及，不合乎周行五十次的次數，就會生病，這叫做「狂生」。所謂「五十營」的作用，是看出五臟受氣的充實，這可以從切寸口脈象，去計算脈的搏動次數，而測知人的強弱來。脈跳動五十次而歇止的，這是五臟精氣旺盛的象徵；脈跳動四十次而有一次歇止的，是一臟無氣的象徵；脈跳動三十次而有一次歇止的，是二臟無氣的象徵；脈跳動二十次而有一次歇止的，是三臟無氣的象徵；脈跳動十次而有一次歇止的，是四臟無氣的象徵；脈跳動不滿十次就歇止的，這是五臟精氣不足，在短期內就有死亡的可能，它所以診察精細，主要在於先通了經脈。所謂脈跳動五十次而不歇止，是五臟正常的脈象，借以測知五臟的精氣是怎樣了。至於說一個人短期內可能死亡，是從脈象忽快忽慢斷定的。

【原文】

黃帝曰：逆順五體者，言人骨節之小大，肉之堅脆，皮之厚薄，血之清濁，氣之滑澀，脈之長短，血之多少，經絡之數，余已知之矣，此皆布衣匹夫之士也。夫王公大人，血食之君，身體柔脆，肌肉軟弱，血氣慓悍滑利，其刺之徐疾淺深多少，可得同之乎？岐伯答曰：膏粱菽藿之味，何可同也。氣滑即出疾，其氣澀則出遲，氣（悍）〔滑〕則針小而入淺，氣澀則針大而入深，深則欲留，淺則欲疾。以此觀之，刺布衣者深以留之，刺大人者微以徐之，此皆因氣慓悍滑利也。

【譯文】

人的形體異常和正常有五種，是說這五種形體的人，骨節有大有

小，肌肉有堅有脆，皮膚有厚有薄，血液有清有濁，氣的運行有滑有澀，經脈有長有短，血分有多有少，以及經絡的數目，這些我已經都知道了。但這都指的是一般勞苦人民說的。至於那王公大人終日肉食的人，他們身體柔脆，肌肉軟弱，血氣運行急滑，那麼在針刺時，手法的快慢，進針的淺深，取穴的多少，它和一般勞苦人民能夠一樣嗎？岐伯回答：吃肉食細糧的人和吃粗糧豆葉的人，在治病針刺時，怎能會一樣呢？針刺的原則是，氣滑的出針快，氣澀的出針慢，氣滑的用小針淺刺，氣澀的用大針深刺；深刺的就要留針，淺刺的要快出針。從以上這些情況來看，針刺勞苦人民要深刺並且要留針，針刺王公大人要淺刺並且要進針慢些，因為他們的氣行急滑，很容易發生異常的感覺啊！

【原文】

黃帝曰：形氣之逆順奈何？岐伯曰：形氣不足，病氣有餘，是邪勝也，急瀉之。形氣有餘，病氣不足，急補之。形氣不足，病氣不足，此陰陽氣俱不足也，不可刺之，刺之則重不足，重不足則陰陽俱竭，血氣皆盡，五臟空虛，筋骨髓枯，老者絕滅，壯者不復矣。形氣有餘，病氣有餘，此謂陰陽俱有餘也，急瀉其邪，調其虛實。故曰有餘者瀉之，不足者補之，此之謂也。

【譯文】

黃帝說：形氣出現了有餘或不足，怎樣治療呢？岐伯說：形氣不足的，病氣有餘的，是邪氣實，應該急瀉其邪，形氣有餘，病氣不足的，這是陰陽都不足了，對這樣的病人，不能用針刺治療，誤刺後，正氣更加不足，就會導致陰陽俱竭，血氣皆盡，五臟空虛筋髓枯槁，這樣，老年人要死亡，壯年人也很難康復。若形氣有餘，病氣也有餘的，這是陰陽都有餘了，對這樣的病人，應該立即瀉其實邪，調和虛實，使它別發生偏盛。所以說，病有餘的，應該用瀉法；病不足的，應該用補法，就是這個道理。

【原文】

故曰刺不知逆順，真邪相搏。滿而補之，則陰陽四溢，腸胃充郭，肝肺內䐜，陰陽相錯。虛而瀉之，則經脈空虛，血氣竭枯，腸胃僻辟，皮膚薄者，毛腠夭膲，予之死期。故曰用針之要，在于知調（陰與陽），調陰與陽，精氣乃光，合形與氣，使神內臟。故曰上工平氣，中工亂脈，下工絕氣危生。（故曰下工）不可不慎也。必審五臟變化之病，五脈之應，經絡之實虛，皮之柔粗，而後取之也。

【譯文】

所以說，運用針刺不懂得補瀉的道理，就可以導致正邪相爭。邪氣實的誤用了補法，就會陰陽都太盛了，因而腸胃大滿，肝肺內脹，陰陽之氣互相錯亂。正氣虛的誤用了瀉法，就會經脈空虛，血氣衰竭，腸胃鬆弛無氣，瘦得皮膚包骨，毛髮短了，腠理乾了，這可說離死期不遠了。因此說，運用針法的主要關鍵，在於懂得調和的道理。調和了陰陽，精氣就可以充沛，形氣合一，而使神氣內臟。所以說上工能夠平氣，中工能夠治脈，下工則耗氣危害生命。所以說，用針不可不慎重啊！一定要審察五臟的變化，五臟脈象與病的相應情況，經絡的屬虛屬實，皮膚上是柔是粗，然後取用適當經穴進行治療。

壽夭剛柔第六

提示：本篇主要說明人體的生長，有強弱、陰陽、剛柔的不同，進而說明生理病理方面所屬陰陽剛柔與壽夭的關係。另外根據陰陽內外的規律與疾病的變化過程，作出風、痺、風痺的疾病分類，從而提出選取針刺的穴位和治療法則，和病人體質不同，病情不同，因而在刺法上有「三變」，和火針、藥熨之異。

【原文】

黃帝問于少師曰：余聞人之生也，有剛有柔，有弱有強，有短有長，有陰有陽，願聞其方。少師答曰：陰中有（陰）〔陽〕，陽中有（陽）〔陰〕，審知陰陽，刺之有方，得病所始，刺之有理，謹度病端，與時相應，內合于五臟六腑，外合于筋骨皮膚。是故內有陰陽，外亦有陰陽。在內者，五臟為陰，六腑為陽；在外者，筋骨為陰，皮膚為陽。故曰病在陰之陰者，刺陰之滎輸；病在陽之陽者，刺陽之合；病在陽之陰者，刺陰之經；病在陰之陽者，刺絡脈。故曰病在陽者命曰風，病在陰者命曰痺，陰陽俱病命曰風痺。病有形而不痛者，陽之類也；無形而痛者，陰之類也。無形而痛者，其陽完而陰傷之也，急治其陰，無攻其陽；有形而不痛者，其陰完而陽傷之也，急治其陽，無敢其陰。陰陽俱動，乍有形，乍無形，加以煩心，命曰陰勝其陽，此謂不表不裡，其形不久。

【譯文】

黃帝問少師：我聽說人體的生長，性情有剛有柔，體質有強有弱，身形有長有短，並有陰陽兩方面的區別，希望聽一下其中的道理。少師回答：陰當中還有陽，陽的當中還有陰，果然了解了陰陽的規律和它相互之間的關係，才能很好地運用針刺的方法，知道疾病起始時的情況，才能在針刺時作出適當的手法，同時要認真地揣度發病的經過與四時季節變化的相應關係。人體的陰陽，裡面合於五臟六腑，外面合於筋骨皮膚，所以人體裡面有陰陽，外面也有陰陽。在裡面的五臟為陰，六腑為陽；在外面的，筋骨為陰，皮膚為陽。因此，病在陰中之陰的，當刺陰經的滎輸；病在陽中之陽的，當刺陽經的合穴；病在陽中之陰的，當刺陰經的經穴；病在陰中之陽的，當刺陽經的絡穴。這是以陰陽內外與疾病的關係，而作出選取針刺穴位的基本法則。也可以陰陽作為疾病的分類，病在陽經的叫做風，病在陰經的叫做痺，陰陽兩經都有病的叫做風痺。病有形態變化而不疼痛的，屬於陽經的一類疾病，病無形態變化而疼痛的，屬於陰經的一類疾病。

沒有形態變化而覺得疼痛的，這是陽經未受侵害，只是陰經有病，趕快在陰經方面取穴治療，不要攻它的陽經。有了形態變化而不覺得疼痛的，這是陰經未受侵害，只是陽經有病，趕快在陽經方面取穴治療，不要攻它的陰經。至於陰陽表裡都有了病，忽然形態有了變化，忽然現象又隱沒了，更加上心中煩躁的，叫做陰病甚於陽，這是所謂不表不裡，在治療上是困難的，預示著病人的形體不能久存了。

【原文】

黃帝問于伯高曰：余聞形氣病之先後，外內之應奈何？伯高答曰：風寒傷形，憂恐忿怒傷氣。氣傷臟，乃病臟；寒傷形，乃（應）〔病〕形；風傷筋脈，筋脈乃（應）〔病〕。此形氣外內之相應也。

【譯文】

黃帝問伯高：我聽說形氣與病有先後內外相應的關係，這是什麼道理？伯高回答：風寒外襲，先傷形體，那是應之於外，憂恐憤怒的精神激動，先傷內氣，那是應之於內。因為氣失協調，傷了五臟之和，就會使五臟有病。寒邪侵襲，使形體受了傷害，就會在肌表皮膚方面發病。風邪傷了筋脈，它是居於外內之間的，就會在筋脈有病。這就是形氣與疾病外內相應的關係。

【原文】

黃帝曰：刺之奈何？伯高答曰：病九日者，三刺而已。病一月者，十刺而已。多少遠近，以此衰之。久痺不去身者，視其血絡，盡出其血。黃帝曰：外內之病，難易之治奈何？伯高答曰：形先病而未入臟者，刺之半其日；臟先病而形乃應者，刺之倍其日。此（月）〔外〕內難易之應也。

【譯文】

黃帝說：針刺的療程是怎樣去定呢？伯高回答：病九天的，刺三

次可以好，病一個月的，刺十次可以好。病程時日的多少遠近，都可以根據三日一刺的標準來做等差。如果痹病的時間已很長了，病邪留滯不去，就應該診看它的血絡，盡力去掉惡血。黃帝又說：人體有內外的疾病，針刺有難治易治的不同，這怎樣區別呢？伯高回答：形體先有病還未傳入內臟，這是淺表的病，針刺的次數，可以減少一日半期；內臟先有病而形體也有病的，這是內外都有病了，針刺的日數就要加倍，這就是疾病有內外，針治有難易，它們之間互應的道理。

【原文】

　　黃帝問于伯高曰：余聞形有緩急，氣有盛衰，骨有大小，肉有堅脆，皮有厚薄，其以立壽夭奈何？伯高答曰：形與氣相任則壽，不相任則夭。皮與肉相果則壽，不相果則夭。血氣經絡勝形則壽，不勝形則夭。

【譯文】

　　黃帝問伯高：我聽說人的形態有緩有急，氣質有盛有衰，骨骼有大有小，肌肉有堅有脆，皮膚有厚有薄，那麼用這些來定人的壽夭要怎樣認識呢？伯高回答：形與氣之間平衡相稱的就會長壽，不平衡、不相稱的就會夭亡，皮膚與肌肉相包很緊的就會長壽，不相包的就會夭亡，血氣經絡充盛勝過形體的就會長壽，算氣經絡衰退不能勝過形體的就會夭亡。

【原文】

　　黃帝曰：何謂形之緩急？伯高答曰：形充而皮膚緩者則壽，形充而皮膚急者則夭。形充而脈堅大者順也，形充而脈小以弱者氣衰，衰則危矣。若形充而顴不起者骨小，骨小則夭矣。形充而大肉䐃堅而有分者肉堅，肉堅則壽矣；形充而大肉無分理不堅者肉脆，肉脆則夭矣。此天之生命，所以立形定而視壽夭者。必明乎此立形定氣，而後以臨病人，決死生。

【譯文】

　　黃帝說：什麼叫做形體的緩急？伯高回答：形體充實而皮膚柔軟的人，就是長壽的；形體充實而皮膚堅緊的人，就是短壽的。形體充實而脈氣堅大的人，稱為順；形體充實而脈氣弱小的人，屬於氣衰，氣衰是危殆的現象。如果形體充實而面部顴骨不突起的人，骨骼必小，骨骼小的屬於短壽一類。形體充實而臂腿臀部肌肉突起堅實而有膚紋的，稱為肉堅，肉堅的人是長壽的。形體充實而臂腿臀部肌肉沒有膚紋的，稱為肉脆，肉脆的人是短壽的。這是自然界維持生命的原則，所以確立形體的剛柔強弱，決定氣之屬陰屬陽，而觀察人的壽命長短。醫者，必須了解這一點以立形定氣，然後可以臨床治病，看出預後怎樣，判斷死生。

【原文】

　　黃帝曰：余聞壽夭，無以度之。伯高答曰：牆基卑，高不及其地者，不滿三十而死；其有因加疾者，不及二十而死也。黃帝曰：形氣之相勝，以立壽夭奈何？伯高答曰：平人而氣勝形者壽；病而形肉脫，氣勝形者死，形勝氣者危矣。

【譯文】

　　黃帝說：我聽說人有壽夭，可是無法去推測它。伯高回答：衡量人的壽夭，可從面部觀察，耳邊四周的骨骼平陷，高度還不及它耳前肉的，這樣的人，不滿三十歲就會死的；如再加上外感內傷而患了疾病的，不到二十歲，就會有死亡的可能了。黃帝說：形氣的相勝，怎樣用它去定長命或短壽呢？伯高回答：一般沒有病的人，其氣勝過形體的可以長壽；有病的人，形體肌肉很消瘦，即使其氣勝過形體，但由於形肉已脫，也是要死的。倘若形體並不是太消瘦的，而元氣已衰，像這樣雖然是形體勝過元氣，它的病也是危險的。

【原文】

黃帝曰：余聞刺有三變，何謂三變？伯高答曰：有刺營者，有刺衛者，有刺寒痹之留經者。黃帝曰：刺三變者奈何？伯高答曰：刺營者出血，刺衛者出氣，刺寒痹者內熱。黃帝曰：營衛寒痹之為病奈何？伯高答曰：營之生病也，寒熱少氣，血上下行。衛之生病也，氣痛時來時去，怫愾賁響，風寒客于腸胃之中。寒痹之為病也，留而不去，時痛而皮不仁。黃帝曰：刺寒痹內熱奈何？伯高答曰：刺布衣者，以火焠之。刺大人者，以藥熨之。

【譯文】

黃帝說：我聽說刺法有三種的區分，是怎樣呢？伯高說：這三種刺法是刺營、刺衛、刺寒痹。黃帝說：這三種刺法是怎樣的。伯高說：刺營是刺靜脈出血，刺衛是疏洩衛氣，刺寒痹是針後藥熨。黃帝說：營、衛、寒痹的症狀是怎樣的？伯高說：營病的症狀，主要是寒熱往來，氣短，血上下妄行。衛病的症狀，主要是氣痛，時來時去，忽痛忽止，並且腹部鬱滿，膨脹，這是由於風寒外襲，邪客於腸胃之中所致的。寒痹的症狀，是寒邪留於經絡之間，日久不除，肌肉經常感覺疼痛，或皮膚麻木不仁。黃帝說：刺寒痹，針後藥熨是怎樣的？伯高說：針刺須要根據病人體質的差別，對一般人，可用火針法；對一般尊貴人，就要用針後藥熨之法。

【原文】

黃帝曰：藥熨奈何？伯高答曰：用淳酒二十升，蜀椒一升，乾薑一斤，桂心一斤，凡四種，皆㕮咀，漬酒中。用綿絮一斤，細白布四丈，並內酒中。置酒馬矢熅中，蓋封塗，勿使洩。五日五夜，出布綿絮，曝乾之，乾復漬，以盡其汁，每漬必晬其日，乃出乾。乾，並用滓與綿絮，復布為復巾，長六七尺，為六七巾。則用之生桑炭炙巾，以熨寒痹所刺之處，令熱入至于病所，寒復炙巾以熨之，三十遍而止。汗出，以巾拭身，亦三十遍而止。起步內中，無見風。每刺必

熨，如此病已矣，此所謂內熱也。

【譯文】

　　黃帝說：藥熨怎樣去做呢？伯高回答：這種藥熨法，是用醇酒二十升，蜀椒一升，乾薑、桂各一斤，這四種藥，都用口咬成粗粒，浸在酒中，再用絲綿一巾，細白布四丈，一起浸在酒中，把酒器放在燃燒的馬糞上面，酒器用泥塗封，不叫它洩氣。經過五天五夜取出白布及絲綿曬乾，再浸入酒內，直到酒汁吸完。每浸一次，需要一天一夜時間，才取出曬乾，並將藥滓和絲綿放在夾袋內。這種布袋，是用雙層布做的雙層夾袋，長六七尺，一共製成六個夾袋備用。使用時，先將夾袋在桑炭上烤熱，在寒痺較重的地方進行溫熨。使溫熱直接傳入裡面的病所，夾袋冷了，仍在桑炭上烤熱再熨，共熨三十次而止。熨後，汗出來了，用手巾拭乾身體，也是三十次而止。熨後在室內散步，不要見風。每次針刺必須配合藥熨，這樣，病就可好了，這就是所講的藥熨方法。

官針第七

　　提示：本篇以闡述針刺的方式方法為主，在病不同針、針不同法的意義上，指出九針的長短大小和它的性能效用各異，應當合理地施用，並具體地提出應九變、應十二經、應五臟的各種刺法，從而說明它的不同用途，以期達到針有專用，任其所長，刺有定法，得其所宜的效果。

【原文】

　　凡刺之要，官針最妙。九針之宜，各有所為，長短大小，各有所施也，不得其用，病弗能移。（疾）〔病〕淺針深，內傷良肉，皮膚為癰；病深針淺，病氣不瀉，支為大膿。病小針大，氣瀉太甚，疾必為害，病大針小，氣不洩瀉，亦復為敗。失針之宜，大者瀉，小者不

移,已言其過,請言其所施。

【譯文】

針刺的重要所在,以用針為最關鍵了,九針的應用,各有它適用的範圍、長的、短的、大的、小的,各有不同的使用方法。如果用不得法,那麼病就不能去掉。譬如病症淺而針刺深,會損傷了內部良肉,引起皮膚上化膿;病症深而針刺淺,病氣就得不到排除,反而造成大的瘡瘍;病症輕用了大針,氣瀉得過甚,病情一定會更嚴重;病症重用了小針,邪氣得不到疏洩,以後也是要壞事的。因此,針刺要適當施用,過用了大針就會傷了正氣,誤用了小針病也不會排除。上面已經說了針刺的過錯,再講一下它的合理施用。

【原文】

病在皮膚無常處者,取以鑱針于病所,膚白勿取。病在分肉間,取以圓針于病所。病在經絡痼痹者,取以鋒針,病在脈,氣少當補之者,取以鍉針于井滎分輸。病為大膿者,取以鈹針。病痹氣暴發者,取以員利針。病痹氣痛而不去者,取以毫針。病在中者,取以長針,病水腫不能通關節者,取以大針。病在五臟固居者,取以鋒針,瀉于井滎分輸,取以四時。

【譯文】

病在皮膚淺表而無固定的地方,可以用鑱針治療。如患部皮膚蒼白,就不能夠用鑱針了。病在肌肉或肌腱之間,可以用員針治療。病在經絡,痹阻已久的,可以用鋒針治療。病在經脈,氣不足當用補法的,可以用鍉針壓按井滎分輸各穴。患較重膿瘍的,可以用鈹針排膿治療。患急性發作痹症的,可以用員利針治療。患痹症疼痛而不止的,可以用毫針治療。病已入裡的,可以用長針治療。患水腫而關節不通利的,可以用大針治療。病在五臟痼留而不癒的,可以用鋒針治療,在井滎等腧穴施行瀉法,於取穴時,可以根據時令的不同,分別

使用它。

【原文】

凡刺有九，以應九變。一曰輸刺；輸刺者，刺諸經滎輸臟腧也。二曰遠道刺；遠道刺者，病在上，取之下，刺腑腧也。三曰經刺；經刺者，刺大經之結絡經分也。四曰〔小〕絡刺；絡刺者，刺小絡之血脈也。五曰分刺；分刺者，刺分肉之間也。六曰大瀉刺；大瀉刺者，刺大膿以鈹針也。七曰毛刺；毛刺者，刺浮痹皮膚也。八曰巨刺；巨刺者，左取右，右取左。九曰焠刺；焠刺者，刺燔針則取痹也。

【譯文】

針刺有九種，用來適應九種變化不同的病情。第一種叫做輸刺；輸刺，就是針刺十二經在四肢的井、滎、輸、經、合各穴，以及背部兩側的臟腑腧穴。第二種叫做遠道刺；遠道刺，就是病在上部的，從下部取穴，針刺三陽經的腧穴。第三種叫做經刺；經刺，就是在深部經脈觸到的硬結或壓痛，隨其所在施針。第四種叫做絡刺；絡刺，就是刺皮上淺部的小靜脈。第五種叫做分刺；分刺，就是針刺肌肉和肌肉凹陷間隙處。第六種叫做大瀉刺；大瀉刺，就是針刺膿瘍。第七種叫做毛刺；毛刺，就是針刺皮膚淺層痹症，刺皮而不傷肉。第八種叫做巨刺；巨刺，就是左取右、右取左的交叉刺法。第九種叫做焠刺；焠刺，就是用燒熱的針，來治療痹症。

【原文】

凡刺有十二節，以應十二經。一曰偶刺；偶刺者，以手直心若背，直痛所，一刺前，一刺後，以治心痹，刺此者傍針之也。二曰報刺；報刺者，刺痛無常處也，上下行者，直內無拔針，以左手隨病所按之，乃出針復刺之也。三曰恢刺；恢刺者，直刺傍之，舉之前後，恢筋急，以治筋痹也。四曰齊刺；齊刺者，直入一，傍入二，以治寒〔熱〕氣小深者。或曰三刺；三刺者，治痹氣小深者也。五曰（揚）

〔陽〕刺；（揚）〔陽〕刺者，正內一，傍內四，而浮之，以治寒氣之博大者也。六曰直針刺；直針刺者，引皮乃刺之，以治寒氣之淺者也。七曰輸刺；輸刺者，直入直出，稀發針而深之，以治氣盛而熱者也。八曰短刺；短刺者，刺骨痺，稍搖而深之，致針骨所，以上下摩骨也。九曰浮刺；浮刺者，傍入而浮之，以治肌急而寒者也。十曰陰刺；陰刺者，左右率刺之，以治寒厥，中寒厥，足踝後少陰也。十一曰傍（針）刺；傍（針）刺者，直刺傍刺各一，以治留痺久居者也。十二曰贊刺；贊刺者，直入直出，數發針而淺之出血，是謂治癰腫也。

【譯文】

　　針刺有十二節，以適應十二經不同病症的治療。第一種叫做偶刺。偶刺是用手對著胸部和背部，當痛之所在，一針刺前胸，一針刺後背，用這樣的方法，治療心氣閉塞一類疾病。第二種叫做報刺。報刺是治痛無固定部位，時上時下，直刺，不立即拔針，而用左手隨著病痛所在，按其痛處，這才出針，然後再如前法進針。第三種叫做恢刺。恢刺是直刺在筋的旁邊，提插捻運，或前或後，這樣的方法，可以舒緩筋急的現象，治療筋痺的疾病。第四種叫做齊刺。齊刺是在當中直刺一針，左右兩旁各刺一針，這樣的方法，可以治療寒熱較小而長期不癒的一類疾病。第五種叫做陽刺。陽刺是在病變正中刺一針，在周圍刺四針，都用淺刺，這樣的方法，可以治療寒氣比較廣泛的疾病。第六種叫做直刺。直刺是用手捏起皮來，將針沿皮直刺，這樣的方法，可以治療寒氣較淺的痺症。第七種叫做輸刺。輸刺是直入直出，發針快而刺入較淺，這樣的方法，可以治療氣盛而有熱的病症。第八種叫做豎刺。豎刺可以治骨痺病。它是進針後，稍稍搖針而再深入，使針尖直達骨的附近，用上下提插的方法以治骨痺的病。第九種叫做浮刺。浮刺是從旁斜刺浮淺的肌表，這樣的方法，可以治療肌肉攣急而屬寒的病症。第十種叫做陰刺。陰刺是兩股內側，左右都刺，可以治療寒厥病，應該取足內踝後面足少陰經的太溪穴。第十一種叫

做傍刺。傍刺是直刺一針，傍刺一針，這樣的方法，可以治療日久不癒的痺症。第十二種叫做贊刺。贊刺是直入直出，發針較快，在患處淺刺出血，這可說是治療癰腫的一種刺法

【原文】

　　脈之所居深不見者，刺之微內針而久留之，以致其空脈氣也。脈淺者勿刺，按絕其脈乃刺之，無令精出，獨出其邪氣耳。所謂三刺則谷氣出者，先淺刺絕皮，以出陽邪；再刺則陰邪出者，少益深，絕皮致肌肉，未入分肉間也；已入分肉之間，則谷氣出。故《刺法》曰：始刺淺之，以逐邪氣而來血氣；後刺深之，以致陰氣之邪，最後刺極深之，以下谷氣。此之謂也。故用針者，不知年之所加，氣之盛衰，虛實之所起，不可以為工也。

【譯文】

　　經脈所在，是深部不能見到的，針刺時，就應該輕微刺入其內，留針時間可以長些，這樣，是為了引導那孔穴裡的脈氣。經脈淺的不要急刺，必須先按絕其脈，避開血管，才可以進針，不叫精氣外洩，僅是除去邪氣而已。所謂三刺的針法，就是最後要產生針感。它的做法，首先淺刺透過皮膚，以宣洩衛分的邪氣，再刺是宣洩營分的邪氣，稍微深刺一點，透過皮膚，接近肌肉，而不到分肉之間，最後到了分肉之間，就會出現了針的感應。所以《刺法》曾說：開始淺刺皮膚，可以驅逐衛分的邪氣，使正氣通暢；又再深刺，以宣散陰分的邪氣，最後刺到極深，就可以發生感應，達到補虛瀉實的目的，也就是這個說法。因此用針的醫生，不知道年加的道理，和血氣盛衰虛實所引起的疾病的情況，就不可以叫做好的醫生。

【原文】

　　凡刺有五，以應五臟。一曰半刺；半刺者，淺內而疾發針，無針傷肉，如拔毛狀，以取皮氣，此肺之應也。二曰豹文刺；豹文刺者，

左右前後，針之中脈為故，以取經絡之血者，此心之應也。三曰關刺；關刺者，直刺左右，盡筋上，以取筋痺，慎無出血，此肝之應也。或曰淵刺，一曰豈刺。四曰合谷刺；合谷刺者，左右雞足，針于分肉之間，以取肌痺，此脾之應也。五曰輸刺；輸刺者，直入直出，深內之至骨，以取骨痺，此腎之應也。

【譯文】

　　刺法有五種，以適應與五臟有關的病變。第一種叫做半刺，半刺是淺刺，但發針要快，不損傷肌肉，好像拔去毫毛一樣，可以疏淺皮氣，這是和肺臟相應的刺法。第二種叫做豹文刺，豹文刺是刺左右前後，用針以刺中絡脈為標準，可以消散經絡中的瘀血，這是和心臟相應的刺法。第三種叫做關刺，關刺是直刺四肢關節的附近，可以治療筋痺，在刺時，千萬不可出血。這是和肝臟相應的刺法。這種刺法，或叫做淵刺，又叫做豈刺。第四種叫做合谷刺，合谷刺是正入一針，左右斜入二針，像雞足一樣，刺在分肉之間，可以治療肌痺之症，這是和脾臟相應的刺法。第五種叫做輸刺，輸刺是直入直出，刺入深到骨的附近，可以治療骨痺之症，這是和腎臟相應的刺法。

本神第八

　　提示：本篇主要是研究情志致病的情況，具體指出七情內傷的病機和病症，並推論了五臟虛實也可影響情志的變化，在用針刺時，「必須觀察病人之態，以知精神魂魄之存亡」，才可以相應地進行治療。

【原文】

　　黃帝問于岐伯曰：凡刺之法，先必本于神。血、脈、營、氣、精（神），此五臟之所藏也，至其淫失，離藏則精失，魂魄飛揚，志意

（恍）〔悗〕亂、智慮去身者，何因而然乎？天之罪與？人之過乎？何謂德氣，生精、神、魂、魄、心、意、志、思、智、慮？請問其故。

【譯文】

　　黃帝問岐伯：針刺的法則，必須先詳察並根據病人的精神活動情況。因為血、脈、營、氣、精，這都是五臟所藏的。感到失了正常，離開所藏之臟，那五臟的精氣就會失掉，魂魄也飛揚了，地意也煩亂了，本身也就失去智慧和思考的能力，因為什麼會這樣呢？是天然的病態呢，還是人為的過失呢？還有，什麼叫做德氣？能夠產生精、神、魂、魄、心、意、志、思、智、慮？希望聽到這其中之所以然的道理。

【原文】

　　岐伯答曰：天之在我者德也，地之在我者氣也，德流氣薄而生者也。故生之來謂之精，兩精相搏謂之神，隨神往來者謂之魂，並精而出入者謂之魄，所以任物者謂之心，心有所憶謂之意，意之所存謂之志，因志而存變謂之思，因思而遠慕謂之慮，因慮而處物謂之智。

【譯文】

　　岐伯回答：天之生我的是德，地之生我的是氣，這德氣的本原物質交流搏擊，才會使人化生成形。所以，演化成人體的原始物質，叫做精；陰陽兩精相結合而產生的生命活動，叫做神；隨著神的往來活動而出現的知覺機能，叫做魂；跟精氣一起出入而產生的運動機能，叫做魄；可以支配外來事物的，叫做心；心裡有所憶念而留下的印象，叫做意；意念所在，形成了認識，叫做志；根據認識而反覆研究事物的變化，叫做思；因思考而有遠的推想，叫做慮；因思慮而能定出相應的處理事物方法，叫做智。

【原文】

故智者之養生也，必順四時而適寒暑，和喜怒而安居處，節陰陽而調剛柔，如是則僻邪不至，長生久視。

【譯文】

因此，智者養生的方法，必定順著四時來適應寒暑的氣候，協調喜怒而安定起居動靜，節制陰陽的偏勝，以調和剛柔，像這樣，那虛邪賊風就不會侵襲，自然可以延壽，不易衰老了。

【原文】

是故怵惕思慮者則傷神，神傷則恐懼流淫而不止。因悲哀動中者，竭絕而失生。喜樂者，神憚散而不藏。愁憂者，氣閉塞而不行。盛怒者，迷惑而不治。恐懼者，神蕩憚而不收。

【譯文】

所以過分恐懼思考，就會使陰氣流失而不能固攝。悲哀過度傷了內臟，就會使氣機竭絕而喪失生命。喜樂過度，就會致喜極氣散不能收藏。愁憂過度，就會使氣機閉塞不能流暢。大怒，就會使神志昏迷，失去常態，恐懼過度，就會由於精神動蕩而精氣不能收斂。

【原文】

心怵惕思慮則傷神，神傷則恐懼自失，破䐃脫肉，毛悴色夭，死于冬。

【譯文】

過度恐懼思慮，就會傷神，神被傷，就會自己怕的控制不住，時間久了，䐃肉傷壞，肌肉脫消，再進一步，到了毛髮憔悴，容色異常的狀態，就會死亡在冬季了。

【原文】

　　脾愁憂而不解則傷意，意傷則悗亂，四肢不舉，毛悴色夭，死于春。

【譯文】

　　過度憂愁而得不到解除，就會傷意，意被傷，就會苦悶煩亂，手足乏力，不願抬起來，再進一步，到了毛髮憔悴，容色異常的狀態，就會死亡在春季了。

【原文】

　　肝悲哀動中則傷魂，魂傷則狂（忘）〔妄〕不精，不精則不正當人，陰縮而攣筋，而脇骨（不）舉，毛悴色夭，死于秋。

【譯文】

　　過度悲哀影響到內臟，就會傷魂，魂被傷，就會出現精神紊亂症狀，導致肝臟失去藏血作用，使人陰器萎縮，筋脈攣急，兩脇骨痛，再進一步，到了毛髮憔悴，容色異常的狀態，就會死亡在秋季了。

【原文】

　　肺喜樂無極則傷魄，魄傷則狂，狂者意不存人，皮革焦，毛悴色夭，死于夏。

【譯文】

　　過度喜樂，就會傷魄，魄被傷，就會形成狂病，狂病發展到意識活動失去觀察能力，其人皮膚枯槁，再進一步，到了毛髮憔悴，容色異常的狀態，就會死亡在夏季了。

【原文】

　　腎盛怒而不止則傷志，志傷則喜忘其前言，腰脊不可以俯仰屈

伸,毛悴色夭,死于季夏。

【譯文】

大怒不能遏止,就會傷志,志被傷,就會屢次忘記自己從前所說過的話,腰脊痛得不能隨意俯仰屈伸,再進一步,到了毛髮憔悴,容色異常的狀態,就會死亡在季夏了。

【原文】

恐懼而不解則傷精,精傷則骨酸痿厥,精時自下。是故五臟,主藏精者也,不可傷,傷則失守而陰虛,陰虛則無氣,無氣則死矣。是故用針者,察觀病人之態,以知精神魂魄之存亡得失之意,五者以傷,針不可以治之也。

【譯文】

過度恐懼而解除不了,就會傷精,精被傷,就會發生骨節酸痛和痿厥的病,並常有遺精的症狀。因此看,五臟是主藏精氣的,所藏的精氣,不可被損傷,傷了,就會使精氣失其所守,形成了陰虛,陰虛就一定缺少氣化活動作用,那就距離死亡不遠了。所以運用針刺的人,必定要觀察病人的形態,從而了解他的精、神、魂、魄等精神活動的旺盛或衰亡,如果五臟精氣已經損傷,就不是針刺所能治療的了。

【原文】

肝藏血,血舍魂,肝氣虛則恐,實則怒。脾藏營,營舍意,脾氣虛則四肢不用,五臟不安,實則腹脹經溲不利。心藏脈,脈舍神,心氣虛則悲,實則笑不休。肺藏氣,氣舍魄,肺氣虛則鼻塞不利少氣,實則喘喝,胸盈仰息。腎藏精,精舍志,腎氣虛則厥,實則脹,五臟不安。必審五臟之病形,以知其氣之虛實,謹而調之也。

【譯文】

　　肝貯藏血，魂是依附於血液的。肝氣虛了，就會產生恐懼的情緒，肝氣盛了，就容易發怒。脾貯藏營氣，意念是依附於營氣的。脾氣虛了，就會使四肢的運用不靈，五臟不能調和，脾氣壅實，就會使腹部脹滿，月經及大小便不利。心藏神，神是寄附在血脈之中的。心氣虛了，就會產生悲傷的情緒，心氣太盛，就會笑而不止。肺藏氣，魄是依附在人身元氣之中的。肺氣虛了，就會感到鼻塞，呼吸不便，氣短，肺氣壅實，就會大喘，胸滿，甚至仰面而喘。腎藏精，人的意志，是依附於精氣的。腎氣虛了，就會手足厥冷，腎有實邪，就會出現腹脹，並連及五臟不能安和。因此說，治病必須審察五臟病的症狀，借以了解元氣的虛實，從而謹慎地加以調治。

終始第九

　　提示：本篇列舉三陰三陽經生理病理診斷治療各方面的不同因素、性質、作用等等，因而在針刺治療時，首先要從臟腑陰陽，經脈氣血運行的終始及脈象的變化加以認識，然後定出補瀉治法。並說明循經取穴原則，指出針刺的深淺先後。最後，提出了針刺的十二禁。

【原文】

　　凡刺之道，畢于終始，明知終始，五臟為紀，陰陽定矣。陰者主臟，陽者主腑，陽受氣于四末，陰受氣于五臟。故瀉者迎之，補者隨之，知迎知隨，氣可令知。和氣之方，必通陰陽，五臟為陰，六腑為陽。（傳之後世，以血為盟，敬之者昌，慢之者亡，無道行私，必得夭殃。）

【譯文】

　　大凡針刺的法則，全在終始篇裡，明確了解終始的意義，就可以

確定陰經陽經的關係。陰經是與五臟相通，陽經是與六腑相通。陽經承受四肢的脈氣，陰經承受五臟的脈氣。所以瀉法是迎而奪之，補法是隨而濟之，知道迎隨補瀉的方法，可以使脈氣調和，而調和脈氣的關鍵，更一定要明白陰陽的規律，五臟在內為陰，六腑在外為陽。

【原文】

謹奉天道，請言終始，終始者，經脈為紀，持其脈口人迎，以知陰陽有餘不足，平與不平，天道畢矣。所謂平人者不病，不病者，脈口人迎應四時也，上下相應而俱往來也，六經之脈不結動也，本末之寒溫之相守司也，形肉血氣必相稱也，是謂平人。少氣者，脈口人迎俱（少）〔小〕而不稱尺寸也。如是者，則陰陽俱不足，補陽則陰竭，瀉陰則陽脫。如是者，可將以甘藥，不可飲以至劑。如此者，弗（炙）〔久〕，不已者，因而瀉之，則五臟氣壞矣。

【譯文】

慎重地遵著天地陰陽盛衰的道理，談一談針刺的終始意義吧！所謂終始，是以十二經脈為綱紀，從人體上的脈口、人迎兩部位，以了解人的陰陽虛實是否保持平衡，這樣，陰陽盛衰的道理，也就大致掌握了。所謂平人，就是沒有疾病的人，無病人的脈口和人迎的脈象是和四時相應的，脈口、人迎互相呼應，都是往來不息的，六經的脈搏動而不止，四時寒溫雖有變化，脈口、人迎都能各自發揮本能而不相犯的，形肉和血氣也能夠協調一致的，這就是沒有病的人。氣短的病人，脈口、人迎都呈現細小的脈象，而尺膚又和脈象不能相稱，這是陰陽都不足的象徵。對於這種陰陽兩虛的病患，補陽就會使陰氣衰竭，瀉陰就會使陽氣亡脫。像這樣的病人，只可以用緩劑補養他。如果不好，也可酌服急劑之類的藥品。像這種病症，不經過相當時間，是不能痊癒的。不這樣治療，而用了針刺的瀉法，那就會傷了五臟的真氣。

【原文】

　　人迎一盛，病在足少陽，一盛而躁，病在手少陽。人迎二盛，病在足太陽，二盛而躁，病在手太陽。人迎三盛，病在足陽明，三盛而躁，病在手陽明。人迎四盛，且大且數，名曰溢陽，溢陽為外格。脈口一盛，病在足厥陰，厥陰一盛而躁，在手心主。脈口二盛，病在足少陰，二盛而躁，在手少陰。脈口三盛，病在足太陰，三盛而躁，在手太陰。脈口四盛，且大且數者，名曰溢陰，溢陰為內關，內關不通死不治。人迎與太陰脈口俱盛四倍以上，命名關格，關格者，與之短期。

【譯文】

　　人迎脈大於寸口一倍，病在足少陽膽經。大一倍而且躁動，病在手少陽三焦經。人迎脈大於寸口二倍，病在足太陽膀胱經。大二倍而且躁動，病在手太陽小腸經。人迎脈大於寸口三倍，病在足陽明胃經。大三倍而躁動，病在手陽明大腸經。人迎脈大於寸口四倍，又大又快，叫做溢陽。溢陽是六陽偏盛，不能與陰氣相交，稱為外格。寸口脈大於人迎一倍，病在足厥陰肝經。大一倍而且躁動，病在手厥陰心包絡經。寸口脈大於人迎二倍，病在足少陰腎經。大二倍而且躁動，病在手少陰心經。寸口脈大於人迎三倍，病在足太陰脾經。大三倍而且躁動，病在手太陰肺經。寸口脈大於人迎四倍，又大又快，叫做溢陰。溢陰是六陰偏盛，不能與陽氣相交，稱為內關。由此發現表裡不通的情況，這是不治的死症。人迎與寸口的脈，都大於平常的四倍以上，叫做關格。有關格的脈象，可說是接近死期了。

【原文】

　　人迎一盛，瀉足少陽而補足厥陰，二瀉一補，日一取之，必切而驗之，（踈）〔躁〕取之上，氣和乃止。人迎二盛，瀉足太陽，補足少陰，二瀉一補，二日一取之，必切而驗之，（踈）〔躁〕取之上，氣和乃止。人迎三盛，瀉足陽明而補足太陰，二瀉一補，日二取之，

必切而驗之，（踈）〔躁〕取之上，氣和乃止。

脈口一盛，瀉足厥陰而補足少陽，二補一瀉，日一取之，必切而驗之，（踈）〔躁〕而取之上，氣和乃止。脈口二盛，瀉足少陰而補足太陽，二補一瀉，二日一取之，必切而驗之，（踈）〔躁〕取之上，氣和乃止。脈口三盛，瀉足太陰而補足陽明，二補一瀉，日二最之，必切而驗之，（踈）〔躁〕而取之上，氣和乃止。所以日二取之者，太陽主胃，大富于谷氣，故可日二取之也。

人迎與脈口俱盛三倍以上，命曰陰陽俱益，如是者不開，則血脈閉塞，氣無所行，流淫于中，五臟內傷。如此者，因而灸之，則變易而為他病矣。

【譯文】

人迎脈大於寸口一倍，應該瀉足少陽膽經，補足厥陰肝經。瀉法取二穴，補法取一穴，每日針刺一次，還必須切按人迎與寸口，以測驗病勢的進退，如果出現躁動不安的情況，就取上部的經脈，脈氣和了再止針。人迎脈大於寸口二倍，應該瀉足太陽膀胱經，補足少陰腎經。瀉法取二穴，補法取一穴，每兩天針刺一次，還必須切按人迎與寸口，以測驗病勢的進退，如果出現躁動不安情況，就取上部的經脈，脈氣和了再止針。人迎脈大於寸口三倍，應該瀉足陽明胃經，補足太陰脾經，瀉法取二穴，補法取一穴，每日針刺兩次，還必須切按人迎與脈口，以測驗病勢的進退，如果出現躁動不安情況，就取上部的經脈，脈氣和了再止針。

寸口脈大於人迎一倍，應該瀉足厥陰肝經，補足少陽膽經，補法取二穴，瀉法取一穴，每日針刺一次，還必須切按寸口與人迎，以測驗病勢的進退，如果出現躁動不安情況，就取上部的經脈，脈氣和了再止針。寸口脈大於人迎二倍，應該瀉足少陰腎經，補足太陽膀胱經。補法取二穴，瀉法取一穴，每二日針刺一次，還必須切按寸口與人迎，以測驗病勢的進退，如果出現躁動不安情況，就取上部的經脈，脈氣和了再止針。寸口脈大於人迎三倍，應該瀉足太陰脾經，補

足陽明胃經，補法取二穴，瀉法取一穴，每日針刺兩次，還必須切按寸口與人迎，以測驗病勢的進退，如果出現躁動不安情況，就取上部的經脈，脈氣和了再止針。為什麼每日要針刺兩次呢？這是因為陽明經主胃，谷氣充盛，多氣多血，因此可以每日針刺兩次。

人迎和寸口都大於三倍以上，叫做溢陰溢陽。像這樣的病變，如不加以疏通，血脈就會閉塞，氣機的運行也會受到阻礙，而氣血不得暢行，五臟的內裡就會受到損傷，在這種情況下，如果妄用了灸法，那就要發生變異而出現其他疾病了。

【原文】

凡刺之道，氣調而止，補陰瀉陽，音（氣）〔聲〕益彰，耳目聰明，反此者血氣不行。

【譯文】

大凡針刺的原則，陰陽之氣達到了調和，就要止針。另外，要注意補陰瀉陽，這樣才會產生語音清朗，耳聰目明的效果。相反的，如果瀉陰補陽，那麼血氣就不能正常運行。

【原文】

所謂氣至而有效者，瀉則益虛，虛者脈大如其故而不堅也，堅如其故者，適雖言故，病未去也。補則益實，實者脈大如甚故而益堅也，（夫）〔大〕如其故而不堅者，適雖言快，病未去也。故補則實，瀉則虛，痛雖不隨針〔減〕，病必衰去。必先通十二經脈之所生病，而後可得傳于終始矣。故陰陽不相移，虛實不相傾，取之其經。

【譯文】

所謂針下氣至而獲得療效，是說實症用了瀉法，就會由實轉虛。這虛的情況，是脈象仍舊大，卻不堅實。如果脈象堅實照舊，雖說一時覺得舒服，其實病況並沒有減輕。虛症用了補法，就會由虛轉實，

這實的情況,是脈象仍舊大些,並且更堅實了。如果脈象大雖照舊而並不堅實,雖說一時覺得舒服,其實病情並沒有減輕。所以準確地運用補法,會使正氣充實;準確地運用瀉法,會使病邪衰退。即使病不隨著針立即除去,但病勢必定是減輕的。必須先通曉十二經脈所發生的病症,然後才可以領會終始的奧義。陰經和陽經不能混肴,虛症和實症不能錯亂,所以針治疾病,就要取其所屬的經脈。

【原文】

凡刺之屬,三刺至穀氣,邪僻妄合,陰陽易居,逆順相反,沉浮異處,四時不得,稽留淫泆,須針而去。故一刺則陽邪出,再刺則陰邪出,三刺則穀氣至,穀氣至而止。所謂穀氣至者,已補而實,已瀉而虛,故以知穀氣至也。邪氣獨去者,陰與陽未能調,而病知癒也。故曰補則實,瀉則虛,痛雖不隨針,病必衰去矣。

【譯文】

大凡針刺所應該注意的是採用三刺法使正氣徐徐而來。那邪僻不正之氣亂與血氣混合,內陰僭越到外面,而外陽沉陷到裡面,氣血運行的逆順顛倒,脈象沉浮異常,脈氣與四時不相應合,患者或血氣留滯,或血氣妄行,所有這許多病變,都有待用針刺去排除。因此要注意三刺法:初刺能使陽分的病邪排出;再刺會使陰分的病邪排出;三刺就會使正氣徐徐而來,這時就應該出針了。所謂穀氣至,是說已經用了補法,就覺得氣充實些,已經用了瀉法,就覺得病邪衰退些,從這些表現就知道穀氣已至。起初,僅是邪氣排除了,陰與陽之間的血氣還沒有調和,但是已能知道病要痊癒了。所以說「補則實,瀉則虛,痛雖不隨針減,病必衰去矣」。

【原文】

陰盛而陽虛,先補其陽,後瀉其陰而和之。陰虛而陽盛,先補其陰,後瀉其陽而和之。

【譯文】

　　陰經的邪氣盛，陽經的正氣虛，應該先補陽經的正氣，後瀉陰經的邪氣，從而調和它們的有餘和不足。陰經的正氣虛，陽經的邪氣盛，應該先補陰經的正氣，後瀉陽經的邪氣，從而調和它們的有餘和不足。

【原文】

　　三脈動於足大指之間，必審其實虛。虛而瀉之，是謂重虛，重虛病益甚。凡刺此者，以指按之，脈動而實且疾者疾瀉之，虛而徐者則補之，反此者病益甚。其動也，陽明在上，厥陰在中，少陰在下。

【譯文】

　　足陽明經、足厥陰經、足少陰經三條經脈，都有動脈散布於足大趾之間，在針刺時，必定審察它是屬於虛症，或是屬於實症，假如虛症誤用了瀉法，這叫做重虛，虛而更虛，病就更厲害了。大凡針刺這些病症時，先用手指去按動脈，脈的搏動實而快的就用瀉法，脈的搏動虛而緩的就用補法。如所用的補瀉之法，與此相反，那麼病就會更加重的。至於動脈的所在，足陽明經在足跗之上，足厥陰經在足附之內，足少陰經在足跗之下。

【原文】

　　膺腧中膺，背腧中背。肩（髆）〔髀〕虛者，取之上。

【譯文】

　　取胸部腧穴，必中其胸。取背部腧穴，必中其背。肩髀出現酸脹麻木的虛症，應取上肢經脈的腧穴。

【原文】

　　重舌，刺舌柱以鈹針也。

【譯文】

對於重舌的患者，應該用鈹針，刺舌下根柱使之出血。

【原文】

手屈而不伸者，其病在筋，伸而不屈者，其病在骨，在骨守骨，在筋守筋。

【譯文】

手指彎曲而不能夠伸直，那病在筋上；伸直了而不能夠彎曲，那病在骨上。病在骨，應該求之於主骨的各個穴位去治療它；病在筋，應該求之於主筋的各個穴位去治療它。

【原文】

補（須）〔瀉〕一方實，深取之，稀按其痏，以極出其邪氣；一方虛，淺刺之，以養其脈，疾按其痏，無使邪氣得入。邪氣來也緊而疾，谷氣來也徐而和。脈實者，深刺之，以洩其氣；脈虛者，淺刺之，使精氣無得出，以養其脈，獨出其邪氣。刺諸痛者，其脈皆實。

【譯文】

補瀉的大法，在於瀉的時候要注意哪一方面的脈氣實，就用深刺的針法，出針後，緩按針孔，以盡量洩去邪氣；補的時候要注意哪一方面脈氣虛，就用淺刺的方法，以保養所取的經脈，出針後，急按針孔，不叫邪氣侵入。邪氣來了，針下會感到拘急，谷氣來了，針下會感到徐和。脈氣盛實的，用深刺的針法，脈氣虛弱的，用淺刺的針法，使精氣不致外洩，以養其經脈，而僅讓邪氣排出。對於各種疼痛的病症，要一律深刺，那痛症的脈象都是實的。

【原文】

故曰：從腰以上者，手太陰陽明皆主之；從腰以下者，足太陰陽

明皆主之。病在上者下取之，病在下者高取之，病在頭者取之足，病在足者取之膕。病生于頭者頭重，生于手者臂重，生于足者足重，治病者先刺其病所從生者也。

【譯文】

腰以上的病，都在手太陰肺經、手陽明大腸經的主治範圍；腰以下的病，都在足太陰脾經、足陽明胃經的主治範圍。病在上部的，可以取下部的穴位；病在下部的，可以取上部的穴位；病在頭部的，可取足部的穴位；病在腰部的，可取膕部的穴位。病患於頭部的，頭必覺得重；病患於手部的，臂必覺得重；病生於足部的，足必覺得重，在治療時，先要細心分析為什麼發生這樣的病，再進行針刺。

【原文】

春氣在毛，夏氣在皮膚，秋氣在分肉，冬氣在筋骨，刺此病者各以其時為齊。故刺肥人者，以秋冬之齊；刺瘦人者，以春夏之齊。病痛者陰也，痛而以手按之不得者陰也，深刺之。病在上者陽也，病在下者陰也。癢者陽也，淺刺之。

【譯文】

春天的邪氣在毫毛處，夏天的邪氣在皮膚處，秋天的邪氣在分肉處，冬天的邪氣在筋骨處。治療這些與時令有關的病症，針刺的淺深，應該根據季節的變化有所不同。刺肥胖的人，要用適於秋冬的深刺法；刺瘦弱的人，就用適於春夏的淺刺法。感到疼痛的病人，多屬陰症，疼痛時用手按壓，不能緩解的，也是屬於陰症，這要用深刺的針法。病在上部的屬陽，病在下部的屬陰。患者身上發癢，是病邪在外，這要用淺刺的針法。

【原文】

病先起陰者，先治其陰而後治其陽；病先起陽者，先治其陽而後

治其陰。刺熱厥者，留針反為寒；刺寒厥者，留針反為熱。刺熱厥者，二陰一陽；刺寒厥者，二陽一陰。所謂二陰者，二刺陰也；一陽者，一刺陽也。久病者邪氣入深，刺此病者，深內而久留之，間日而復刺之，必先調其左右，去其血脈刺道畢矣。

【譯文】

　　病的發生，先起於陰經的，應該先治療陰經，然後再治療陽經；病的發生，先起於陽經的，應該先治療陽經，然後再治療陰經。針刺熱厥的病，留針可以由熱轉寒。針刺寒厥的病，留針可以由寒轉熱。針刺熱厥，當刺陰經二次，刺陽經一次，針刺寒厥，當刺陽經二次，陰經一次。所謂二陰的意思，就是在陰經針刺二次。二陽的意思，就是在陽經針刺二次。患病的時間長了，病邪深入臟腑。針治這類宿疾，應該深刺並且長時間地留針，每隔一日，再繼續針刺，一定要首先察明病邪在左在右的偏盛現象，去掉血脈中的鬱滯。針刺的原則無非就是這些。

【原文】

　　凡刺之法，必察其形氣，形肉未脫，少氣而脈又躁，躁厥者，必為繆刺之，散氣可收，聚氣可布。深居靜處，占神往來，閉戶塞牖，魂魄不散，專意一神，精氣之分，毋聞人聲，以收其精，必一其神，令志在針，淺而留之，微而浮之，以移其神，氣至乃休。男（內）〔外〕女（外）〔內〕，堅拒勿出，謹守勿內，是謂得氣。

【譯文】

　　大凡針刺的法則，必定要診察患者的形氣。形肉雖然不顯消瘦，但是氣短，脈又躁動而快，出現了躁而且快的脈象，就應當採用繆刺法，使耗散的真氣可以收住，積聚的邪氣可以散去。在針刺時，醫生就好像深居靜處，只有與神往來，又像閉戶塞窗，意識不亂，念頭單純，心神一貫，精氣不分，聽不到旁人的聲音，從而使精神內守，專

一地集中在針刺上。要用淺刺留針的方法，或用微捻提針的方法，以轉移病人的精神恐懼，直到針下得氣為止。針刺之時，男子淺刺候氣於外，女子深刺候氣於內，堅拒正氣不使之出，嚴防邪氣不使之入，這叫做得氣。

【原文】

　　凡刺之禁：新內勿刺，新刺勿內。已醉勿刺，已刺勿醉。新怒勿刺，已刺勿怒。新勞勿刺，已刺勿勞。已飽勿刺，已刺勿飽。已飢勿刺，已刺勿飢。已渴勿刺，已刺勿渴。大驚大怒，必定其氣，乃刺之。乘車來者，臥而休之，如食頃乃刺之。出行來者，坐而休之，如行十里頃乃刺之。

　　凡此十二禁者，其脈亂氣散，逆其營衛，經氣不次，因而刺之，則陽病入于陰，陰病出為陽，則邪氣復生，粗工勿察，是謂伐身，形體淫（泆）〔濼〕，乃消腦髓，津液不化，脫其五味，是謂失氣也。

【譯文】

　　關於針刺的禁忌：行房不久的不可針刺，剛針刺不久的不可行房；已經酒醉了，不可針刺，針刺之後，也不應該醉酒；剛發過怒，不可針刺，針刺之後，也不應該發怒；剛剛勞累了，不可針刺，針刺之後，也不適於勞累；剛吃飽飯以後，不可針刺，針刺之後，也不宜飽食；餓了之後，不可針刺，針刺之後，也不宜飢餓；渴了之後，不可針刺，針刺之後，也不要受渴；如果病人正大驚大怒，必得等他的氣調和了，才可以針刺。乘車來的病人，要叫他臥在床上休息一下，過一頓飯的工夫，才可以針刺。步行來的病人，要叫他坐著休息一下，過走十里地的工夫，才可以針刺。

　　凡是這些禁忌的患者，一般是脈象紊亂，正氣耗盡，營衛運行失常，經脈氣血不足，如果草率地針刺，就會陽經的病流入到內臟，陰經的病浸淫到陽經，那麼病邪就又要會滋生了。粗陋的醫生毫不體察這些禁忌，可以說他是在損傷患者的身體，致使患者形體痠痛無力，

骨髓耗損，津液不輸布，失去了飲食五味化生的精微，從而導致真氣消亡，這叫做失氣。

【原文】

太陽之脈，其終也，戴眼，反折，瘛瘲，其色白，絕皮乃絕汗，絕汗則終矣。少陽終者，耳聾，百節盡縱，目〔𥅀〕系絕，目系絕一日半則死矣，其死心，色青白乃死。陽明終者，口目動作，喜驚，妄言，色黃，其上下之經盛而不行則終矣。少陰終者，面黑，齒長而垢，腹脹閉塞，上下不通而終矣。厥陰終者，中熱嗌乾，喜溺心煩，甚則舌卷，卵上縮而終矣。太陰終者，腹脹閉不得息，氣噫，善嘔，嘔則逆，逆則面赤，不逆則上下不通，上下不通則面黑皮毛（燋）〔焦〕而終矣。

【譯文】

手足太陽經脈，在它將絕的時候，患者的眼睛上視，角弓反張，手足抽搐，面色蒼白，汗暴出，而暴汗一出，就死了。手足少陽經脈，在它將絕的時候，患者耳聾，周身骨節都鬆緩無力，眼珠圓瞪，入腦處的脈氣斷絕，出現了這樣的情況，一日半就會死的。臨死的時候，面色由青轉白，然後就死了。手足陽明經脈，在它將絕的時候，患者口眼喎斜，多驚恐，胡言亂語，面色發黃，那上下手足二經的動脈，表現出躁動現象，然後就死了。手足少陰經脈將絕的時候，患者面現黑色，牙齒變得長，而且垢污，腹部脹悶，上下的氣機不通，然後就死了。手足厥陰經脈將絕的時候，患者胸中發熱，咽喉乾，多小便，心裡煩躁，甚至於出現舌卷及睪丸上縮的症狀，然後就死了。手足太陰經脈將絕的時候，腹部脹悶，呼吸不利，多噯氣，多嘔吐，嘔吐時氣就上逆，氣上逆就會面色發赤，如氣不上逆，就會上下不通，上下不通就會面現黑色，終至皮毛憔悴而死。

經脈第十

提示：本篇討論了經脈的理論，肯定經脈有「決死生，處百病，調虛實」的作用，詳述有關十二經脈的循行徑路，各經的「是動病」、「所生病」的虛實症候；另外講了五陰經氣所出現的特徵，並說明十五經脈的作用，綜上各點，可說這是一篇針刺經脈的重要文獻。

【原文】

雷公問于黃帝曰：禁（脈）〔服〕之言，凡刺之理，經脈為始，營其所行，（制）〔知〕其度量，內次五臟，外別六腑，願盡聞其道。黃帝曰：人始生，先成精，精成而腦髓生，骨為幹，脈為營，筋為綱，肉為牆，皮膚堅而毛髮長，穀入于胃，脈道以通，血氣乃行。雷公曰：願卒聞經脈之始生。黃帝曰：經脈者，所以能決死生，處百病，調虛實，不可不通。

【譯文】

雷公問黃帝：禁服篇說過，針刺的道理，首先是經脈，揣度它運行的終始，知道它的長短，向裡和五臟相聯繫，向外和六腑有分別，希望詳細地聽一下它的道理。黃帝說：人的最初生成，首先形成於精，由精發育而生腦髓，此後就逐漸形成人體，那骨骼像是牆的兩頭木柱，經脈像是營房彼此相連，筋像是繩索，肉像是牆壁，衛護骨脈筋肉的，有皮膚毛髮。五穀入於胃，化生精微，脈道藉著它貫通，血氣也就運行不息。雷公說：我希望聽到經脈最初發生的情況。黃帝說：經脈的作用，可以決斷死生，處理百病，察明虛實，作為指導臨床來說，不可不明白它。

【原文】

肺手太陰之脈，起于中焦，下絡大腸，還循胃口，上膈屬肺，從

肺系橫出腋下，下循臑內，行少陰心主之前，下肘中，循臂內上骨下廉，入寸口，上魚，循魚際，出大指之端；其支者，從腕後直出次指內廉，出其端。是動則病肺脹滿，膨膨而喘咳，缺盆中痛，甚則交兩手而瞀，此為臂厥。是主肺所生病者，咳，上氣喘渴，煩心胸滿，臑臂內前廉痛厥，掌中熱。氣盛有餘，則肩背痛，風寒，汗出中風，小便數而欠。氣虛則肩背痛寒，少氣不足以息，溺色變。為此諸病，盛則瀉之，虛則補之，熱則疾之，寒則留之，陷下則灸之，不盛不虛，以經取之。盛者寸口大三倍于人迎，虛者則寸口反小于人迎也。

【譯文】

　　肺手太陰的經脈，從中焦腹部起始，下繞大腸，返回循著胃的上口，上膈膜，屬於肺。再從氣管橫走而出腋下，沿著上膊內側，行在手少陰與手厥陰兩經的前面，下至肘內，沿著臂的內側和掌後高骨下緣，入寸口，沿著魚際，出拇指尖端；它的支脈，從手腕後，直出食指尖端內側，與手陽明大腸經相接。從本經脈氣所發生的病變，肺部感覺脹滿，氣不宣暢，喘咳，缺盆部位疼痛，厲害了，病人就會交叉兩手按著胸部，這是由於臂部經脈之氣上逆所致的。從本經所主之疾病來說，容易發生咳嗽上氣，喘促，心煩，胸滿，臑臂部的內側前緣作痛，厥冷，手掌心發燒。邪氣盛，肩背痛，小便頻數而尿量減少。如果正氣虛，也會感到肩背痛，怕冷，氣短，小便顏色發生變化。像這些病症，實症就用瀉法，虛症就用補法，熱症就用速刺，寒症就用留針，脈虛陷下的要用灸法，至於不實不虛的病症，就從本經取治。本經的實症，是寸口脈比人迎脈大三倍，本經的虛症，是寸口脈反小於人迎脈。

【原文】

　　大腸手陽明之脈，起于大指次指之端，循指上廉，出合谷兩骨之間，上入兩筋之中，循臂上廉，入肘外廉，上臑外前廉，上肩，出骨之前廉，上出于柱骨之會上，下入缺盆，絡肺，下膈，屬大腸；其

支者，從缺盆上頸，貫頰，入下齒中，還出挾口，交人中，左之右，右之左，上挾鼻孔。是動則病齒痛頸腫。是主津液所生病者，目黃口乾，鼽衄，喉痺，肩前臑痛，大指次指痛不用。氣有餘則當脈所過者熱腫，虛則寒慄不復。為此諸病，盛則瀉之，虛則補之，熱則疾之，寒則留之，陷下則灸之，不盛不虛，以經取之。盛者人迎大三倍于寸口，虛者人迎反小于寸口也。

【譯文】

大腸手陽明的經脈，起始於食指的尖端，沿食指上側，出合谷穴拇指、食指歧骨之間，上入腕上兩筋凹陷處，沿前臂上方，入肘外側，再沿上臂外側前緣，上肩，出肩端的前緣，上出於肩胛上，與諸陽經會合於大椎。向下入缺盆絡肺，下貫膈膜，會屬於大腸；它的支脈，從缺盆上走頸部，通過頰部，下入齒縫中，回轉過來繞至上唇，左右兩脈交會於人中，左脈向右，右脈向左，上行挾於鼻孔兩側，與足陽明胃經相接。從本經脈所發生的病變，是齒痛，頸部腫。本經是主津液所生的疾病，目黃、口乾，鼻流清涕或鼻出血，喉頭腫痛，肩前與上臂作痛，食指疼痛，動彈不靈活。本經經氣有餘的實症，當經脈所過處，就會發熱而腫；本經經氣不足的虛症，就會惡寒戰慄，不易回復溫暖。像這樣的病症，實症就用瀉法，虛症就用補法，熱症就用速刺，寒症就用留針，脈虛陷下的就用灸法，至於不實不虛的病症，就從本經取治。本經的實症，是人迎脈比寸口脈大三倍，本經的虛症，是人迎脈比寸口脈小。

【原文】

胃足陽明之脈，起于鼻之交頞中，旁納太陽之脈，下循鼻外，入上齒中，還出挾口環唇，下交承漿，卻循頤後下廉，出大迎，循頰車，上耳前，過客主人，循髮際，至額顱；其支者，從大迎前下人迎，循喉嚨，入缺盆，下膈，屬胃，絡脾；其直者，從缺盆下乳內廉，下挾臍，入氣街中；其支者，起于胃口，下循腹裡，下至氣街中

而丘，以下髀關中，抵伏兔，下膝臏中，下循脛外廉，下足跗，入中指內間；其支者，下廉三寸而別，下入中指外間；其支者，別跗上，入大指間，出其端。是動則病灑灑振寒，善（呻）〔伸〕數欠，顏黑，病至則惡人與火，聞木聲則惕然而驚，心欲動，獨閉戶塞牖而處，甚則欲上高而歌，棄衣而走，賁響腹脹，是為骭厥。是主血所生病者，狂瘧溫淫汗出，鼽衄，口喎唇胗，頸腫喉痺，大腹水腫，膝臏腫痛，循膺、乳、氣街、股、伏兔、骭外廉、足跗上皆痛，中指不用。氣盛則身以前皆熱，其有餘于胃，則消穀善飢，溺色黃。氣不足則身以前皆寒栗，胃中寒則脹滿。為此諸病，盛則瀉之，虛則補之，熱則疾之，寒則留之，陷下則灸之，不盛不虛，以經取之。盛者人迎大三倍于寸口，虛者人迎反小于寸口也。

【譯文】

　　胃足陽明的經脈，起於鼻孔兩旁的迎香穴，旁入足太陽的經脈，下沿鼻外側，入上齒縫中，回出來環繞口唇，下交於承漿穴處，再沿腮下後方，出大迎穴，沿頰車穴，上至耳前，通過客主人穴，沿髮際，至額顱部；它的支脈，從大迎穴的前面，向下至人迎穴，沿喉嚨入缺盆，下貫膈膜，會於胃腑，與脾臟聯繫；它另有一支直行經脈，從缺盆下至乳房的內側，再向下挾臍，入毛際兩旁氣街部；另一支脈，起胃下口，下循腹裡，至氣街前與直行的經脈相合，循髀關穴，至伏兔部，下至膝蓋，沿脛骨前外側，下至足背，入中趾內側；另一支脈，從膝下三寸處別行，下至足中趾外側；它另一支脈，從足背面，進入足大趾，直出大趾尖端，與足太陰脾經相接。從本經脈氣所發生的病變，就會感到冷得發抖，頻頻伸腰呵欠，額部色黑，病發時討厭見人和火光，聽到木器音就會害怕，心跳動，喜歡關閉門窗獨自居住。病劇時，就會登高而歌，脫衣而走，且有腹脹腸鳴的症狀，這是由於足脛部的經氣上逆所致的病。由於本經主血，所發生的病症，是發狂，瘧疾，溫熱過甚，汗出，鼻流清涕或出血，口唇生瘡，頸腫喉痺，臍以上的腹部腫脹，膝臏部腫痛，沿側胸乳部，氣街，大腿前

緣，伏兔，足脛外側，足背上都發痛，足中趾不能動彈。本經氣盛的實症，身前胸腹部發熱，胃熱，消化快，時感飢餓，小便色黃；本經氣不足的虛症，身前胸腹部都感覺寒冷，胃裡有寒，發生脹滿。像這些病症，實症就用瀉法，虛症就用補法，熱症就用速刺法，寒症就用留針，脈虛陷下的就用灸法，至於不實不虛的病症，就從本經取治。本經的實症，是人迎脈比寸口脈大三倍，本經的虛症，是人迎脈比寸口脈小。

【原文】

脾足太陰之脈，起于大指之端，循指內側白肉際，過核骨後，上內踝前廉，上踹內，循脛骨後，交出厥陰之前。上膝股內前廉，入腹屬脾絡胃，上膈，挾咽，連舌本，散舌下；其支者，復從胃，別上膈，注心中。是動則病舌本強，食則嘔，胃脘痛，腹脹善噫，得後與氣，則快然如衰，身體皆重。是主脾所生病者，舌本痛，體不能動搖，食不下，煩心，心下急痛，溏、瘕、洩、水閉，黃膽，不能臥，強立，股膝內腫厥，足大指不用。為此諸病，盛則瀉之，虛則補之，熱則疾之，寒則留之，陷下則灸之，不盛不虛，以經取之。盛者寸口大三倍于人迎，虛者寸口反小于人迎也。

【譯文】

脾足太陰的經脈，起於足大趾的尖端，沿著大趾的內側白肉處，經過核骨，上行至內踝前面，再上小腿肚，沿脛骨後方，與厥陰肝經交叉出於其前，上行膝股內側的前緣，入腹，屬脾，絡胃，上過膈膜，挾行咽喉部，連於舌根，並散布於舌下；它的支脈，又從胃腑分出，注入心中，與手少陰心經相接。從本經脈氣所生的病變，就會發生舌根強硬，食後就嘔吐，胃脘疼痛，腹內發脹，常常噯氣，解了大便，餘氣與糟粕都下來了，就覺得腹脹減輕了。但身體都感覺沉重。本經主脾臟所發生的病症，舌根痛，身體不能動搖，吃不下食物，心裡煩躁，心下痛得屬害，大便溏洩，痢疾，小便不通，黃膽，不能安

睡，勉強站起，就會沿著股膝內側發腫以致厥冷，足大趾不能動彈。像這些病症，實症就用瀉法，虛症就用補法，熱症就用速刺，寒症就用留針，脈虛陷下的就用灸法，至於不實不虛的病症，就從本經取治。本經的實症，寸口脈比人迎脈大三倍，本經的虛症，寸口脈比人迎脈小。

【原文】

　　心手少陰之脈，起于心中，出屬心系，下膈絡小腸；其支者，從心系上挾咽，繫目系，其直者，復從心系卻上肺，下出腋下，下循臑內後廉，行太陰心主之後，下肘內，循臂內後廉，抵掌後銳骨之端，入掌內後廉，循小指之內出其端。是動則病嗌乾心痛，渴而欲飲，是為臂厥。是主心所生病者，目黃脇痛，臑臂內後廉痛厥，掌中熱痛。為此諸病，盛則瀉之，虛則補之，熱則疾之，寒則留之，陷下則灸之，不盛不虛，以經取之。盛者寸口大再倍于人迎，虛者寸口反小于人迎也。

【譯文】

　　心手少陰的經脈，起於心臟裡，出屬於心的脈絡，下貫膈膜，聯絡小腸；它的支脈，從心系的脈絡上行，挾於咽喉，關聯到目珠連於腦的脈絡；它另有直行的經脈，又從心臟的脈絡上行於肺部，向下橫出腋下，再向下沿上臂內側的後緣，行於手太陰肺經和手厥陰心包絡經的後面，下行肘內，沿著前臂內側的後緣，到在掌後小指側高骨的尖端，入掌內後側，沿著小指的內側至指端。從本經脈氣所發生的病變，就會發生喉乾，心痛，口渴想喝水，這是由於臂內經脈之氣厥逆所致的。本經主心臟所發生的疾病，如目黃，脇痛，上臂和下臂內側後緣疼痛、厥冷，掌心發熱。像這些病症，實症就用瀉法，虛症就用補法，熱症就用速刺，寒症就用留針，脈虛陷下的就用灸法，至於不實不虛的病症，就從本經取治。本經的實症，寸口脈比人迎脈大兩倍，本經的虛症，寸口脈反比人迎脈小。

【原文】

　　小腸手太陽之脈，起于小指之端，循手外側上腕，出踝中，直上循臂骨下廉，出肘內側兩筋之間，上循臑外後廉，出肩解，繞肩胛，交肩上，入缺盆，絡心，循咽下膈，抵胃屬小腸；其支者，從缺盆循頸上 ，至目銳眥，卻入耳中；其支者，別頰上䪼抵鼻，至目內眥，斜絡于顴。是動則病嗌痛頷腫，不可以顧，肩似拔，臑似折。是主液所生病者，耳聾目黃頰腫，頸頷肩臑肘臂外後廉痛。為此諸病，盛則瀉之，虛則補之，熱則疾之，寒則留之，陷下則灸之，不盛不虛，以經取之。盛者人迎大再倍于寸口，虛者人迎反小于寸口也。

【譯文】

　　小腸手太陽的經脈，起於手小指的尖端，循行手外側，上入腕部，出小指側的高骨，直上沿臂骨下緣，出肘側兩骨之間，再上沿上臂外側後緣，出肩後骨縫，繞行肩胛部，交於肩上，入缺盆，聯絡心臟，再沿咽部下穿橫膈膜，至胃，再向下屬於小腸；它的支脈，從缺盆沿頭頸上抵頰部，至眼外角，回入耳中；另有支脈，從頰部上眼眶下，至鼻，再至眼內角。從本經氣所發生的病變，就會發生咽痛，頷部腫，不能回顧，肩痛得像被拉拽，臂痛得像折斷。本經主液體所發生的病，如耳聾，目黃，頰頷腫，沿頸、肩、肘、臂等部的外側後緣發痛。像這些病症，實症就用瀉法，虛症就用補法，熱症就要用速刺，寒症就用留針，脈虛陷的就用灸法，至於不實不虛的病症，就從本經取治。本經的實症，人迎脈比寸口脈大兩倍，本經的虛症，人迎脈比寸口脈小。

【原文】

　　膀胱足太陽之脈，起于目內眥，上額，交巔；其支者，從巔至耳上角；其直者，從巔入絡腦，還出別下項，循肩髆內，挾脊，抵腰中，入循膂，絡腎，屬膀胱；其支者，從腰中下挾脊，貫臀，入膕中；其支者，從髆內左右，別下，貫胛，挾脊內，過髀樞，循髀外，

從後廉，下合膕中，以下貫踹內，出外踝之後，循京骨，至小指外側。是動則病衝頭痛，目似脫，項如拔，脊痛，腰似折，髀不可以曲，膕如結，踹如裂，是為踝厥。是主筋所生病者，痔瘧狂癲疾，頭囟項痛，目黃，淚出，鼽衄，項背腰尻膕踹腳皆痛，小指不用。為此諸病，盛則瀉之，虛則補之，熱則疾之，寒則留之，陷下則灸之，不盛不虛，以經取之。盛者人迎大再倍于寸口，虛者人迎小于寸口也。

【譯文】

膀胱足太陽的經脈，起於眼內角，向上過額部，會於頭頂之上；它的支脈，從頭頂至耳上角；它的直行經脈，從頭頂入絡於腦，還出，另下行過項，沿肩髀內側，夾脊椎兩旁，直至腰部，沿脊肉深入，聯繫腎臟，會於膀胱；它另有支脈，從腰中，會於後陰，通過臀部，直入膝膕窩中；它又有支脈，從左右肩髀內側，另向下行，穿過脊肉，過脾樞部，沿大腿外側後緣，向下行合於膝彎內，又向下通過小腿肚，出外踝骨的後邊，沿著京骨，至小趾外側尖端，與足少陰腎經相接。從本經脈氣所發生的病變，就會苦於腦後眉骨間疼痛，眼珠像要脫出，頸項像被拉拽，脊部痛，腰像折斷了，大腿不能彎曲，膝膕部像拴著，小腿肚像裂開，這是本經脈氣從外踝部向上厥逆所致。本經主筋所生的病症，如痔瘡、瘧疾、狂病、癲病、頭、囟和頸項疼痛，目黃，流淚，鼻流清涕或鼻出血，項、背、腰、尻、膕（指膝蓋）、踹（即小腿肚）、腳等部都發生疼痛，足小趾也不能動彈。像這些病症，實症就用瀉法，虛症就用補法，熱症要用速刺法，寒症要用留針法，脈虛陷的就用灸法，至於不實不虛的病症，就從本經取治。本經的實症，人迎脈比寸口脈大兩倍，本經的虛症，人迎脈比寸口脈小。

【原文】

腎足少陰之脈，起于小指之下，邪走足心，出于然（谷）〔骨〕之下，循內踝之後，別入跟中，以上踹內，出膕內廉，上股內後廉，

貫脊，屬腎，絡膀胱；其直者，從腎上貫肝膈，入肺中，循喉嚨，挾舌本；其支者，從肺出絡心，注胸中。是動則病飢不欲食，面如漆柴，咳唾則有血，喝喝而喘，坐而欲起，目䀮䀮如無所見，心如懸若飢狀，氣不足則善恐，心惕惕如人將捕之，是為骨厥。是主腎所生病者，口熱舌乾，咽腫上氣，嗌乾及痛，煩心心痛，黃膽，腸澼，脊股內後廉痛，痿厥嗜臥，足下熱而痛。為此諸病，盛則瀉之，虛則補之，熱則疾之，寒則留之，陷下則灸之，不盛不虛，以經取之。灸則強食生肉，緩帶，披髮，大杖，重履而步。盛者寸口大再倍于人迎，虛者寸口反小于人迎也。

【譯文】

　　腎足少陰的經脈，起於足小趾之下，斜向足掌心，出於然骨之下，沿著內踝骨的後方，另入足跟，上小腿肚內側，出膕內側，上行股部內側後緣，穿過腎臟，與膀胱聯繫；其直行的經脈，從腎臟向上經過肝和橫膈膜，進入肺臟，沿著喉嚨，歸結於舌根；它的支脈，從肺聯繫心臟，注於胸中，與手厥陰心包絡經相接。從本經脈氣所發生的病變，是雖然覺著餓而不願吃，面容毫無光華。咳唾就帶血，喘得都出了聲，煩躁不安，坐下就想起來，又像有飢餓感，這都是由於骨間經脈之氣厥逆所致的。本經主腎臟所發生的病症，口熱，舌乾，咽腫，氣向上逆，喉嚨乾燥作痛，心煩，心痛，黃膽，下痢，脊股內側後面疼痛，足部無力，厥冷，嗜睡，足心發熱而痛。像這些病症，實症就用瀉法，虛症就用補法，熱症就用速刺，寒症就可留針，至於不實不虛的病症，就從本經取治。如果使用灸法，就該勉強吃生肉，鬆緩衣帶，放開頭髮，扶著大杖，穿著重履，緩步而走，這是古代治療腎病的五個作法。凡本經的實症，寸口脈比人迎脈大兩倍，本經的虛症，寸口脈比人迎脈小。

【原文】

　　心主手厥陰心包絡之脈，起于胸中，出屬心包絡，下膈，歷絡三

焦，其支者，循胸出脇，下腋三寸，上抵腋，下循臑內，行太陰少陰之間，入肘中，下臂，行兩筋之間，入掌中，循中指出其端；其支者，別掌中，循小指次指出其端。是動則病手心熱，臂肘攣急，腋腫，甚則胸脇支滿，心中憺憺大動，面赤目黃，喜笑不休。是主脈所生病者，煩心心痛，掌中熱。為此諸病，盛則瀉之，虛則補之，熱則疾之，寒則留之，陷下則灸之，不盛不虛，以經取之。盛者寸口大一倍于人迎，虛者寸口反小于人迎也。

【譯文】

　　心主手厥陰的經脈，起於胸中，出屬於心包絡，下穿膈膜，全面地和三焦聯繫；它的支脈，循行胸中，橫出脇下，當腋縫下三寸處，又向上行至腋部，沿著上臂內側，行於手太陰肺經與手少陰心經的中間，入肘中，下循臂，行掌後兩筋之間，循中指，至指端；它另有支脈，從掌內分出，沿無名指直達指端，與手少陽三焦經相接。從本經脈氣所發生的病變，是手心熱，肘部拘攣，腋下腫脹，甚則胸脇滿悶，心裡搖動不安，面赤，目黃。本經是心主脈所生的病症，如心中煩躁，心痛，掌心發熱。像這些病症，實症就用瀉法，虛症就用補法，熱症就用速刺，寒症就可留針，脈氣陷下的就用灸法，至於不實不虛的病症，就從本經取治。本經的實症，寸口脈比人迎脈大一倍，本經的虛症，寸口脈比人迎脈小。

【原文】

　　三焦手少陽之脈，起于小指次指之端，上出兩指之間，循手表腕，出臂外兩骨之間，上貫肘，循臑外，上肩，而交出足少陽之後，入缺盆，布膻中，散落心包，下膈，循屬三焦；其支者，從膻中上出缺盆，上項（項，即頸的後部，指脖子），繫耳後直上，出耳上角，以屈下頰至䪼；其支者，從耳後入耳中，出走耳前，過客主人前，交頰，至目銳眥。是動則病耳聾渾渾焞焞，嗌腫喉痺。是主氣所生病者，汗出，目銳眥痛，頰痛，耳後肩臑肘臂外皆痛，小指次指不用。

為此諸病，盛則瀉之，虛則補之，熱則疾之，寒則留之，陷下則灸之，不盛不虛，以經取之。盛者人迎大一倍于寸口，虛者人迎反小于寸口也。

【譯文】

　　三焦手少陽的經脈，起於無名指的尖端，上出次指之間，沿著手背，出前臂外側兩骨的中間，向上穿過肘，沿上臂外側，上肩，而交出於足少陽膽經之後，入缺盆，分布於膻中，散布絡於心包，下過膈膜，依次會屬於上中下三焦；它的支脈，從膻中上出缺盆，上頸項，夾耳後，直上出耳上角，由此屈而下行額部，至眼眶下；它另有支脈，從耳後進入耳中，再出走耳前，通過客主人穴的前方，與前支脈會於頰部，而至眼外角，與足少陽膽經相接。從本經脈氣所發生的病變，是耳聾，聽不清楚。咽腫，喉嚨閉塞不通。本經主氣所生的病症，如汗出，眼外角痛，頰痛，耳後、肩、臑、肘、臂的外緣等處都發生疼痛，無名指不能運用。像這些病症，實症就用瀉法，虛症就用補法，熱症就用速刺，寒症就可留針，脈虛陷下的就用灸法，至於不實不虛的病症，就從本經取治。本經的實症，是人迎脈比寸口脈大一倍，本經的虛症，人迎脈比寸口脈小。

【原文】

　　膽足少陽之脈，起于目銳眥，上抵頭角，下耳後循頸行手少陽之前，至肩上，卻交出手少陽之後，入缺盆；其支者，從耳後入耳中，出走耳前，至目銳眥後；其支者，別銳眥，下大迎，合于手少陽，抵于頄，下加頰車，下頸合缺盆以下胸中，貫膈絡肝屬膽，循脇裡，出氣街，繞毛際，橫入髀厭中；其直者，從缺盆下腋，循胸過季脇，下合髀厭中，以下循髀陽，出膝外廉，下外輔骨入前，直下抵絕骨之端，下出外踝之前，循足跗上，入小指次指之間；其支者，別跗上，入大指之間，循大指歧骨內出其端，還貫爪甲，出三毛。是動則病口苦，善太息，心脇痛不能轉側，甚則面微有塵，體無膏澤，足外反

熱，是為陽厥。是主骨所生病者，頭痛，頷痛，目銳眥痛，缺盆中腫痛，腋下腫，馬刀俠癭，汗出振寒，瘧，胸脇肋髀膝外至脛絕骨外踝前及諸節皆痛，小指次指不用。為此諸病，盛則瀉之，虛則補之，熱則疾之，寒則留之，陷下則灸之，不盛不虛，以經取之。盛者人迎大一倍于寸口，虛者人迎反小于寸口也。

【譯文】

膽足少陽的經脈，起於眼外角，上至額角，向下繞到耳後，沿著頸部，行於手少陽三焦經的前面，至肩上，又交叉到手少陽三焦經的後面，而進入缺盆；它的支脈，另從眼外角，下行至大迎穴附近，與手少陽三焦經相合，至眼眶下，向頰車，下頸，與前入缺盆的支脈相合，然後下行胸中，貫膈，絡肝，屬膽，沿著脇裡，出少腹兩側的氣街，繞過陰毛際，橫入環跳部；它的直行經脈，從缺盆下走腋，沿胸部過季脇，與前支脈合於跳部，再下沿髀部外側，出陽陵泉，下行於腓骨之前，直下抵陽輔穴，下出外踝之前，沿著足背，出足小趾與第四趾之間；它的另一支脈，由足背走向足大趾間，沿著大趾的骨縫，到它的尖端，又反回穿入爪甲，出三毛與足厥陰肝經相接。從本經脈氣所發生的病變，就是感到口苦，常常嘆氣，心脇作痛，身體不能轉動，甚至於面有灰塵之色，全身的肌膚失去了潤澤，足外側反覺得發熱，這是少陽厥逆之氣所致的。本經主骨所生的病症，是頭痛，頷痛，眼外角痛，缺盆中腫痛，腋下腫，馬刀俠癭，汗出，寒戰，瘧疾，胸、脇、肋、髀、膝以至脛骨、絕骨、外踝前及諸關節皆痛，足的第四趾不能運用。像這些病症，實症就用瀉法，虛症就用補法，熱症就用速刺，寒症就可留針，脈虛陷下的就用灸法，至於不實不虛的病症，就從本經取治。本經的實症，是人迎脈比寸口脈大一倍，本經的虛症，是人迎脈反比寸口脈小。

【原文】

肝足厥陰之脈，起于大指叢毛之際，上循足跗上廉，去內踝一

寸，上踝八寸，交出太陰之後，上膕內廉，循股陰，入毛中，（過）〔環〕陰器，抵小腹，挾胃屬肝絡膽，上貫膈，布脇肋，循喉嚨之後，上入頏顙，連目系，上出額，與督脈會于巔；其支者，從目系下頰裡，環唇內；其支者，復從肝別貫膈，上注肺。是動則病腰痛不可俯仰，丈夫㿗疝，婦人少腹腫，甚則嗌乾，面塵脫色。是肝所生病者，胸滿嘔逆飱洩，狐疝遺溺閉癃。為此諸病，盛則瀉之，虛則補之，熱則疾之，寒則留之，陷下則灸之，不盛不虛，以經取之。盛者寸口大一倍于人迎，虛者寸口反小于人迎也。

【譯文】

　　肝足厥陰的經脈，起於足大趾叢毛上的大敦穴，沿著足背上側，至內踝前一寸處，向上至踝骨上八寸處，交叉於足太陰脾經的後方，上膕內緣，沿陰股，入陰毛中，環繞陰器一周，至小腹，夾行於胃的兩旁，屬肝，絡膽，上通膈膜，散布於脇腋部，沿喉嚨的後側，入喉嚨的上孔，聯繫眼球深處的脈絡，與督脈會合於巔頂的百會；它的支脈，從眼球深處脈絡，向下行於頰部內側，環繞口唇之內；它另有一支脈，又從肝臟通過膈膜，上注於肺臟與手太陰肺經相接。從本經脈氣所發生的病變，為腰痛，不能前後俯仰，男子患陰囊腫大，婦女患少腹部腫脹。甚至於喉乾，面部沒有光澤。本經主肝臟所發生的病症，如胸滿、嘔逆、飱洩、狐疝、遺尿、小便不通。像這些病症，實症就用瀉法，虛症就用補法，熱症就用速刺，寒症就用留針，至於不實不虛的病症，就從本經取治。本經的實症，寸口脈比人迎大一倍，本經的虛症，寸口脈反比人迎小。

【原文】

　　手太陰氣絕則皮毛焦，太陰者行氣溫于皮毛者也，故氣不榮則皮毛焦，皮毛焦則津液去皮節，津液去皮節者，則爪枯毛折，毛折者則毛先死，丙篤丁死，火勝金也。

【譯文】

　　手太陰肺經的脈氣衰竭，皮毛就會焦枯。手太陰肺，是能夠行氣柔和皮毛的。假如氣不暢調，就會使皮毛乾枯；皮毛乾枯，就是津液耗損的表現，津液耗損就會傷害了肌表，肌表受了傷害就會使皮乾毛脫，毫毛脫落那是肺經脈氣先死的徵象。這種病症，逢丙日危重，逢丁日死亡，這是由於肺在五行屬金，丙丁屬火，火能勝金的緣故。

【原文】

　　手少陰氣絕則脈不通，脈不通則血不流；血不流，則毛色不澤，故其面黑如漆柴者，血先死，壬篤癸死，水勝火也。

【譯文】

　　手少陰心經的脈氣衰竭，脈道運行就不通暢，脈道運行不通暢，血液就不周流，血不周流，面色就無光澤，面色無光澤，便是血已先死的徵象，這種病症，逢壬日危重，逢癸日死亡，這是由於心在五行屬火，壬癸屬水，水能勝火的緣故。

【原文】

　　足太陰氣絕者，則脈不榮肌肉，唇舌者肌肉之本也，脈不榮則肌肉軟；肌肉軟則舌萎人中滿；人中滿則唇反，唇反者肉先死，甲篤乙死，木勝土也。

【譯文】

　　足太陰脾經的脈氣衰竭，那經脈就不能滋養肌肉。唇舌是肌肉的根本，經脈不能滋養肌肉，肌肉就不滑潤，肌肉不滑潤了，就會出現人中部腫滿，人中部腫滿則口唇外翻，口唇外翻是肌肉先死的徵象。這種病症，逢甲日危重，逢乙日死亡，這是由於脾在五行屬土，甲乙屬木，木能勝土的緣故。

【原文】

足少陰氣絕則骨枯，少陰者冬脈也，伏行而濡骨髓者也，故骨不濡則肉不能著也，骨肉不相親則肉軟卻，肉軟卻故齒長而垢，髮無澤，髮無澤者骨先死，戊篤己死，土勝水也。

【譯文】

足少陰腎經的脈氣衰竭，就會骨枯。因為足少陰是腎脈，它是深伏運行而具有和髓澤骨的作用，如骨髓得不到腎氣的濡養，那肌肉也就不能與骨貼附了；骨肉既不能一起相近，肌肉就會軟縮，肌肉軟縮，牙齒像長了而多垢污，頭髮也沒有光澤；頭髮沒有光澤，便是骨已先死的徵象，這種病症，逢戊日危重，逢己日死亡，這是由於腎在五行屬水，戊己屬土，土能勝水的緣故。

【原文】

足厥陰氣絕則筋絕，厥陰者肝脈也，肝者筋之合也，筋者聚于陰氣，而脈絡于唇本也，故脈弗榮則筋急，筋急則引舌與卵，故唇青舌卷卵縮則筋先死，庚篤辛死，金勝木也。

【譯文】

足厥陰肝經的脈氣衰竭，就會使筋的活力斷絕。因為足厥陰經，是屬於肝臟的脈，肝臟外合於筋，它和各經的經筋，聚合在陰器，向上聯繫到舌本。如果肝臟不能養筋，就會出現筋縮攣急；筋縮攣急，就會牽引舌卷與睪丸上縮。所以舌卷與睪丸上縮，便是筋已先死的徵象。這種病症，逢庚日危重，逢辛日死亡，這是由於肝在五行屬木，庚辛屬金，金能勝木的緣故。

【原文】

五陰氣俱絕，則目系轉，轉則目運，目運者為志先死，志先死則遠一日半死矣。

【譯文】

　　五臟陰經脈氣都衰竭了，就會目系轉動，目系轉動便覺得眼暈；眼暈便是五志先死的危象，五志既然失掉了，那麼一天半左右，必然會死亡了。

【原文】

　　六陽氣絕，則陰與陽相離，離則腠理發洩，絕汗乃出，故旦占夕死，夕占旦死。

【譯文】

　　六腑陽經的脈氣都衰竭了，就會陰陽兩相分離，陰陽分離，則腠理不固，精氣外洩，絕汗就必然流出，早上發現這樣危象，可以斷定當夜必死，在夜間發現這樣危象，可以斷定明天早上必死。

【原文】

　　經脈十二者，伏行分肉之前，深而不見；其常見者，足太陰過于外踝之上，無所隱故也。諸脈之浮而常見者，皆絡脈也。六經絡手陽明少陽之大絡，起于五指間，上合肘中。飲酒者，衛氣先行皮膚，先充絡脈，絡脈先盛，故衛氣已平，營氣乃滿，而經脈大盛。脈之卒然動者，皆邪氣居之，留于本末；不動則熱，不堅則陷且空，不與眾同，是以知其何脈之動也。

【譯文】

　　十二經脈，隱伏在體內而行於分肉之間，其深不能看到，那經常可以見到的，只是足太陰脾經在經過內踝之上的時候，是由於無所隱蔽的緣故。諸脈在淺表而經常可見到的，都是絡脈。在手足六經絡脈中，手陽明大腸經、手少陽三焦經的大絡，分別起於手五指之間，上合於肘中。飲酒的人，它的酒氣隨著衛氣行於皮膚，充溢絡脈，首先使絡脈滿盛。就會使衛氣均平，營氣滿盛，那經脈也就很充盛了。人

的經脈突然充盛，這都是邪氣侵襲於內，留在經脈本末裡，聚而不動，可以化熱。如浮絡不現堅實，就是病邪深入，經氣虛空，不與一般相同，所以知道那是哪條經脈發病了。

【原文】

雷公曰：何以知經脈之與絡脈異也？黃帝曰：經脈者常不可見也，其虛實也以氣口知之，脈之見者皆絡脈也。雷公曰：細子無以明其然也。黃帝曰：諸絡脈皆不能經大節之間，必行絕道而出，入復合于皮中，其會皆見于外。故諸刺絡脈者，必刺其結上，甚血者雖無結，急取之，以瀉其邪而出其血，留之發為痹也。凡診絡脈，脈色青則寒且痛，赤則有熱。胃中寒，手魚之絡多青矣；胃中有熱，魚際絡赤，其暴黑者，留久痹也；其有赤有黑有青者，寒熱氣也；其青短者，少氣也。凡刺寒熱者皆多血絡，必間日而一取之，血盡而止，乃調其虛實；其小而短者少氣，甚者瀉之則悶，悶甚則仆，不得言，悶則急坐之也。

【譯文】

雷公說：怎樣能夠知道經脈它和絡脈的不同呢？黃帝說：經脈在平常是看不到的，它的虛實情況，可以從氣口切脈部位來測知。那顯露在外可見到的脈，都是絡脈。雷公說：我不明白它的這種區別？黃帝說：所有絡脈，都不能經過大關節之間，而行於經脈所不到之處，出入流注，再結合皮部的浮絡，共同會合而顯現在外面。所以針刺所有絡脈的病變，必須刺中它的聚結的地方。病重的，雖然沒有瘀血聚結，也應該急刺，以瀉去它的病邪，而放出瘀血，如果把瘀血留在裡面，就能成為痹症。凡是察看絡脈的病變，脈現青色，是寒邪凝滯並有疼痛現象；脈現赤色，是有熱的現象。胃裡有寒，在手魚部的絡脈多現青色；胃裡有熱，在魚際的絡脈會出現赤色，那魚際絡脈出現黑色，就是日久不癒的痹病。如兼有赤、黑、青三色出現的，這是寒熱錯雜的病變。如青色而短，是屬於氣弱的徵象。凡是針刺胃裡或寒或

熱的病變，都是多刺血絡，必須間日一刺，把瘀血瀉完就止針，然後應該察明病症的虛實，如脈現青色而短，那是氣衰的病人，過用瀉法，就會使病人感到心裡煩亂，煩亂極了，就會跌倒，不能說話。對於這種發生煩亂的病人，應趕快扶他坐下，以免跌倒。

【原文】

手太陰之別，名曰列缺，起于腕上分間，並太陰之經直入掌中，散入于魚際。其病實則手銳掌熱，虛則欠𠸄，小便遺數，取之去腕（半）寸〔半〕，別走陽明也。

【譯文】

手太陰肺經的別出絡脈，名叫列缺。起於腕上分肉之間，與手太陰的經脈並行，直入手掌內側，散布於魚際處，如本絡脈發生病變，屬實的，就會在腕上的銳骨部和手掌發熱；屬虛的就出現張口呵欠，小便不禁或頻數。治療這些病症，取腕後一寸半的列缺穴，本絡由此別走手陽明大腸經。

【原文】

手少陰之別，名曰通里，去腕一寸（半），別而上行，循經入于（心）〔咽〕中，繫舌本，屬目系。其實則支膈，虛則不能言，取之（掌）〔腕〕後一寸，別走太陽也。

【譯文】

手少陰心經的別出絡脈，名叫通里。從腕上一寸處，別出上行，循著本經經脈入於咽中，繫於舌根，屬於目系。如本絡脈發生病變，屬實的，就會使胸膈間支撐不舒；屬虛的，就會不能說話。治療這些病症，取腕後一寸的通里穴，本絡由此別走手太陽小腸經。

【原文】

手心主之別,名曰內關,去腕二寸,出于兩筋之間,循經以上,繫于心包絡,心系實則心痛,虛則為頭強,取之兩筋間也。

【譯文】

手厥陰心包絡經的別出絡脈,名叫內關,在腕上二寸處,別出於兩筋的中間,循著本經經脈上行,連繫於心包絡。如發生了病變,屬於心系的實症,就會心痛;屬於虛症,就會心煩,可取腕上二寸兩筋之間的內關穴以治療這些病症。

【原文】

手太陽之別,名曰支正,上腕五寸,內注少陰;其別者,上走肘,絡肩髃(音抵,指背部)。實則節弛肘廢,虛則生,小者如指痂疥,取之所別也。

【譯文】

手太陽小腸經的別出絡脈,名叫支正。它起於腕上五寸,向內注於手少陰心經;其別出,上走肘部,再上行絡於肩髃。如本絡脈發病,屬於實的,就會筋力鬆緩,肘部拘攣;屬於虛的,就會發現贅疣,小的就像指間痂疥那樣。治療這些病症,可取本經別出的絡穴支正。

【原文】

手陽明之別,名曰偏歷,去腕三寸,別入太陰;其別者,上循臂,乘肩,上曲頰偏齒;其別者,入耳,合于宗脈。實則齲聾,虛則齒寒痺隔,取之所別也。

【譯文】

手陽明大腸經的別出絡脈,名叫偏歷。在腕上三寸處,別走而入

於手太陰經絡；它的別出之脈，上行於臂，乘肩，上曲頰，偏絡於齒根；它另有別出之脈，入耳中，與手太陽、手少陽、足少陽、足陽明四脈會合。如本絡脈發生病變，屬實的，是齲齒、是耳聾；屬虛的，是牙齒發冷，膈間閉塞。治療這些病症，可取本經別出的絡穴偏厲。

【原文】

手少陽之別，名曰外關，去腕二寸，外繞臂，注胸中，合心主。病實則肘攣，虛則不收，取之所別也。

【譯文】

手少陽三焦經的別出絡脈，名叫外關。在腕上二寸外，向外繞行於臂部，注入胸中，與心包絡經相合。如本絡脈發生病變，屬實的，就會肘關節拘攣；屬虛的，就會肘關節弛緩不收。治療這些病症，可取本經別出的絡穴外關。

【原文】

足太陽之別，名曰飛陽，去踝七寸，別走少陰。實則（鼽）〔鼻〕窒頭背痛，虛則鼽衄（音球逆），取之所別也。

【譯文】

足太陽膀胱經的別出絡脈，名叫飛揚。在外踝上七寸，別走足少陰腎經的經絡。如本絡脈發生病變，屬實的，是鼻塞不通，頭背部疼痛；屬虛的，是鼻流清涕或鼻出血。治療這些病症，可取本經別出的絡穴飛揚。

【原文】

足少陽之別，名曰光明，去踝五寸，別走厥陰，下絡足跗。實則厥，虛則痿躄，坐不能起，取之所別也。

【譯文】

足少陽膽經的別出絡脈，名叫光明。在外踝上五寸，別走足厥陰肝經的經絡，並經下行繞絡於足背之上。如本絡脈發生病變，屬實的，就會發生厥逆；屬虛的，就會難以行走，坐不能起。治療這些病症，可取本經別出的絡穴光明。

【原文】

足陽明之別，名曰豐隆，去踝八寸，別走太陰；其別者，循脛骨外廉，上絡頭頂，合諸經之氣，下絡喉嗌。其病氣逆則喉痹瘁瘖，實則狂巔，虛則足不收，脛枯，取之所別也。

【譯文】

足陽明胃經的別出絡脈，名曰豐隆。在外踝上八寸處，別走足太陰脾經的經絡；它的別出之脈，沿著脛骨的外緣，上行絡於頭部，與該處其他諸經經氣會合，向下行絡於喉咽。如本絡脈發生病變，氣向上逆，就會出現喉中腫閉，突然失音不語。屬實的就會癲狂；屬虛的，就會足緩不收，脛骨的肌肉枯萎。治療這些病症，可取本經別出的絡穴豐隆。

【原文】

足太陰之別，名曰公孫，去本節之後一寸，別走陽明；其別者，入絡腸胃。厥氣上逆則霍亂，實則腸中切痛，虛則鼓脹，取之所別也。

【譯文】

足太陰脾經的別出絡脈，名叫公孫。在足大趾本節後的一寸處，別走足陽明胃經的經絡；它的別行之脈，上行入腹絡於腸胃。如本絡脈發生病變，厥氣上逆至於腸胃，必然出現霍亂症。屬實的就會腹中痛如刀切；屬虛的，就會腹脹如鼓。治療這些病症，可取本經別出的

絡穴公孫。

【原文】

　　足少陰之別，名曰大鍾，當踝後繞根，別走太陽；其別者，並經上走于心包，下外貫腰脊。其病氣逆則煩悶，實則閉癃，虛則腰痛，取之所別者也。

【譯文】

　　足少陰腎經的別出絡脈，名叫大鍾。在足內踝後繞足根，別走足太陽膀胱經的經絡；它的另支別絡，與足少陰腎經並行，走上於心包之下，貫通腰脊。如本絡脈發生病變，就出現氣逆煩悶，屬實的，就會小便不通；屬虛的，就會腰痛。治療這些病症，可取本經別出的絡穴大鍾。

【原文】

　　足厥陰之別，名曰蠡溝，去內踝五寸，別走少陽；其別者，徑脛，上睪，結于莖。其病氣逆則睪腫卒疝，實則挺長，虛則暴癢，取之所別也。

【譯文】

　　足厥陰肝經的別出絡脈，名叫蠡溝。在內踝上五寸處，別走足少陽膽經的經絡；它的別行之脈，沿著足厥陰經上至睪丸，歸於陰莖。如本絡脈發生病變，由於氣逆的原因，就會突然疝氣暴痛，屬實的，陰莖勃起；屬虛的，則陰部暴癢。治療這些病症，可取本經別出的絡穴蠡溝。

【原文】

　　任脈之別，名曰尾翳，下鳩尾，散于腹。實則腹皮痛，虛則癢搔，取之所別也。

【譯文】

任脈的別出絡脈，名叫尾翳，由此別出下行，散於腹部。如果本絡脈發生病變，屬實的是腹皮痛，屬虛的是谷道搔癢。治療這些病症，可取本經別出的絡穴尾翳。

【原文】

督脈之別，名曰長強，挾膂上項，散頭上，下當肩胛左右，別走太陽，入貫膂。實則脊強，虛則頭重。（高搖之，挾脊之有過者）取之所別也。

【譯文】

督脈的別出絡脈，名叫長強。挾脊上行至項，散於頭上，又向下行於肩胛部的左右，別走足太陽膀胱經的經絡，深入貫穿在脊柱的兩旁。如果本絡脈發生病變，屬實的，是脊柱強直，屬虛的，是頭部沉重。治療這些病症，可取本經別出的絡穴長強。

【原文】

脾之大絡，名曰大包，出淵腋下三寸，布胸脇。實則身盡痛，虛則百節盡皆縱，此脈若羅絡之血者，皆取之脾之大絡脈也。

【譯文】

脾臟的大絡，名叫大包。在淵腋下三寸，散布於胸脇。如本絡脈發生病變，屬實的，就會周身都覺得疼痛；屬虛的，就會全身關節緩縱無力，這支絡脈能包羅各絡脈之血。治療這些病症，可取本經別出的絡穴大包。

【原文】

凡此十五絡者，實則必見，虛則必下，視之不見，求之上下，人經不同。絡脈異所別也。

【譯文】

以上十五絡脈，邪氣實則血滿脈中而明顯可見，正氣虛則脈絡陷下而不易看見。這就應該在絡脈的上下諸穴去尋求，由於每個人的經脈不同，絡脈也一定有所差異。

經別第十一

提示：本篇主要介紹十二經脈別出的支脈，也就是所謂經別，它的循行路線，由四肢深入內臟，而後出於頭頸。其出入離合，和經脈同樣在人身上起著重要作用。五臟六腑能與天道相應，不獨是指經脈而言，同時也反映了經別的特點。

【原文】

黃帝問于岐伯曰：余聞人之合于天（道）〔地〕也，內有五臟，以應五音五色五時五味五位也；外有六腑，以應六律，六律建陰陽諸經而合之十二月、十二辰、十二節、十二經水、十二時、十二經脈者，此五臟六腑之所以應天道。夫十二經脈者，人之所以生，病之所以成，人之所以治，病之所以起，學之所始，工之所止也，粗之所易，上之所難也。請問其離合出入奈何？岐伯稽首再拜曰：明乎哉問也！此粗之所過，上之所息也，請卒言之。

【譯文】

黃帝問岐伯：我聽說人身合於自然界的現象，內有屬陰的五臟分別相應著五音、五色、五時、五味、五方；外有屬陽的六腑以應六律，六律的建立是屬於陽的。那各條經脈是配合了十二月、十二辰、十二節、十二經水、十二時、十二經脈。這就是五臟六腑所以適應自然界現象的概況。十二經脈在人體裡是氣血運行的通路，對人所以生存，疾病所以形成，人所以平康，疾病所以痊癒，都有密切的關係。

那初學開始時一定要學習經脈理論，就是高明醫生也要留心經脈；庸俗醫生認為經脈容易學懂，而高明醫生卻認為難以學精。請問一下，經脈在人體內的離合出入是怎樣呢？岐伯很恭敬地行禮說：問得很高明，這經脈問題是粗率醫生所忽略過去的，而高明醫生卻盡心研究的，讓我詳盡地說一下吧。

【原文】

足太陽之正，別入于膕中，其一道下尻五寸，別入于肛，屬于膀胱，散之腎，循膂當心入散；直者，從膂上出于項，復屬于太陽，此為一經也。足少陰之正，至膕中，別走太陽而合，上至腎，當十四椎，出屬帶脈；直者，繫舌本，復出于項，合于太陽，此為一合。成以諸陰之別，皆為正也。

【譯文】

足太陽膀胱經別行的正經，起始別入於膕窩中，另一道至尻下五寸處，別行入於肛門，內行腹中，屬於膀胱本腑，再散至腎臟，沿脊內上行，當心部而分散；其直行的，從脊上出於項部，再入屬於足太陽本經經脈，這就是足太陽本經之外別行的一經。足少陰腎經別行的正經，開始到膝部膕窩中，別行與足太陽經相會合，上行至腎臟，當十四椎處，外出屬於帶脈；其直行的經脈，繫於舌根，復出於項部，與足太陽膀胱經相合，這就是足太陽與足少陰表裡相配的第一合。

【原文】

足少陽之正，繞髀入毛際，合于厥陰；別者，入季脇之間，循胸裡屬膽，散之上肝，貫心，以上挾咽，出頤頷中，散于面，繫目系，合少陽于外眥也。足厥陰之正，別跗上，上至毛際，合于少陽，與別俱行，此為二合也。

【譯文】

足少陽膽經別行的正經，繞大腿入於陰毛中，與足厥陰肝經相合。其別行者，入於季肋之間，沿著胸裡，入屬於本經的膽腑，散行至肝臟，通過心部，上挾於咽喉，出於腮部與下巴頷的中間，散布於面部，繫於目系，與足少陽膽經會合於眼外角處。足厥陰肝經別行的正經，從足背上別行，上行至陰毛中，與足少陽膽經相合，之所以與膽經別行的正經偕行，這就是足少陽與足厥陰表裡相配第二合。

【原文】

足陽明之正，上至髀，入于腹裡，屬胃，散之脾，上通于心，上循咽出于口，上頞頔，還繫目系，合于陽明也。足太陰之正，上至髀，合于陽明，與別俱行，上結于咽，貫舌中，此為三合也。

【譯文】

足陽明胃經別行的正經，上行至髀部，進入腹裡，入屬於胃腑，散行至脾臟，上通於心，沿咽喉，出於口部，上行鼻準鼻梁，還繞目系，合於足陽明胃經脈。足太陰別行的正經，亦上行至髀部，合於足陽明胃經，和胃經的別行正經向上偕行，上絡於咽喉部，通舌本，這就是足陽明和足太陰表裡相配合的第三合。

【原文】

手太陽之正，指地，別于肩解，入腋走心，繫小腸也。手少陰之正，別入于淵腋兩筋之間，屬于心，上走喉嚨，出于面，合目內眥，此為四合也。

【譯文】

手太陽小腸經別行的正經，是自上而下的，從肩後關節別行，入於腋下，走入心臟，繫於小腸本腑。手少陰心經別行的正經，別入於腋下淵腋穴兩筋之間，屬於心主，上走喉嚨，出於面部，與手太陽經

的一條支脈會合於內眼角，這就是手太陽和手少陰表裡相配的第四合。

【原文】

手少陽之正，指天，別于巔，入缺盆，下走三焦，散于胸中也。手心主之正，別下淵腋三寸，入胸中，別屬三焦，出循喉嚨，出耳後，合少陽完骨之下，此為五合也。

【譯文】

手少陽三焦經別行的正經，是自上而下的，從巔部開始，而別下入於缺盆，向下走入三焦本腑，散行於胸中。手厥陰心包絡經別行的正經，別行於腋下三寸，入於胸中，別走屬於三焦，上沿喉嚨，出於耳後，與手少陽三焦經會合於完骨之下。這就是手少陽和手厥陰表裡相配的第五合。

【原文】

手陽明之正，從手循膺乳，別于肩髃，入柱骨下，走大腸，屬于肺，上循喉嚨，出缺盆，合于陽明也。手太陰之正，別入淵腋少陰之前，入走肺，散之太陽，上出缺盆，循喉嚨，復合陽明，此六合也。

【譯文】

手陽明大腸經別行的正經，從手上行沿側胸乳部之間，別行出於肩髃穴處，入於柱骨，復向下走至於大腸本腑。上屬於肺臟，再向上沿喉嚨，入缺盆，與手陽明經脈相合。手太陰肺經別行的正經，別入於淵腋穴手少陰經的前方，入走肺臟，散行至於大腸，上行出缺盆，沿喉嚨，再與手陽明大腸經相合。這就是手陽明與手太陰表裡相配的第六合。

經水第十二

提示：本篇以經水名篇，是說人體十二經脈的營周不休，就像十二經水的川流不息；十二經水有大小、深淺、廣狹、遠近的不同，而十二經脈的循行部位，也有深淺、長短、氣血多少的差別，因此在施行針灸時，必須注意「經脈之大小，膚之厚薄，肉之堅脆，刺之深淺，灸之壯數」等等情況，「取其中度」，這是應該經常揣摩而切實掌握的。

【原文】

黃帝問于岐伯曰：經脈十二者，外合于十二經水，而內屬于五臟六腑。夫十二經水者，其有大小、深淺、廣狹、遠近各不同，五臟六腑之高下、大小、受穀之多少亦不等，相應奈何？夫經水者，受水而行之；五臟者，合神氣魂魄而藏之；六腑者，受穀而行之，受氣而揚之；經脈者，受血而營之。合而以治奈何？刺之深淺，灸之壯數，可得聞乎？

【譯文】

黃帝問岐伯：十二經脈散布全身，從外說，像十二條河流，從內說，連屬五臟六腑。這十二經水，從其源受水而通行各處。五臟結合神氣魂魄的精神意識而藏於內；六腑受納水穀而傳導變化，汲取精微之氣以輸布於全身內外；經脈是受血而營運全身的通路。把以上這些情況相應地配合起來，運用在治療上，是怎樣的？針刺的深淺，施灸壯數的多少，可以說給我聽嗎？

【原文】

岐伯答曰：善哉問也！天至高，不可度，地至廣，不可量，此之謂也。且夫人生于天地之間，六合之內，此天之高、地之廣地，非人力之所能度量而至也。若夫八尺之士，皮肉在此，外可度量切循而得

之,其死可解剖而視之,其臟之堅脆,腑之大小,穀之多少,脈之長短,血之清濁,氣之多少,十二經之多血少氣,與其少血多氣,與其皆多血氣,與其皆少血氣,皆有大數。其治以針艾,各調其經氣,固其常有合乎?

【譯文】

岐伯回答:問得很好啊!天很高,而它的高度難以計算,地很廣闊,而它的廣度也難以測量。這就是歷來的說法。人生存在天地之間,四方上下之內,但對於天的高度,地的廣度,不是用人力能夠度量準確的。如從八尺長的軀體來說,它有皮肉色脈,對活著的人,可觀察探摸,對死了的人,可以解剖詳細看看,那五臟的堅弱。六腑的大小,受穀的多少,經脈的長短,血液的清濁,氣分的強弱,以及十二經脈中有的多血少氣,有的少血多氣,有的血氣都多,有的血氣都少,皆有一定的標準。如果發生病變,以針灸治療,分別調和經氣的虛實,那針灸的深淺多少,本來和十二經水的深淺多少是可以相應的。

【原文】

黃帝曰:余聞之,快于耳,不解于心,願卒聞之。岐伯答曰:此人之所以參天地而應陰陽也,不可不察。足太陽外合(清)〔涇〕水,內屬膀胱,而通水道焉。足少陽外合于渭水,內屬于膽。足陽明外合于海水,內屬于胃。足太陰外合于湖水,內屬于脾。足少陰外合于汝水,內屬于腎。足厥陰外合于(澠)〔沔〕水,內屬于肝。手太陽外合淮水,內屬小腸,而水道出焉。手少陽外合于漯水,內屬三焦。手陽明外合于江水,內屬于大腸。手太陰外合于河水,內屬于肺。手少陰外合于濟水,內屬于心。手心主外合于漳水,內屬于心包。凡此五臟六腑十二經水者,外有源泉而內有所稟,此皆內外相貫,如環無端,人經亦然。故天為陽,地為陰,腰以上為天,腰以下為地。故海以北者為陰,湖以北者為陰中之陰,漳以南者為陽,河以北至漳者為

陽中之陰，漯以南至江者為陽中之太陽，此一隅之陰陽也，所以人與天地相參也。

【譯文】

　　黃帝說：我聽了你的話，耳裡覺得痛快，但心裡仍然是不了解，希望詳盡地聽你講一下。岐伯回答：這是人身配合天地而適應陰陽的一種道理，不可以不明白。足太陽膀胱經外可配合涇水，內則連屬膀胱本腑，而與周身運行水液的道路相通。足少陽膽經外可配合渭水，內則連屬膽腑。足陽明經外可配合海水，內則連屬胃腑。足太陰脾經外可配合湖水，內則連屬脾臟。足少陰腎經外可配合汝水，內則連屬腎臟。足厥陰肝經外可配合沔水，內則連屬肝臟。手太陽小腸經外可配合淮水，內則連屬小腸，小腸腑主分別清濁從水道以出。手少陽三焦經外可配合漯水，內則連屬三焦本腑。手陽明大腸經外可配合江水，內則連屬大腸本腑。手太陰肺經外可配合河水，內則連屬肺臟。手少陰心經外可配合濟水，內則連屬心臟。手心主心包絡經外可配合漳水，內則連屬心包絡。總之，這五臟六腑十二經水，外面分別有源泉，在內地各有所受之水，這都是內外相互貫通，像圓環一樣周而復始。人的經脈也是這樣。所以天在上為陽，地在下為陰，人的腰部以上為天，屬陽，腰部以下為地，屬陰，因此在海水以北的稱為陰，在湖水以北的稱為陰中之陰；在漳水以南的稱為陽，在河水以北至漳水的部位稱為陽中之陰，在漯水以南至江水的部位稱為陽中之太陽，這是從一部分區域河流舉例說的，也就是人與天地相應的道理。

【原文】

　　黃帝曰：夫經水之應經脈也，其遠近淺深，水血之多少各不同。合而以刺之奈何？岐伯答曰：足陽明，五臟六腑之海也，其脈大血多，氣盛熱壯，刺此者不深弗散，不留不瀉也。足陽明刺深六分，留十呼。足太陽深五分，留七呼。足少陽深四分，留五呼。足太陰深三分，留四呼。足少陰深二分，留三呼。足厥陰深一分，留二呼。手之

陰陽，其受氣之道近，其氣之來疾，其刺深者皆無過二分，其留皆無過一呼。其少長大小肥瘦，以心撩之，命曰法天之常。灸之亦然。灸而過此者得惡火，則骨枯脈澀；刺而過此者，則脫氣。

【譯文】

黃帝說：經水與經脈相應，它們兩者之間的遠近淺深以及氣血的多少，卻各不相同，把兩者相合起來，應用在針刺方面，應該怎樣呢？岐伯回答：足陽明胃，在五臟六腑裡，像海一樣的。它在十二經中，是脈大、血多、氣盛、熱壯的一條經脈，因此刺這一經時，不刺深則邪不能散，不留針則邪不能瀉。足陽明經，針刺六分深，留針的時間是十呼。足太陽經，針刺五分深，留針的時間是七呼。足少陽經，針刺四分深，留針的時間是五呼。足太陰經，針刺三分深，留針的時間是四呼。足少陰經，針刺二分深，留針的時間是三呼。足厥陰經，針刺一分深，留針的時間是二呼。至於手之陰經、陽經，它受氣於心肺較近，氣的運行也快，針刺的深度，一般都不超過二分，留針的時間，都不超過一呼。但人有長幼、大小、肥瘦的不同，還必須用心考慮，使它合乎自然之理。灸法也是這樣的。灸而過度，損害人體，叫做惡火，就會骨髓枯槁，血脈澀滯。刺而過度，就會傷害到正氣。

【原文】

黃帝曰：夫經脈之小大，血之多少，膚之厚薄，肉之堅脆，及膕之大小，可為量度乎？岐伯答曰：其可為度量者，取其中度也，不甚脫肉而血氣不衰也。若失度之人，瘠瘦而形肉脫者，惡可以度量刺乎。審切循捫按，視其寒溫盛衰而調之，是謂因適而為之真也。

【譯文】

黃帝說：這經脈的大小，血的多少，皮膚的厚薄，肌肉的堅脆，以及肌肉突起部位的大小等，可以確定一種衡量的標準嗎？岐伯回

答：那可以度量的，是取那身材適中，肌肉不很消瘦，而且氣也不衰敗的。不合標準的人，身體消瘦，形肉已脫，怎麼可用他確定針刺的深淺呢？應該通過審察，切寸口，循尺膚，摸按皮膚肌肉，然後再看他的寒熱虛實，給予適當地調治，這叫做各適其宜而慎重地去運用針刺治療。

經筋第十三

提示：十二經筋是附屬於十二經脈的筋膜系統，它起爪甲，結於四肢關節，總司周身運動。如果經筋有病，就會發生掣引、疼痛、轉筋以及十二個月的痹症。篇內就根據這樣的特點，討論了十二經筋的循行、病候和治療方法等問題。

【原文】

足太陽之筋，起于足小指，上結于踝，邪上結于膝，其下循足外踝，結于踵，上循跟，結于膕；其別者，結于（踹）〔腨〕外，上膕中內廉，與膕中並上結于臀，上挾脊上項；其支者，別入結于舌本；其直者，結于枕骨，上頭下顏，結于鼻；其支者，為目上（岡）〔綱〕，下結于頄；其支者，從腋後外廉，結于肩髃；其支者，內腋下，上出缺盆，上結于完骨；其支者，出缺盆，邪上出于頄。其病小指支，跟腫痛，膕攣，脊反折，項筋急，肩不舉，腋支，缺盆中紐痛，不可左右搖。治在燔針劫刺，以知為數，以痛為輸，名曰仲春痹也。

【譯文】

足太陽膀胱經的筋，起於足小趾，上結於足外踝，再斜上結於膝部；它在下面的那支，結於踵部，上沿足跟，結於膕窩部；它別行的另一支，結於腿肚外側處，上至膝膕窩內緣，與前在膕中一支並行，

上結於臀部,上從脊柱兩旁,到項部;它由此又分出一支,別行入內結於舌根;它的直行的那支,上結於枕骨,上行頭頂,下至眉上,結於鼻的兩旁;它從這裡又分出一條支筋,是上眼胞的綱維,下行結於顴骨部;它又支出的筋,從腋後外緣,上行結於肩髃穴處;另一條支筋,入腋窩下方,上出到缺盆部,再上行結於耳後完骨部;再有一條支筋,從缺盆部別出,斜上出於顴骨部。本經筋所發生的病症,為小趾及跟踵部疼痛,膝膕部拘攣,脊柱反張,項筋發緊,肩不能舉,腋部及缺盆部輾轉疼痛,肩部不能左右搖動。治療的方法採取火針,不用迎隨手法,以病見效作為針刺次數,以痛處作為腧穴,這叫做仲春痺。

【原文】

足少陽之筋,起于小指次指,上結外踝,上循脛外廉,結于膝外廉;其支者,別起外輔骨,上走髀,前者結于伏兔之上,後者結于尻;其直者,上乘䏚季脇,上走腋前廉,繫于膺乳,結于缺盆;直者,上出腋,貫缺盆,出太陽之前,循耳後,上額角,交巔上,下走頷,上結于頄;支者,結于目眥為外維。其病小指次指支轉筋,引膝外轉筋,膝不可屈伸,膕筋急,前引髀,後引尻,即上乘䏚季脇痛,上引缺盆膺乳頸,維筋急,從左之右,右目不開,上過右角,並蹻脈而行,左絡于右,故傷左角,右足不用,命曰維筋相交。治在燔針劫刺,以知為數,以痛為輸,名曰孟春痺也。

【譯文】

足少陽膽經的筋,起於足的第四趾端,上結於外踝。下沿脛骨外緣,結於膝部外側的陽陵泉穴;其支出之筋,別走外輔骨,上走髀部,前支結於伏兔處,後支結於尻部;其直行之筋,上行至脇下空軟處,再向上走到腋部的前緣,夾胸旁乳部,上結於缺盆部;又一支直行之筋,上出於腋部,過缺盆,出足太陽經筋之前,沿著耳後,上抵額角,會於巔頂,再下行到下巴頦,上結於顴骨部;另有一條支筋,

結於眼外角，為眼之外維。本經筋所發生的病症，是足的第四趾抽筋，牽引膝外側也抽筋，因之膝關節不可屈伸，膝窩裡的筋拘緊，前面牽引髀部，後面牽引尻部，向上牽及脇下空軟處和軟肋部疼痛，再向上牽引缺盆部、胸旁乳部、頸部等處，所有連結的筋都感到拘急。如從左側向右側的筋感到拘急，則右眼就不能睜開，本筋上過右頭角，和蹻脈並行，左側的筋與右側相連結，傷了左側的筋，右腳就不能動，這種現象，叫做維筋相交。治療的方法，採取火針，不用迎隨手法，以病見效作為針刺次數，以痛處作為腧穴，這叫做孟春痺。

【原文】

　　足陽明之筋，起于中三指，結于跗上，邪外上加于輔骨，上結于膝外廉，直上結于髀樞，上循脇，屬脊，其直者，上循骬，結于膝；其支者，結于外輔骨，合少陽；其直者，上循伏兔，上結于髀，聚于陰，上腹而布，至缺盆而結，上項，上挾口，合于頄，下結于鼻，上合于太陽，太陽為目上（岡）〔綱〕；其支者，從頰結于耳前。其病足中指支，脛轉筋，腳跳堅，伏兔轉筋，髀前腫，㿉疝，腹筋急，引缺盆及頰，卒口（僻）〔噼〕，急者目不合，熱則筋縱，目不開。頰筋有寒，則急引頰移口；有熱則筋弛縱緩，不勝收故僻，治之以馬膏，膏其急者，以白酒和桂，以塗其緩者，以桑鉤鉤之，即以生桑（灰）〔炭〕置之坎中，高下以坐等，以膏熨急頰，且飲美酒，啖美炙肉，不飲酒者，自強也，為之三拊而已。治在燔針劫刺，以知為數，以病為輸，名曰季春痺也。

【譯文】

　　足陽明胃經的筋，起於足次趾外側，結於足背，斜行外側上方而至輔骨，上結於膝外側，直上結於髀樞部，上沿脇部，聯屬於脊柱；其直行的一支，上沿脛骨，結於膝部；由此所分出的支筋，結於外輔骨，與足少陽的筋相合；其直行的筋，上沿伏兔再向上結於髀部，會於陰器，再向上至腹部而分散，至缺盆而復結聚，上頸部，上夾口吻

兩旁,合於顴骨,下結於鼻,上與足太陽的筋相合,足太陽是上眼胞的綱維;足陽明是下眼胞的綱維;另有一支,從頰部結於耳前。本經筋所發生的病症,為足中趾及脛部抽筋,足背拘急,伏兔部抽筋,大腿前部腫,陰囊腫大,腹筋拘急,牽引缺盆,面頰和嘴猝然喎斜,因寒而筋拘急的,眼就不能合,因熱而筋弛緩的眼就不能開。頰筋有寒,就牽引頰部,使口張不能合;頰筋有熱,就會筋力弛緩無勁,所以口角喎斜。治療這樣的病是用馬脂,那發病急的,以白酒和桂末塗在鬆弛的一側;那發病緩的,用桑鉤鉤於口角,再以桑木的炭火,置於地坑中,地坑的高低與病人坐的高低相等。再用馬脂熨那拘急的頰部,而且飲點美酒,吃點烤羊肉,不會喝酒的人,也要勉強喝一點,並在患部再三撫摩就可以啦。至於治療患筋的病人,應採取火針,不用迎隨法,以病見效作為針刺次數,以痛處作為腧穴,這叫做季春痺。

【原文】

足太陰之筋,起于大指之端內側,上結于內踝;其直者,(絡)〔結〕于膝內輔骨,上循陰股,結于髀,聚于陰器,上腹,結于臍,循腹裡,結于肋,散于胸中;其內者,著于脊,其病足大指支,內踝痛,轉筋痛,膝內輔骨痛,陰股引髀而痛,陰器紐痛,下引臍兩脇痛,引膺中脊內痛。治在燔針劫刺,以知為數,以痛為輸,命曰(孟)〔仲〕秋痺也。

【譯文】

足太陰脾經的筋,起於足大趾之端的內側,上行結於內踝;其直行的一支,上結於膝內側輔骨,再上沿大腿內緣,結於髀部,聚於陰器,又上行腹部,結於臍中,沿著腹裡,結於脇(胸部兩側),散布於胸中;其在內部的支筋,附著於脊柱。本經筋所發生的病症,為足大趾及內踝痛,抽筋,大腿內側牽引髀部作痛,陰器輾轉痛,在上方牽引臍部和兩脇作痛,並牽引胸的兩旁和脊內痛。治療的方法,應採

取火針，不用迎隨手法，以病見效作為針刺次數，以痛處作為腧穴，這叫做仲秋痺。

【原文】

足少陰之筋，起于小指之下，並足太陰之筋，邪走內踝之下，結于（踵）〔踝〕，與太陽之筋合，而上結于內輔之下，並太陰之筋而上循陰股，結于陰器，循脊內挾膂，上至項，結于枕骨，與足太陽之筋合。其病足下轉筋，及所過而結者皆痛及轉筋。病在此者，主癇瘛及痙，在外者不能俯，在內者不能仰。故陽病者腰反折不能俯，陰病者不能仰。治在燔針劫刺，以知為數，以痛為輸，在內者熨引飲藥。此筋折紐，紐發數甚者，死不治，名曰（仲）〔孟〕秋痺也。

【譯文】

足少陰腎經的筋，起於足小趾的下面，合足太陰脾經之筋，斜走內踝骨的下方，和足太陽膀胱經的筋相合而上結於內輔骨的下面，跟著足太陰脾經的筋上沿大腿內側，結於陰器，沿脊內，夾脊柱骨，上至項部，結於枕骨，與足太陽膀胱經的筋相合。本經筋所發生的病症，為足下轉筋，和本經筋所過而結聚處都感覺到疼痛跟抽筋，病在這方面的，以癇症、拘攣症、痙症為主，若是背筋有病，其身就不能前俯，若是腹筋有病，其身就不能後仰，所以背部苦於拘急，腰就反折而不能俯，腹部苦于拘急，身體就不能仰。治療的方法，採取火針，不用迎隨手法，以病見效為針刺次數，以痛處作為腧穴。病在內的，可用熨法，導引，飲服湯藥，發作次數過多而太甚的，死不治，這叫做孟秋痺。

【原文】

足厥陰之筋，起于大指之上，上結于內踝之前，上循脛，上結內輔之下，上循陰股，結于陰器，絡諸筋。其病足大指支，內踝之前痛，內輔痛，陰股痛轉筋，陰器不用，傷于內則不起，傷于寒則陰縮

入，傷于熱則縱挺不收。治在行水清陰氣。其病轉筋者，治在燔針劫刺，以知為數，以痛為輸，命曰季秋痺也。

【譯文】

足厥陰肝經的筋，起於足大趾之上，上行結於內踝骨之前的中封穴，上沿脛骨，再上結於膝內輔骨的前方，上沿大腿內側，結於陰器，與其他經筋相聯絡。本經筋所發生的病症，為足大趾牽引內踝前疼痛，內輔骨痛，大腿內側痛並且抽筋，前陰不能使用，如傷於房室，就要陽痿，傷於寒則陰器縮入，傷於熱則陰器挺長不縮。治療的方法，應該行水以治厥陰之氣。如屬於抽筋病症，就用火針，不用迎隨手法，以病見效為針灸次數，以痛處作為腧穴，這叫做季秋痺。

【原文】

手太陽之筋，起于小指之上，結于腕，上循臂內廉，結于肘內銳骨之後，彈之應小指之上，入結于腋下；其支者，後走腋後廉，上繞肩胛，循頸出走太陽之前，結于耳後完骨；其支者，入耳中；直者，出耳上，下結于頷，上屬目外眥。其病小指支，肘內銳骨後廉痛，循臂陰入腋下，腋下痛，腋後廉痛，繞肩胛引頸而痛，應耳中鳴痛，引頷目瞑，良久乃得視，頸筋急則為筋瘻頸腫。寒熱在頸者，治在燔針劫刺之，以知為數，以痛為輸，其為腫者，復而銳之。本支者，上曲牙，循耳前，屬目外眥，上頷，結于角。其痛當所過者支轉筋。治在燔針劫刺，以知為數，以痛為輸，名曰仲夏痺也。

【譯文】

手太陽小腸經的筋，起於手小指之上端，結於腕部，上沿臂內緣，結於肘內高骨的後方，以手指彈之，小指會有感覺，再上行入結於腋下；其支筋，別走腋窩後緣，上繞肩胛，沿頸部，出走足太陽經筋之前，結於耳後完骨；由此分出的支筋，入於耳中；其直行的筋，出耳上，下行結於頷部，又上行屬於眼外角。本經筋所發生的病症，

為手小指及肘內側高骨後緣疼痛，沿臂內側入腋下也痛，腋後方痛，繞肩胛引頸部疼痛，並引得耳中鳴痛，痛引頷部要閉眼，經過許久才能看東西；頸筋拘急，寒熱發生在頸部的，就是鼠瘻、頸腫一類病症。治療的方法，以病見效為針灸次數，以痛處作為腧穴，如刺後腫不消的，再用銳針刺治，這叫做仲夏痺。

【原文】

手少陽之筋，起于小指次指之端，結手腕，中循臂結于肘，上繞臑外廉，上肩走頸，合手太陽；其支者，當曲頰入繫舌本；其支者，上曲牙，循耳前，屬目外眥，上乘頷，結于角，其病當所過者即支轉筋，舌卷。治在燔針劫刺，以知為數，以痛為輸，名曰季夏痺也。

【譯文】

手少陽三焦經的筋，起於手小指側的無名指端，結於腕部，上沿臂結於肘部，向上繞臑的外側，上行至肩部，走到頸部，與手太陽小腸經的筋相合；其支筋，當曲頰部深入，繫於舌本；又有一條支筋，上走曲牙，沿耳前，聯屬於眼外角，向上過額部，結於額角。本經筋所發生的病症，就是在經筋所過之處，發現疼痛、抽筋、舌卷等症。治療的方法，採取火針，不用迎隨手法，以病見效作為針刺次數，以痛處作為腧穴，這叫做季夏痺。

【原文】

手陽明之筋，起于大指次指之端，結于腕，上循臂，上結于肘外，上臑，結于髃；其支者，繞肩胛，挾脊；直者，從肩上頸；其支者，上頰，結于頄；直者，上出手太陽之前，上左角，絡頭，下右頷。其病當所過者支痛及轉筋，肩不舉，頸不可左右視。治在燔針劫刺，以知為數，以痛為輸，名曰孟夏痺也。

【譯文】

手陽明大腸經的筋,起於手大指側的食指之端,結於腕部,沿臂上行,結於肘部,上行臑部,結於肩髃;其支筋,繞過肩胛,挾脊柱兩側;其直行的筋,從肩髃上至頸部;另一支筋,上行頰部,結於顴骨部;其直行的筋,上行出手太陽小腸經筋的前方,上至左額角,絡於頭部,下行到右頷。本經筋所發生的病症,在其筋所經過的部位,發現疼痛、抽筋、肩不能抬、脖頸不能左右回顧。治療的方法,採取火針,不用迎隨手法,以病見效為針刺次數,以痛處作為腧穴,這叫做孟夏痺。

【原文】

手太陰之筋,起于大指之上,循指上行,結于魚後,行寸口外側,上循臂,結肘中,上臑內廉,入腋下,出缺盆,結肩前髃上結缺盆,下結胸裡,散貫賁,合賁下,抵季脇。其病當所過者支轉筋痛,甚成息賁,脇急吐血。治在燔針劫刺,以知為數,以痛為輸,名曰仲冬痺也。

【譯文】

手太陰肺經的筋,起於手大指之端,沿指向胸,結於魚際部之後,行於寸口的外側,上沿臂內,結於肘中,上行臑部內側,入於腋下,上出缺盆,結於肩髃前方,再上結於缺盆,下行絡於胸裡,分散貫穿賁門下面,下到軟肋部。本經筋所發生的病症,在它循行經過的部位,上肢抽筋、疼痛,如病發展成為息賁之症,就會脇急,吐血。治療的方法採取火針,不用迎隨手法,以病見效為針刺次數,以痛處作為腧穴,這叫做仲冬痺。

【原文】

手心主之筋,起于中指,與太陰之筋並行,結于肘內廉,上臂陰,結腋下,下散前後挾脇;其支者,入腋,散胸中,結于臂。其病

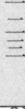

當所過者,支轉筋,前及胸痛息賁。治在燔針劫刺,以知為數,以痛為輸,名曰孟冬痺也。

【譯文】

手厥陰心包絡經的筋,起於中指,與手太陰肺經的筋並行,結於肘內側,上行臂內側,結於腋下,下行分散前後而夾脇肋;其支筋,入於腋下,散布胸中,結於賁門。本經筋所發生的病症,在其循行所經過的部位,抽筋和胸部作痛,成為息賁症。治療的方法,採取火針,不用迎隨手法,以病見效為針刺次數,以痛處作為腧穴,這叫做孟冬痺。

【原文】

手少陰之筋,起于小指之內側,結于銳骨,上結肘內廉,上入腋,交太陰,挾乳裡,結于胸中,循臂,下繫于臍。其病內急,心承伏梁,下為肘(岡)〔綱〕。其病當所過者支轉筋,筋痛。

治在燔針劫刺,以知為數,以痛為輸。其成伏梁唾血膿者,死不治。經筋之病,寒則反折筋急,熱則筋弛縱不收,陰痿不用。陽急則反折,陰急則俯不伸。焠刺者,刺寒急也,熱則筋縱不收,無用燔針。名曰季冬痺也。

【譯文】

手少陰心經的筋,起於手小指的內側,結於銳骨,上行結於肘部內側,再上行入腋下,與手太陰肺經的筋相交叉,伏行於乳裡,結於胸中,沿著賁門,向下與臍部相連。本經筋所發生的病症,為胸內拘急,心下有積塊堅伏名曰伏梁。這條筋是肘部屈伸的綱維,所有本經筋循行經過的部位,都會發生抽筋、疼痛的病症。

治療的方法,是採取火針,不用迎隨手法,以病見效為針刺次數,以痛處作為腧穴。如果已成為伏梁之症而吐血膿的,死不治。凡是經筋所發生的病,屬寒的筋會拘急,屬熱的就會縱緩不能收縮,陰

痿不用。背部的筋拘急就會向後反張，腹部的筋拘急就會前俯而不能伸直。火針是刺治因寒以致筋急為病的。若因熱而經筋弛緩，那就不能用火針了，這叫做季冬痺。

【原文】

足之陽明，手之太陽，筋急則口目為噼，眥急不能卒視，治皆如右方也。

【譯文】

至於足陽明胃經和手太陽小腸經的筋拘急時，就會出現口眼喎斜，眼角拘急，視物不能全面看到，治療這種症狀，可以像上面所說採用火針那樣。

骨度第十四

提示：本篇系統地介紹人體各部骨骼的標準分寸，「度其骨節之大小、廣狹、長短，而脈度定矣」。就是通過骨度的測定，藉以知道經脈的長短和臟腑的大小，為針灸取穴提供了依據。

【原文】

黃帝問于伯高曰：脈度言經脈之長短，何以立之？伯高曰：先度其骨節之大小、廣狹、長短，而脈度定矣。

【譯文】

黃帝問伯高：脈度講經脈的長短，怎樣才能確定呢？伯高說：先量度那骨節的大小、廣狹、長短，就可以測定經脈的長短了。

【原文】

　　黃帝曰：願聞眾人之度，人長七尺五寸者，其骨節之大小長短各幾何？伯高曰：頭之大骨圍二尺六寸，胸圍四尺五寸，腰圍四尺二寸。髮所復者顱至項尺二寸；髮以下至頤長一尺，君子（終）〔參〕折。

【譯文】

　　黃帝說：我希望聽到一般人的骨度。以人長七尺五寸為標準，那麼，全身骨節的大小長短各有幾何呢？伯高說：頭蓋骨周圍長二尺六寸，胸圍是四尺五寸，腰圍是四尺二寸，頭髮所覆蓋的部位，從頭顱的前髮際到頸項後髮際長一尺二寸，從前髮際下至頤端長一尺，才德出眾的人還要參校計算。

【原文】

　　結喉以下至缺盆中長四寸，缺盆以下至䯏骬長九寸，過則肺大，不滿則肺小。䯏骬以下至天樞長八寸，過則胃大，不及則胃小。天樞以下至橫骨長六寸半，過則迴腸廣長，不滿則狹短。橫骨長六寸半，橫骨上廉以下至內輔之上廉長一尺八寸，內輔之上廉以下至下廉長三寸半，內輔下廉下至內踝長一尺三寸，內踝以下至地長三寸，膝膕以下至跗屬長一尺六寸，跗屬以下至地長三寸，故骨圍大則太過，小則不及。

【譯文】

　　喉頭隆起下至左右缺盆穴的中間長四寸。缺盆以下至胸骨劍突長九寸，超過九寸的則肺臟大，不滿九寸的則肺臟就小。從胸骨劍突下至天樞穴的部位，長八寸，超過八寸的則胃大，不滿八寸的則胃就小。從天樞下至恥骨，長六寸半，超過的，迴腸就會廣而且長，不滿六寸半的，就會狹而且短。橫骨長六寸半，橫骨上緣到股骨內側的上緣至下緣長三寸半，膝骨下緣下至內踝骨，長一尺三寸。內踝以下到

地,長三寸。膝膕以下到跗屬,長一尺六寸。跗屬以下到地,長三寸。所以頭骨圍大的則身骨也大,頭骨圍小的則身骨也小。

【原文】

角以下至柱骨長一尺,行腋中不見者長四寸,腋以下至季脇長一尺二寸,季脇以下至髀樞長六寸,髀樞以下至膝中長一尺九寸,膝以下至外踝長一尺六寸,外踝以下至京骨長三寸,京骨以下至地長一寸。

【譯文】

從額角到柱骨,長一尺。行於腋中看不見的,為從柱骨向下到腋橫紋處,長四寸。腋下到季脇,長一尺二寸。季脇以下至髀樞,長六寸。髀樞以下至膝中,長一尺九寸。膝蓋骨外側中點到外踝,長一尺六寸。外踝以下到京骨,長三寸。京骨以下到地,長一寸。

【原文】

耳後當完骨者廣九寸,耳前當耳門者廣一尺三寸,兩顴之間相去七寸,兩乳之間廣九寸半,兩髀之間廣六寸半。

【譯文】

耳後當兩高骨間,寬九寸。耳前當兩聽宮部位,寬一尺三寸。兩顴骨的距離寬七寸。兩乳之間,寬九寸半。兩股之間,寬六寸半。

【原文】

足長一尺二寸,廣四寸半。肩至肘長一尺七寸,肘至腕長一尺二寸半,腕至中指本節長四寸,本節至其末長四寸半。

【譯文】

足的長度是一尺二寸,寬四寸半。肩端至肘長一尺七寸,肘至腕

長一尺二寸半，腕至中指末節根部長四寸，手指末節根部至指端，長四寸半。

【原文】

項髮以下至背骨長二寸半，膂骨以下至尾骶二十一節長三尺，上節長一寸四分分之一，奇分在下，故上七節至于膂骨九寸八分分之七，此眾人骨之度也，所以立經脈之長短也。是故視其經脈之在于身也，其見浮而堅，其見明而大者，多血；細而沉，多氣也。

【譯文】

項後髮際到大椎，長二寸半；脊骨到尾骶骨，有二十一節，共長三尺；上節、每節各長一寸四分一厘，所有奇零分數，就分配在七節以下折算，所以從上七節到膂骨，共長九寸八分七厘。這就是一般人的骨度，也就是確立經脈長短的依據，因此觀察經絡在人身體的情況，那呈現浮淺而堅實的是絡脈，那呈現明顯而粗大的，是多血之徵，細小而沉伏的，是多氣之徵。

五十營第十五

提示：本篇通過天體運行和人的脈搏至數，以及呼吸息數同氣行的長度、周次與日行分數之間的關係，闡發了營氣在人身經脈中一晝夜運行五十周次的道理，因此篇名叫做「五十營」。

【原文】

黃帝曰：余願聞五十營奈何？岐伯答曰：天周二十八宿，宿三十六分，人氣行一周，千八分。日行二十八宿，人經脈上下、左右、前後二十八脈，周身十六丈二尺，以應二十八宿。

〔按〕陰蹻、陽蹻左右有四，而本文僅作兩脈來算，此《脈度篇》所謂「男子數其陽，女子數其陰，當數者為經，其不當數者為絡也」。

【譯文】

黃帝說：我希望聽到經脈之氣在人體運行五十周的情況是怎樣的？岐伯回答：周天有二十八宿，每宿的距離是三十六分，人體的經脈之氣，一晝夜運行五十周，合一千零八分。在一晝夜中日行周歷了二十八宿，人體的經脈分布在上下、左右、前後，共二十八脈，脈氣在全身運轉一周共十六丈二尺，恰好相應於二十八宿。

【原文】

漏水下百刻，以分晝夜。故人一呼，脈再動，氣行三寸，一吸，脈亦再動，氣行三寸，呼吸定息，氣行六寸。十息氣行六尺，〔二十七息，氣行一丈六尺二寸，〕日行二分。二百七十息，氣行十六丈二尺，氣行交通于中，一周于身，下水二刻，日行二十五分。五百四十息，氣行再周于身，下水四刻，日行四十分。二千七百息，氣行十周于身，下水二十刻，日行五宿二十分。一萬三千五百息，氣行五十營于身，水下百刻，日行二十八宿，漏水皆盡，脈終矣。所謂交通者，並行一數也，故五十營備，得盡天地之壽矣，凡行八百一十丈也。

【譯文】

用漏水下百刻作標準，以劃分晝夜。所以人在一呼時，脈跳動二次，氣行三寸；一吸時，脈也跳動二次，氣行又是三寸；一呼一吸，叫做一息，氣行共六寸。十息，氣行共六尺，以二十七息，氣行一丈六尺二寸計算，適為日行二分；二百七十息，共氣行十六丈二尺，氣行交流貫通於經脈之中，循轉全身一周，漏水下注二刻，日行二十分有零；五百四十息，氣行在全身循轉了兩周，此時當漏水下注四刻，日行四十分有零；二千七百息，氣行在全身循轉了十周，此時當漏水

下注二十刻，日行五宿二十分有零；一萬三千五百息，氣行在全身循轉五十周，正好正是漏水下注百刻，日行二十八宿，漏水都滴盡了，經脈之氣也走完了五十周。所謂『交通』，是指手足經脈一致貫通的意思。所以晝夜五十周經脈循轉不已，也就是詳盡指出了天地之數了。

營氣第十六

提示：本篇說明營氣來源，主要是由於飲食精微化生而成。篇內「納穀為寶」一語，已括盡它的含義。營氣在人體中的循行規律，首先從肺開始，順序流注於大腸、胃、脾、心、小腸、膀胱、腎、心包、三焦、膽、肝，再由肝注肺；其支別又行於督任二脈，復出太陰，由此就可看出營氣的終而復始，常營不已的生理功能。

【原文】

黃帝曰：營氣之道，內穀為寶。穀入于胃，乃傳之肺，流溢于中，布散于外，精專者行于經隧，常營無已，終而復始，是謂天地之紀。故氣從太陰出，注手陽明，上行注足陽明，下行至跗上，注大指間，與太陰合，上行抵髀。從脾注心中，循手少陰，出腋下臂，注小指，合手太陽，上乘腋出䪼內，注目內眥，上巔下項，合足太陽，循脊下尻下行注小指之端，循足心注足少陰，上行注腎，從腎注心，外散于胸中。循心主脈，出腋下臂，出兩筋之間，入掌中，出中指之端，還注小指次指之端，合手少陽，上行注膻中，散于三焦，從三焦注膽，出脇注足少陽，下行至跗上，復出跗注大指間，合足厥陰，上行至肝，從肝上注肺，上循喉嚨，入頏顙之竅，（究）〔別〕于畜門。其支別者，上額循巔下項中，循脊入骶，是督脈也，絡陰器，上過毛中，入臍中，上循腹裡，入缺盆，下注肺中，復出太陰。此營氣之所行也，逆順之常也。

【譯文】

　　黃帝說：營氣之理，以受納飲食穀物為最可貴。水穀入胃，它化生的精微，就傳於肺臟，流溢於五臟，布散於六腑，任其精華部分流行於經隧之中，常常營運而不休止，終而復始，這可說是和天地間的規律是一樣的。所以營氣首從手太陰肺經出發，流注於手陽明大腸經，上行流注於足陽明胃經，下行到足背，流注足大趾間，與足太陰脾經相合；上行抵達脾經，從脾的支脈，上注於心中；由此沿著手少陰心經，出腋窩，下沿臂內側後緣，流注到手小指之端，與手太陽小腸經相合；由此上行越過腋外，出於眼眶下的內側，流注到眼內角，然後再上至巔頂，下行於頸項，與足太陽膀胱經相合，又沿脊柱向下經尻部，下行流注於足小趾之端；再沿著足心，流注到足少陰腎經，循經上行而注入腎臟，從腎注於心包絡，外散於胸中；再沿心包絡脈，出腋窩，下行前臂，入兩筋的中間，入掌中，直出手中指之端，再轉回來流注到無名指的尖端，與手少陽三焦經相合；由此上行注於膻中，散布於上中下三焦，再從三焦流注到膽腑，出脇部，注於足少陽膽經，下行到足背，又從足背流注到足大趾間，與足厥陰肝經相合；循肝經上行至肝臟，再從肝臟上注於肺中，向上沿喉嚨後面，入鼻的內竅，從鼻外孔分清足厥陰與督脈的不同。其分支別行的，上行額部，沿頭頂中央，下行項中，沿脊柱，入骶骨部，這是督脈的循行的通路；由此再通過任脈，絡繞陰器，上過毛際，入於臍中，向上沿腹內，入缺盆，復向下流注到肺中，又從手太陰肺經開始循環周流。這就是營氣運行的經路，手足兩經逆順而行的常規。

脈度第十七

　　提示：本篇重點是討論二十八脈的長度。在討論脈度的基礎上，進一步說明經脈在人體中的重要作用，「陰脈榮其臟、陽脈榮其腑」，就是其中的主要論點。尤其值得注意的，是指出蹻脈的起止點與其通路，

以及男子以陽蹻為經，陰蹻為絡，女子以陰蹻為經，陽蹻為絡的道理。

【原文】

黃帝曰：願聞脈度。岐伯答曰：手之六陽，從手至頭，長五尺，五六三丈。手之六陰，從手至胸中，三尺五寸，三六一丈八尺，五六三尺，合二丈一尺。足之六陽，從足上至頭，八尺，六八四丈八尺。足之六陰，從足至胸中，六尺五寸，六六三丈六尺，五六三尺，合三丈九尺。蹻脈從足至目，七尺五寸，二七一丈四尺，二五一尺，合一丈五尺。督脈任脈各四尺五寸，二四八尺，二五一尺，合九尺。凡都合一十六丈二尺，此氣之大經隧也。經脈為裡，支而橫者為絡，絡之別者為孫，盛而血者疾誅之，盛者瀉之，虛者飲藥以補之。

【譯文】

黃帝說：我希望聽一下經脈的長度。岐伯回答：手的左右六條陽經，從手至頭，每條經脈，各長五尺，五六得三尺。手的左右六條陰經，從手至胸，每條經脈，各長三尺五寸，三六得一丈八尺，五六得三尺，共計二丈一尺。足的左右六條陽經，從足至頭，每條經脈，各長八尺，六八共得四丈八尺。足的左右六條陰經，從足至胸，每條經脈，各長六尺五寸，六六得三丈六尺，五六得三尺，共計三丈九尺。左右蹻脈從足至目，各長七尺五寸，二七得一丈四尺，二五得一尺，共計一丈五尺。督脈、任脈各長四尺五寸，二四得八尺，二五得一尺，共計九尺。總共長一十六丈二尺，這就是脈氣流行的較大的經脈通路。經脈是在裡的，從經脈分出的支脈而橫行的是絡脈，絡脈別出的分支，稱為孫絡。孫絡盛滿而有瘀血的，應該趕快去治，對於邪氣盛的，可用瀉法，正氣虛的，就應該服藥進行調補。

【原文】

五臟常內閱于上七竅也，故肺氣通于鼻，肺和則鼻能知臭香矣；心氣通于舌，心和則舌能知五味矣；肝氣通于目，肝和則目能辨五色

矣；脾氣通于口，脾和則口能知五穀矣；腎氣通于耳，腎和則耳能聞五音矣。五臟不和則七竅不通，六腑不和則留為癰。故邪在腑則陽脈不和，陽脈不和的氣留之，氣留之則陽（氣）〔脈〕盛矣。（陽氣太盛）〔邪在五臟〕則陰〔脈〕不利，陰脈不利則（血）〔氣〕留之，（血）〔氣〕留之則陰（氣）〔脈〕盛矣。陰氣太盛，則陽氣不能榮也，故曰關。陽氣太盛，則陰氣弗能榮也，故曰格。陰陽俱盛，不得相榮，故曰關格。關格者，不得盡期而死也。

【譯文】

五臟的精氣，常從體內經歷於面部之上，它的表現在七竅。肺氣通於鼻竅，肺氣和，鼻就能辨別香臭；心氣通於舌，心氣和，舌就能辨別五味；肝氣通於眼竅，肝氣和，眼就能辨別五色；脾氣通於口竅，脾氣和，口就能辨別五穀之香；腎氣通於耳竅，腎氣和，耳就能聽清五音。如果五臟不和，就會導致七竅不通，六腑不和，就會氣血留滯而發為癰疽。所以邪在六腑，那屬陽的經脈就不和，陽脈不和，氣就會留滯，氣一留滯，陽脈就會偏盛，邪在五臟，那屬陰的經脈就會不利，陰脈不利，氣就會留滯，氣一留滯，陰脈就會偏盛。陰氣太盛，使陽氣不能運行，這叫做關；陽氣太盛，使陰氣不能運行，這叫做格。陰陽都偏盛，不能相互營運，這叫做關格。有了關格的現象，就不能活到應該活到的年歲而早死。

【原文】

黃帝曰：蹻脈安起安止？何氣榮也？岐伯答曰：蹻脈者，少陰之別，起于然骨之後，上內踝之上，直上循陰股入陰，上循胸裡入缺盆，上出人迎之前，入頄，屬目內眥，合於太陽、陽蹻而上行，氣並相還，則為濡目，氣不榮則目不合。

【譯文】

黃帝說：蹻脈從哪裡起，到哪裡止，它是借助哪條經脈之氣而運

行呢？岐伯回答：陰蹻脈，是足少陰腎經的別脈，起始於照海穴之後，上行內踝的上面，直上沿大腿內側，入陰器，循腹內，再上沿胸內，入於缺盆，向上出人迎的前面，入顴骨部，連於眼內角，與足太陽膀胱經脈會合而上行。陰陽蹻脈二氣並行環繞於目，如陰盛，就會目中淚出濡濕；若陽氣偏勝，就會使眼不能閉合。

【原文】

　　黃帝曰：氣獨行五臟，不榮六腑，何也？岐伯答曰：氣之不得無行也，如水之流，如日月之行不休，故陰脈榮其臟，陽脈榮其腑，如環之無端，莫知其紀，終而復始。其流溢之氣，內溉臟腑，外濡腠理。

【譯文】

　　黃帝說：陰脈之氣，獨行於五臟，沒有營運到六腑，是什麼道理呢？岐伯回答：脈氣的流行，它好像是水的流動，是沒有停息的。所以陰脈營運五臟的精氣，陽脈營運六腑的精氣，內外貫通，好像圓環一樣，無從知道它的起頭，老是終而復始地循環著，那流溢的脈氣，在內是滲灌五臟六腑，在外是濡潤肌表皮膚。

【原文】

　　黃帝曰：蹻脈有陰陽，何脈當其數？岐伯答曰：男子數其陽，女子數其陰，當數者為經，其不當數者為絡也。

【譯文】

　　黃帝說：蹻脈有陰蹻陽蹻的區別，究竟哪個蹻脈相當於以前所說的一丈五尺的數值呢？岐伯回答：男子的數值，是指陽蹻，女子的數值，是指陰蹻，相當於脈度總數之內的，稱為經，不包括在內的，稱為絡。

營衛生會第十八

提示：本篇論述了營衛的生成、分布與運行規律。「營在脈中」是有著營養體內的作用，「衛在脈外」是有著捍衛體外的作用。而營衛的功用，又和三焦有著密切關係，所以篇後又論及了三焦的部位和功能。

【原文】

黃帝問于岐伯曰：人焉受氣？陰陽焉會？何氣為營？何氣為衛？營安從生？衛于焉會？老壯不同氣，陰陽異位，願聞其會。岐伯答曰：人受氣於穀，穀入于胃，以傳與肺，五臟六腑，皆以受氣，其清者為營，濁者為衛，營在脈中，衛在脈外，營周不休，五十而復大會。陰陽相貫，如環無端。衛氣行于陰二十五度，行于陽二十五度，分為晝夜，故氣至陽而起，至陰而止。故曰：日中而陽隴為重陽，夜半而陰隴為重陰。故太陰主內，太陽主外，各行二十五度，分為晝夜。夜半為陰隴，夜半後而為陰衰，平旦陰盡而陽受氣矣。日中為陽隴，日西而陽衰，日入陽盡而陰受氣矣。夜半而大會，萬民皆臥，命曰合陰，平旦陰盡而陽受氣，如是無已，與天地同紀。

【譯文】

黃帝問岐伯：人從哪裡受的精氣？陰和陽在哪會合？什麼氣叫做營？什麼氣叫做衛？營氣是從哪裡產生的？衛氣從哪裡與營氣會合？老年和壯年氣的盛衰不同，晝夜氣行的位置也不一樣，我希望聽到它會合的道理。岐伯回答：人的精氣，是受到食穀所化生的精微，當食穀入於胃，它的精微就傳給了肺臟，五臟六腑都因此受到了營養，其中清的稱為營氣，濁的稱為衛氣，營氣流行於脈中，衛氣流行於脈外，在周身運行而不休止，營衛各循行五十周次又始會合。陰陽相互貫通，如環周一樣並無起頭。衛氣行於陰分二十五周次，又行於陽分二十五周次，分為晝夜各半，由此看，衛氣的循行，從屬陽的頭部起

始，到手足陰經為止，所以說，衛氣行於陽經，中午是陽氣最盛的時候，稱為陽隴，夜半行於陰經，是陰氣最盛的時候，夜半以後陰氣就逐漸衰退，黎明陰氣衰退而陽氣繼之以起，白天中午是陽氣最盛的時候，日落西下而陽氣衰退，當日入黃昏，陽氣已盡而陰氣繼之以起，到夜半的時候，營衛之氣始相會合，這時人們都在臥睡，稱這叫做合陰，到黎明陰氣衰盡，而陽氣又繼起了，像這樣的循行不止，和自然界日月相對轉移的道理是一致的。

【原文】

黃帝曰：老人之不夜瞑者，何氣使然？少壯之人不晝瞑者，何氣使然？岐伯答曰：壯者之氣血盛，其肌肉滑，氣道通，榮衛之行，不失其常，故晝精而夜瞑。老者之氣血衰，其肌肉枯，氣道澀，五臟之氣相搏，其營氣衰少而衛氣內伐，故晝不精，夜不瞑。

【譯文】

黃帝說：老人在夜裡睡不著，是什麼氣使他這樣呢？少壯的人在夜裡睡了，又不輕易醒來，又是什麼氣使他這樣呢？岐伯回答：壯年人的氣血充盛，肌肉滑潤，氣道通暢，營氣衛氣的運行不離正常情況，所以，他們白天神氣清爽，夜裡也能熟睡。老人的氣血衰退，肌肉枯瘦，氣道澀滯，五臟之氣相搏不能調和，因此營氣衰少，衛氣內敗，所以他們白天神不清爽，夜裡也不能熟睡。

【原文】

黃帝曰：願聞營衛之所行，皆何道從來？岐伯答曰：營出于中焦，衛出于下焦。黃帝曰：願聞（三）〔上〕焦之所出。岐伯答曰：上焦出于胃上口，並咽以上貫膈而布胸中，走腋，循〔手〕太陰之分而行，還至陽明，上至舌，下足陽明，常與營俱行于陽二十五度，行于陰亦二十五度一周也，故五十度而復大會于手太陰矣。黃帝曰：人有熱，飲食下胃，其氣未定，汗則出，或出于面，或出于背，或出于

身半,其不循衛氣之道而出何也?岐伯曰:此外傷于風,內開腠理,毛蒸理洩,衛氣走之,固不得循其道,此氣慓悍滑疾,見開而出,故不得從其道,故命曰漏洩。

【譯文】

黃帝說:我希望聽到營衛二氣的運行都是從哪發出來的道理?岐伯回答:營氣是從中焦發出來的,衛氣是從上焦發出來的。黃帝說:希望聽一下上焦發出的情況。岐伯回答:上焦之氣出於胃上口,並食道上行,穿過膈膜,散布胸中,橫走腋下,沿手太陰肺經範圍下行,返回到手陽明大腸經,上行至舌,又下流注於足陽明胃經,常與營氣俱行。黃帝說:人在有熱的時候,就會飲食剛入胃,其精微之氣還未化成,汗就先出來了,或出於面,或出於背,或出於半身,它並不沿著衛氣運行的通路而出,這是什麼道理呢?岐伯回答:這是由於外為風邪所傷,以致在內腠理舒張,皮毛為風熱所蒸,腠理因之開洩,衛氣行至肌表疏鬆的地方,當然就不沿著它的流行道路走了,這衛氣的性質慓悍滑利,見到開洩的地方就走,所以不能從它正常運行之道而出,這叫漏洩。

【原文】

黃帝曰:願聞中焦之所出。岐伯答曰:中焦亦並胃中,出上焦之後,此所受氣者,泌糟粕,(蒸)〔承〕津液,化其精微,上注于肺脈,乃化而為血,以奉生身,莫貴于此,故獨得行于經隧,命曰營氣。黃帝曰:夫血之與氣,異名同類,何謂也?岐伯答曰:(營)衛者精氣也,(血)〔營〕者神氣也,故血之與氣,異名同類焉。故奪血者無汗,奪汗者無血,故人生有(兩)〔一〕死而無兩生。

【譯文】

黃帝說:希望聽到中焦是怎樣活動?岐伯回答:中焦也是合在胃中的,在上焦之後,這裡主化生水穀之味,筲去糟粕,承受津液,向

上傳注於肺，然後化生而為血液，以養人體，沒有什麼再比它實貴的了，所以獨能行於經脈的通道就叫做營。黃帝說：血和氣，名稱雖不一樣，而其實卻屬於一類，這是為什麼？岐伯回答：衛是水穀精氣化成，營也是水穀精微的變化，因此血和氣，名雖不同，卻是屬於同類。因此脫血的，不可發汗，傷氣的，不可耗血，由於人生有一死，不可能死而再生。

【原文】

黃帝曰：願聞下焦之所出。岐伯曰：下焦者，別回腸，注于膀胱而滲入焉。故水穀者，常並居于胃中，成糟粕，而俱下于大腸，而成下焦，滲而俱下，濟泌別汁，循下焦而滲入膀胱焉。黃帝曰：人飲酒，酒亦入胃，穀未熟而小便獨先下何也？岐伯答曰：酒者熟穀之液也，其氣悍以清，故後穀而入，先穀而液出焉。黃帝曰：善。余聞上焦如霧，中焦如漚，下焦如瀆，此之謂也。

【譯文】

黃帝說：我希望聽到下焦是怎樣活動？岐伯回答：下焦可另將糟粕輸送回腸，又將水液注入膀胱，卻是逐漸滲洩的。所以水穀一類物質，經常都並貯存在胃的裡面，經過了消化，那形成糟粕的部分，就向下輸送到大腸，成為下焦主要活動之一。至於水液，也都是向下滲灌，擠去其水，另留清液，其中濁穢部分，就沿著下焦而入膀胱。黃帝說：人喝了酒，酒也是入於胃中，穀物未經腐熟消化，而酒液先從小便排洩，這是什麼緣故？岐伯回答：酒是穀類發酵而釀成的液汁，其氣慓悍清純，所以比食物後入，反比食物先從小便排出。所以說，三焦的功能，上焦像霧一樣，中焦像樞軸一樣，下焦像水溝一樣。

四時氣第十九

提示：本篇論述了針刺治療，必須結合季節時令的不同，運用不同的刺法，以取得相應的療效，並且兼論及雜病的刺法和針刺時必先察色按脈的重要意義。

【原文】

黃帝問于岐伯曰：夫四時之氣，各不同形，百病之起，皆有所生，灸刺之道，何者為定？岐伯答曰：四時之氣，各有所在，灸刺之道，得氣（穴）為定。故春取（經）〔絡〕血脈分肉之間，甚者深刺之，間者淺刺之；夏取盛經孫絡，取分間絕皮膚；秋取經輸，邪在腑，取之合；冬取井滎，必深以留之。

【譯文】

黃帝問岐伯：四時的氣候，各有不同的差異，百病的起始，都受氣候的影響而發生，灸刺的原則，怎樣來定呢？岐伯回答：四時之氣影響人的身體，各有所在的發病部位，灸刺的原則，以合四時之氣來決定。所以在春天針刺，就取用絡脈分肉的間隙，病較重的深刺、病較輕的淺刺；在夏天針刺，就取用陽經、孫絡，或取分肉之間，以及透過皮膚的淺刺；在秋天針刺，就取用各經的經穴和輸穴，如病邪在六腑的，可以取用合穴；在冬天針刺，就取用各經的井穴和滎穴，並且深刺而且較長時間的留針。

【原文】

溫瘧汗不出，為五十九痏。風㽷膚脹，為五十七痏，取皮（膚）〔腹〕之血者，盡取之。

【譯文】

患溫瘧不出汗的，治療它有五十九個穴位。患風水病皮膚浮腫，治療它有五十七個穴位。若腹皮有血絡的，也完全可以取而刺之。

【原文】

飧洩，補三陰（之）〔交〕，上補陰陵泉，皆久留之，熱行乃止。

【譯文】

患飧洩症，補三陰交穴，上刺陰陵泉，都作較長時間的留針，等針下有了熱感才可以止針。

【原文】

轉筋于陽治其陽，轉筋于陰治其陰，皆卒刺之。

【譯文】

患轉筋在外側部位的，取它手足外廉的陽經；患轉筋在內側部位的，取它手足內廉的陰經，都是用火針。

【原文】

徒㾓，先取環谷下三寸，以鈹針針之，已刺而箸之，而內之，入而復之，以盡其㾓，心堅，來緩則煩悗，來急則安靜，間日一刺之，㾓盡乃止。飲（閉）〔䙃〕藥，方刺之時徒飲之，方飲無食，方食無飲，無食他食百三十五日。

【譯文】

患水腫病，先取臍下三寸關元之處，用鈹針去刺它，刺後於針處用竹管，以吸收其水，反覆去做，以消盡其水。值得注意的，在針治時，必急刺之，刺得慢就會使病人煩悶，刺得快就會使病人安靜，隔一天一刺，直到水盡才止。還需要服補藥，在剛進行針治時，才服補

藥，正服補藥，不吃食物，正吃食物，不服補藥，並且不吃對水腫病無益的食物，還要禁忌一百三十五日。

【原文】

著痺不去，久寒不已，卒取其三里（骨為幹）。腸中不便，取三里，盛瀉之，虛補之。

【譯文】

患著痺，寒濕長久不癒，用火針刺足三里穴。腹中感覺不快，應取用足三里穴針治，邪氣盛的就用瀉法，正氣虛的就用補法。

【原文】

癘風者，素刺其腫上，已刺，以銳針針其處，按出其惡氣〔血〕，腫盡乃止，常食方食，無食他食。

【譯文】

患麻風病的，頻次針刺其腫起的地方。已經刺過，以手循其針刺的部位，按壓出惡毒之氣（或瘀血），患者經常吃些適宜的食物，別吃其他不利於調理的食物。

【原文】

腹中（常）〔腸〕鳴，氣上衝胸，喘不能久立，邪在大腸，刺肓之原、巨虛上廉、三里。

【譯文】

腹中腸鳴，氣上逆而衝向胸部，身體不能久立，這是病邪在大腸的症狀，應該刺肓的原穴和上巨虛穴以及足三里穴。

【原文】

　　小腹控睪、引腰脊，上衝心，邪在小腸者，連睪系，屬于脊，貫肝肺，絡心系，氣盛則厥逆，上衝腸胃，熏肝，散于肓，結于（臍）〔厭〕。故取之肓原以散之，刺太陰以予之，取厥陰以下之，取巨虛下廉以去之，按其所過之經以調之。

【譯文】

　　小腹部控引睪丸，牽及腰脊，痛勢上衝心胸，這是邪在小腸的症狀。小腸它連著睪系，屬於脊椎，通於肝肺，繞心系。因此，在邪氣盛時，就會厥氣上逆，上衝腸胃，動肝臟，分布於肓膜，結聚於咽。所以治小腸病，應當取用肓原以散邪氣，針刺手太陰以升之，取足厥陰以降之，取下巨虛穴以去小腸的病邪，並且按它所通過的經脈，取穴調治。

【原文】

　　善嘔，嘔有苦，長太息，心中憺憺，恐人將捕之，邪在膽，逆在胃，膽液洩則口苦，胃氣逆則嘔苦，故曰嘔膽。取三里以下胃氣逆，則刺少陽血絡以閉膽逆，卻調其虛實以去其邪。飲食不下，膈塞不通，邪在胃脘，在上脘則刺抑而下之，在下脘則散而去之。

【譯文】

　　病人時常嘔吐，夾有苦水，常嘆氣，心裡恐懼不安，怕有人要逮他似的，這是病邪在膽的症狀。因為氣機犯胃，膽液外洩，就會口覺苦味，胃氣上逆，就會嘔出苦水，所以叫做嘔膽。治療當取三里穴以降胃氣之逆，刺足少陽的血絡，以抑止膽逆，並且要察病的虛實，以排除病邪。另有一種病人，飲食不進，胸膈阻塞不通，這是病邪在胃脘的症狀。病在上脘，就刺上脘之穴以抑制胃氣之逆，病在下脘，就刺下脘之穴，以散去停積之滯。

【原文】

小腹痛腫，不得小便，邪在三焦約，取之太陽大絡，視其絡脈與厥陰小絡結而血者，腫上及胃脘，取三里。

【譯文】

患少腹部腫，小便不通，這是邪在膀胱，下焦約而不通的症狀。應當取用足太陽經的大絡，並觀察足太陽經的大絡與足厥陰經的小絡有聚血現象，而腫勢又向上延及胃脘，這就應取三里穴刺治。

【原文】

睹其色，察其（以）〔目〕，知其散復者，視其目色，以知病之存亡也。一其形，聽其動靜者，持氣口人迎以視其脈，堅且盛且滑者病日進，脈軟者病將下，諸經實者，病三日已。氣口候陰，人迎候陽也。

【譯文】

在針刺時，看病人的氣色，觀察病人的眼睛，知道他病的好壞是怎樣呢？這是說看病人的目和色（眼睛的顏色），就可以了解病的輕重。在診病時，醫生要形神一致，聽候脈的動靜是怎樣呢？這是說持按病者的氣口人迎以察它的脈象，如脈堅並盛而滑的，病就要日益加重；如脈來軟的，就是病勢將退的現象，如病在諸經，而脈實有力的，像這樣，經過三日，病就會好的。上邊所說的氣口人迎，怎樣了解它的作用呢？氣口臟脈，可以候陰，人迎腑脈，可以候陽。

五邪第二十

提示：本篇主要討論邪在五臟的症狀及其針刺方法。

【原文】

邪在肺，則病皮膚痛，寒熱，上氣喘，汗出，咳動肩背。取之膺中外腧，背三節（五臟）之傍，以手疾按之，快然，乃刺之，取之缺盆中以越之。

【譯文】

邪在肺臟，就會皮膚疼痛，發寒熱、氣逆、發喘、出汗、咳嗽引動肩背不適等症狀。治療可取胸側中府、雲門穴，以及背部第三椎旁的肺俞穴，先用手極力按之，等病人感覺到舒快，就進行針刺，並可取缺盆穴進行針治。

【原文】

邪在肝，則兩脇中痛，寒中，惡血在內，行善掣，節時（腳）腫，取之行間以引脇下，補三里以溫胃中，取血脈以散惡血，取耳間青脈，以去其掣。

【譯文】

邪在肝臟，就會發生兩脇裡內疼痛，中焦虛寒，瘀血在裡邊，脛節經常腫大，容易發生抽引痙攣，治療可取行間穴，以引脇下之氣下行，補三里穴，以溫中焦，刺本經血絡以散惡血，又取耳間青脈，以消除它的抽引症狀。

【原文】

邪在脾（胃），則病肌肉痛。陽氣有餘，陰氣不足，則熱中善飢；陽氣不足，陰氣有餘，則寒中腸鳴腹痛，陰陽俱有餘，若俱不足，則有寒有熱。皆調于三里。

【譯文】

邪在脾臟，就會發生肌肉疼痛。若陽氣有餘，陰氣不足，就能有

胃熱，常常感覺飢餓的症狀；若陽氣不足，陰氣有餘，就有胃寒、腸鳴、腹痛等症狀；如陰陽都有餘，或陰陽都不足，這就是病症有屬於寒的，有屬於熱的，都取足三里穴進行調治。

【原文】

邪在腎，則病骨痛陰痺。陰痺者，按之而不得，腹脹腰痛，大便難，肩背頸項痛，時眩。取之湧泉、崑崙，視有血者盡取之。

【譯文】

邪在腎臟，就會發生骨痛陰痺。陰痺這種病，用手按之，找不著痛之所在。並且有腹脹，腰痛，大便難，肩背頸項強痛及經常眩暈等症狀，治療可取用湧泉穴、崑崙穴，如果察有瘀血現象，也都可在這兩經的血絡上進行針刺。

【原文】

邪在心，則病心痛喜悲，時眩仆，視有餘不足而調之其輸也。

【譯文】

邪在心臟，就會發生心痛，多悲感，經常眩暈仆倒。治療應觀察病症的屬實屬虛，取用本經的輸穴進行調治。

寒熱病第二十一

提示：本篇篇名寒熱病，而其實不僅限於這個範圍，另外它指出寒厥、熱厥及多種雜病的症狀和針刺方法；又介紹了天牖五部腧穴的位置與不同的主治作用，和四時取穴的常則。

【原文】

皮寒熱者，不可附席，毛髮焦，鼻槁臘，不得汗。取三陽之絡，以補手太陰。

【譯文】

外邪侵入皮毛而發寒熱，皮膚不可著席，皮毛枯燥，鼻孔發乾，不出汗，治療當取足太陽經的絡穴，再用補的手法刺手太陰經穴。

【原文】

肌寒熱者，肌痛，毛髮焦而唇槁臘，不得汗。取三陽于下以去其血者，補足太陰以出其汗。

【譯文】

外邪侵入肌肉而發生寒熱，就感到肌肉痛，毛髮焦枯，唇舌乾燥，沒有汗。治療當取足太陽經在下肢的絡穴以放出瘀血，然後，再用針補足太陰經，就可以出汗了。

【原文】

骨寒熱者，（病）〔痛〕無所安，汗注不休。齒未槁，取其少陰于陰股之絡；齒已槁，死不治。骨厥亦然。

【譯文】

外邪深入於骨而發寒熱病，疼痛了沒有安適的地方，出汗淋漓不止。若是牙齒還沒有枯燥的現象，當取足少陰下肢內側的絡穴；如果牙齒已經枯燥，便是不治的死症。關於骨厥病的診斷治療也是這樣。

【原文】

骨痺，舉節不用而痛，汗注煩心。取三陰之經補之。

【譯文】

患骨痺的,全身的骨節不能活動自如而疼痛,汗出如流,心煩,取三陰經的穴位,並用補的針法。

【原文】

身有所傷血出多,及中風寒,若有所墮墜,四支懈惰不收,名曰體惰。取其小腹臍下三結交。三結交者,陽明、太陰也,臍下三寸關元也。

【譯文】

身體有被金刃所傷之處,血流出的很多,並且又受了風寒。或有從高處下墜過,以致四肢瘦弱,懶得活動,這叫做體惰,治療取小腹肚臍下的三結交穴。三結交,是陽明胃經、太陰脾經在臍下三寸相交的任脈關元穴。

【原文】

厥痺者,厥氣上及腹。取陽明之絡,視主病也,瀉陽補陰經也。

【譯文】

厥逆而且痺症的,厥逆之氣上及腹部,當取陰經或陽經的絡穴,但必須察明主病的所在,在陽經用瀉法,在陰經用補法。

【原文】

頸側之動脈人迎。人迎,足陽明也,在嬰筋之前。嬰筋之後,手陽明也,名曰扶突。次脈,(足)〔手〕少陽脈也,名曰天牖。次脈,足太陽也,名曰天柱。腋(下)〔內〕動脈,(臂)〔手〕太陰也,名曰天府。

【譯文】

　　頸側的動脈是人迎穴。人迎屬於足陽明胃經，在頸筋的前面。在頸筋後面是手陽明大腸經的穴，叫做扶突穴。再次，是手少陽經的穴，叫做天牖穴。再次，是足太陽膀胱經的穴，叫做天柱穴。腋內動脈，是手太陰肺經的穴，叫做天府穴。

【原文】

　　陽迎頭痛，胸滿不得息，取之人迎。暴瘖氣，取扶突與舌本出血。暴聾氣蒙，耳目不明，取天牖。暴攣癇眩，足不任身，取天柱。暴癉內逆，肝肺相搏血溢鼻口，取天府。此為（天）〔大〕牖五部。

【譯文】

　　陽邪逆於陽經而發生頭痛、胸滿、呼吸不利等症狀，取人迎穴。突然失音，氣梗塞，刺扶突穴和舌本出血。突然耳聾、氣盛，耳目都不清楚，取天牖穴。突然拘攣、癲癇或眩暈，足部支撐不住身體，取天柱穴。突然熱渴，腹內之氣上逆，肝肺火邪相搏，以致血逆妄行，上溢鼻口，取天府穴。這是頸項大牖五個腧穴的位置。

【原文】

　　臂陽明有入頄遍齒者，名曰大迎，下齒齲取之。臂惡寒補之，不惡寒瀉之。足太陽有入頄遍齒者，名曰角孫，上齒齲取之，在鼻與頄前。方病之時其脈盛，盛則瀉之，虛則補之。一曰取之出鼻外。

【譯文】

　　手陽明經，上入顴骨遍於齒根，穴位叫做大迎。下頷齲（蛀牙）齒的取大迎穴。臂惡寒的，用補法；不惡寒的，用瀉法。足太陽經入頄遍於齒根，穴位叫做角孫穴，上頷齲齒的取角孫穴。並在鼻和顴骨前面取穴治療。在剛發病的時候，如果脈盛，脈盛就用瀉法，脈虛就用補法。另有一種說法，可取鼻孔外側的穴位。

【原文】

　　足陽明有挾鼻入于面者，名曰懸顱，屬口，對入系目本，視有過者取之，損有餘，益不足，反者益甚。足太陽有通項入于腦者，正屬目本，名曰眼系，頭目苦痛取之，在項中兩筋間，入腦乃別陰蹻陽蹻，陰陽相交，陽入陰，陰出陽，交于目銳眥，陽氣盛則瞋目，陰氣盛則瞑目。

【譯文】

　　足陽明經有挾行於鼻旁而入於面部的，穴位叫做懸顱。其經脈下行的屬口，上行的對口入系目本，觀察有不正常的地方進行診治，損有餘，補不足。如果相反，病情就會更加重些。足太陽經有行到項部入於腦部的，此處直屬目本，叫做眼系。頭目感到疼痛的病，可在項中兩筋間取穴治療。足太陽經的循行，深入腦部，就分別屬於陰蹻陽蹻脈，這兩脈陰陽相交，陽入於陰，陰出於陽，交會於眼的內角，陽氣偏盛則目瞋張，陰氣偏盛則目常合。

【原文】

　　熱厥取足太陰、少陽，皆留之，寒厥取足陽明、少陰于足，皆留之。

【譯文】

　　熱厥症，取足太陰脾經，足少陽膽經進行治療；寒厥症，取足陽明胃經，足少陰腎經進行治療，並在足部取穴，也都應該留針。

【原文】

　　舌縱涎下，煩悗，取足少陰。振寒灑灑，鼓頷，不得汗出，腹脹煩悗，取手太陰。刺虛者，刺其去也；刺實者，刺其來也。

【譯文】

　　舌無力收卷，口涎自流，心胸煩悶，當取足少陰腎經穴。發冷，兩腮像打鼓一樣地顫抖，不出汗，腹脹煩悶，當取手太陰肺經穴。針刺虛症，應刺營衛虛處而用補法。針刺實症，應刺營衛實處而用瀉法。

【原文】

　　春取絡脈，夏取分腠，秋取氣口，冬取經輸，凡此四時，各以時為齊。絡脈治皮膚，分腠治肌肉，氣口治筋脈，經輸治骨髓、五臟。

【譯文】

　　在春季針刺時，取絡脈間的穴位，夏季針刺時，取肌肉與皮膚間的穴位，秋季針刺時，取經脈的穴位，這四時各有取穴的範圍。取絡脈可治皮膚病，取肌肉皮膚可治肌肉病，取氣口可治筋脈病，取經脈可治骨髓和五臟的病。

【原文】

　　身有五部：伏兔一；腓二，腓者 也；背三；五臟之腧四；項五。此五部有癰疽者死。病始手臂者，先取手陽明、太陰而汗出；病始頭首者，先取項太陽而汗出；病始足脛者，先取足陽明而汗出。臂太陰可汗出，足陽明可汗出。故陰而汗出甚者，止之於陽；取陽而汗出甚者，止之於陰。

【譯文】

　　身體有五個重要部位，就是伏兔部、腓部、背部、五臟的腧穴、項部。在這幾個部位上患有癰疽的，都可以死亡。疾病起於手臂的，取手陽明、手太陰兩經穴位使其出汗；疾病起於頭首的，取項部足太陽經穴位使其出汗；疾病起於足部脛部的，取足陽明經穴位使其出汗。針刺手太陰經穴可以出汗；針刺足陽明經穴也可以出汗。由於陰

陽兩經的相通，所以取陰脈而出汗多的，可取陽經穴來止汗；取陽脈而出汗多的，可取陰經穴來止汗。

【原文】

凡刺之害，中而不去則精洩，不中而去則致氣；精洩則病甚而恇，致氣則生為癰疽也。

【譯文】

一般說針刺的要害，當刺中了病所以後，仍不出針，就會洩病人的精氣；如果沒刺中病所就出針，就會使邪氣凝聚不散。精氣耗洩，會使病加重而產生恇怛；邪氣凝聚不散，會生癰疽（毒瘡）。

癲狂第二十二

提示：本篇論述癲狂病的始生、始作的症狀，和針法、灸法的應用。值得注意的，是篇首提出目眦的問題，這是因為「人身臟腑之神，以目為主」。對於癲狂這類精神疾患，首先查目，是有其必要的。至於篇後所說的風逆症，是因為它和癲狂在發病上都有暴發的特點，但是二者在致病原因及治療方法等方面，絕不相同，在篇內提出來，是為使人加以鑑別的。

【原文】

目眦外決于面者，為銳眦；在內近鼻者為內眦；上為外眦，下為內眦。

【譯文】

眼角在面上外方的，叫做銳眦；眼角靠近鼻側的，叫做內眦。上屬外眦，下屬內眦。

【原文】

癲疾始生，先不樂，頭重痛，視舉目赤，（甚）〔其〕作極，已而煩心，候之于顏，取手太陽、陽明、太陰，血變而止。

【譯文】

癲疾在初起時，先不樂，頭重而痛，兩眼向上看，眼睛紅，當病發作較嚴重時，並且心煩不安。這可觀察病人眉目之間的表情，就可以預知病之將發。治療可取太陽、陽明、太陰的穴位，等到面部的血色，轉變為正常之色然後止針。

【原文】

癲疾始作，而引口啼呼喘悸者，候之手陽明、太陽，左強者攻其右，右強者攻其左，血變而止。癲疾始作，先反僵，因而脊痛，候之足太陽、陽明、太陰、手太陽，血變而止。

【譯文】

癲疾開始發作，隨口發出啼叫的聲音，診察應從手陽明、手太陽兩經循行通路去取穴，採用繆刺的方法，左側堅硬的，針治其右側；右側堅硬的，針治其左側，等到面部的血色，轉變為正常之色後止針。癲疾開始發作，先是角弓反張，因而覺得脊背疼痛，診察從足太陽、陽明、太陰、手太陽各經去取穴治療，等到面部的血色，轉變為正常之色然後止針。

【原文】

治癲疾者，常與之居，察其所當取之處。病至，視之有過者瀉之，置其血于瓠壺之中，至其發時，血獨動矣。不動，灸窮骨二十壯。窮骨者，骶骨也。

【譯文】

治療患癲疾的人，應該常和病人同住，觀察他該用何經何穴進行治療。病發作時，看他有病的經脈就進行放血，並將放出的血，藏到葫蘆裡面，到再發病時，葫蘆裡的血就會動的。如果不動，可灸窮骨二十壯。窮骨，就是尾骶骨。

【原文】

骨癲疾者，顑齒、諸腧、分肉皆滿而骨居，汗出煩悗。嘔多（沃）〔涎〕沫，氣下洩，不治。

【譯文】

骨癲疾，在腮齒諸腧分肉之間都感到脹滿，骨骼僵直，出汗、煩悶，嘔吐多涎沫，腎氣下洩，出現這些現象的病人，就是不治之症。

【原文】

筋癲疾者，身倦攣急大，刺項大經之大杼脈。嘔多沃沫，氣下洩，不治。

【譯文】

筋癲疾，身體彎曲不伸，拘攣發緊，脈大，可針刺項後的大杼穴進行治療；假如出現嘔吐很多涎沫，以及腎氣下洩等現象，就是不治之症了。

【原文】

脈癲疾者，暴仆，四肢之脈皆脹而縱。脈滿，盡刺之出血；不滿，灸之挾項太陽，灸帶脈于腰相去三寸，諸分肉本輸。嘔多沃沫，氣下洩，不治。

【譯文】

脈癲疾，發病時會突然暈仆倒地，四肢的脈，都脹而縱緩；如脈現脹滿，都可以針刺出血，如並脹滿，可在挾項兩旁的足太陽經用灸法治療，並灸帶脈於腰間相去三寸許的穴位，和在分肉之間及四肢腧穴。但若出現嘔吐很多白沫，及氣下洩的現象，就是不治之症。

【原文】

癲疾者，疾發如狂者，死不治。

【譯文】

患癲病者，如果發作時像狂病的症狀，就是不治之症。

【原文】

狂始生，先自悲也，喜忘、（苦）〔喜〕怒、善恐者，得之憂飢，治之取手太陰、陽明，血變而止，及取足太陰、陽明。狂始發，少臥不飢，自高賢也，自辯智也，自尊貴也，善罵詈，日夜不休，治之取手陽明、太陽、太陰、舌下少陰，視之盛者，皆取之，不盛，釋之也。

【譯文】

狂病在初起時，先是自己有悲哀的情緒，愛忘，愛發火，多恐懼，而憂愁、飢餓又是它致病之因。治療可先取手太陰、陽明兩經的穴位，等血色變為正常而止；後取足太陰、陽明兩經的穴位。狂病在開始發作時，少睡眠，不飢餓，自認為高賢，自認為能言有才，自認為尊貴，好罵人，日夜不休止。治療的方法，取手陽明、太陽、太陰，以及舌下少陰等穴位。觀察如脈盛的，都可以取用，脈不盛的，就放掉不用它了。

【原文】

狂（言）〔喜〕、驚、善笑、好歌樂、妄（行）〔作〕不休者，得之大恐，治之取手陽明、太陽、太陰。狂，目妄見、耳妄聞、善呼者，少氣之所生也，治之取手太陽、太陰、陽明、足太陰、頭兩顑。狂者多食，善見鬼神，善笑而不發于外者，得之有所大喜，治之取足太陰、太陽、陽明，後取手太陰、太陽、陽明。狂而新發，未應如此者，先取曲泉左右動脈，及盛者見血，有頃已，不已，以法取之，灸骨䴲二十壯。

【譯文】

狂喜，害怕，多笑，好歌樂，胡亂動作而日夜不休止的，這是由於受了驚恐所致。治療的方法，可取手陽明、太陽、太陰施行針刺。患狂病的，眼會看到不常見的東西，耳會聽到不常聽的聲音，時常地驚叫，這是由於氣衰神怯所發生的精神失常狀態。治療的方法，可取手太陽、太陰、陽明、足太陰以及頭部兩腮的穴位施行針刺。患狂病的人吃得多，時常像看到鬼神，多笑，但不在人前表露，這是由於大喜傷神所致。治療的方法，可取足太陰、太陽、陽明，後取手太陰、太陽、陽明施行針刺。狂病在初起時，還未曾出現像以上各節症狀的時候，可先取曲泉穴動脈左右刺之，若經脈盛滿，放了血，不久病可痊癒，假如不能治癒，就用以上治癲病的辦法，在䴲骨上灸二十壯。

【原文】

風逆暴四肢（腫）〔痛〕，身漯漯，唏然時寒，飢則煩，飽則善變，取手太陰表裡，足少陰、陽明之經，內清取滎，骨清取井、經也。

【譯文】

風逆這種病，突然四肢疼痛，身上出汗，有時冷得鼻裡出氣發聲，在飢餓時就感到煩躁，吃飽了就會動而不安。治療可取手太陰肺

和手陽明大腸表裡二經，及足少陰腎經、足陽明胃經，肉覺寒涼的，取上述四經滎穴刺之，骨裡覺寒涼的，取上述四經井穴刺之。

【原文】

厥逆為病也，足暴清，胸若將裂，腸若將以刀切之，煩而不能食，脈大小皆澀，暖取足少陰，清取足陽明，清則補之，溫則瀉之。厥逆腹脹滿，腸鳴，胸滿不得息，取之下胸二脅咳而動手者，與背腧以手按之立快者是也。

【譯文】

厥逆病所表現的症狀，腳突然發冷，胸部像要裂開，腸子像用刀刮摩，煩滿而不能進食，脈來的大小都現澀象。如病人身體還溫暖的，就取用足少陰經的穴位，身體冰冷的，就取用足陽明胃經的穴位，冰冷的用補法，溫暖的用瀉法。厥逆病，腹部脹滿，腸鳴，胸滿，呼吸不利，當取用胸下兩脅的穴位，叫病人咳嗽，該處有動而應手的就是穴；另外取用背俞穴，用手指按之而有舒快之感的，也就是穴之所在。

【原文】

內閉不得溲，刺足少陰、太陽與骶上以長針，氣逆則取其太陰、陽明、厥陰，甚取（少）〔太〕陰、陽明動者之經也。

【譯文】

內閉而小便不通的，可取用足少陰、足太陽兩經的穴位和骶骨上的長強穴，以長針刺之。氣逆，可取用足太陰、足陽明兩經的穴位。厥逆發作嚴重的，取用足太陰、足陽明兩經動脈的穴位。

【原文】

少氣，身漯漯也，音吸吸也，骨酸體重，懈惰不能動，補足少

陰。短氣，息短不屬，動作氣索，補足少陰，去血絡也。

【譯文】

少氣的病人，身體出汗，說話時，語聲斷續像連接不上，骨節痠，身體重，懶怠不願意動，治療可在足少陰腎經施行補法。短氣的病人，呼吸短促而不能連續，稍為動作，氣就像沒了一樣，治療可在足少陰腎經施行補法，並用針刺去其血絡。

熱病第二十三

提示：本篇提出了各種熱病針刺方法和禁刺原則，以及治熱病五十九穴的具體位置和分布。並敘述了偏枯、痱、喘息、心疝、喉痹、目中赤痛、風痙、癃、男子如蠱、女子如怛等雜症的刺法和要穴。

【原文】

偏枯，身偏不用而痛，言不變，志不亂，病在分腠之間，巨針刺之，益其不足，損其有餘，乃可復也。痱為病也，身無痛者，四肢不收，智亂不甚，其言微知，可治；甚則不能言，不可治也。病先起于陽，後入于陰者，先取其陽，後取其陰，浮而取之。

【譯文】

偏枯的症狀，半身不遂、疼痛，說話比尋常沒有改變，神志沒有錯亂，這是病邪在分肉腠理之間，治療可用大針刺之。如病屬不足的用補法，屬有餘的就用瀉法，是可以恢復的。痱病的症狀，身體不覺疼痛，四肢弛緩不收。意識錯亂不很嚴重，說話語聲細微，但可以聽明白，這樣，可以治療。嚴重的，就不能說話，不可以治療。病先起於陽分，再深入於陰分的，應當先刺其陽經，然後刺其陰經，並用淺刺的方法。

【原文】

　　熱病三日，而氣口靜、人迎躁者，取之諸陽，五十九刺，以瀉其熱而出其汗，實其陰以補其不足者。身熱甚，陰陽皆靜者，勿刺也；其可刺者，急取之，不汗出則洩。所謂勿刺者，有死徵也。

【譯文】

　　熱病三日了，氣口脈象平靜，人迎脈出現躁動的，可隨症取用各陽經，治熱病的五十九個穴，以瀉在表的熱邪，而發其汗，仍應配用充實陰經的針法，而補三陰的不足。病人身體發熱很厲害，而陰陽之脈，反而出現沉靜的，這就不可針刺了；如果還可以針治，就應趕快針刺，則邪不從汗出，就從洩解。所謂不可針刺的，是有死的徵象。

【原文】

　　熱病七日八日，脈口動喘而（短）〔眩〕者，急刺之，汗且自出，淺刺手大指間。

【譯文】

　　熱病七八日，脈口有動象，氣喘、頭眩，這樣就趕快針治，汗將要自然出的。它主要是淺刺手大指之間的穴位。

【原文】

　　熱病七日八日，脈微小，病者溲血，口中乾，一日半而死，脈代者，一日死。熱病已得汗出，而脈尚躁，喘且復熱，必（刺膚）〔庸刺〕，喘甚者死。

【譯文】

　　熱病七八日，脈象微小，病人尿血，口中乾燥，隔一日半就會死亡；出現代脈的，隔一天就死。熱病已經出汗，可是脈象還是躁而不靜，氣喘，並且不久熱勢又起的，不可針刺。若是氣喘加劇，就會死

亡。

【原文】

　　熱病七八日，脈不躁，躁不散數，後三日中有汗；三日不汗，四日死未曾汗者，必（脾）〔庸〕刺之。

【譯文】

　　熱病七八日，脈沒有躁象，就是有了躁象，但脈裡沒有數象，這種情況，在以後的三日之中能有汗的，病就可癒；如在三日後仍不得汗解，第四天就會死亡。未曾出汗的，就不用針治了。

【原文】

　　熱病先膚痛，窒鼻充面，取之皮，以第一針，五十九，苛軫鼻，索皮于肺，不得索之火，火者心也。

【譯文】

　　熱病，開始感到皮膚疼痛，鼻孔不通氣如塞上東西，應該用淺刺皮膚的針法，以九針中的鑱針，在治熱病的五十九個穴位裡選穴針刺；如果鼻子發腫，同樣用淺刺針法刺肺俞穴，不可取心俞穴，因為心屬火，火是能剋金的。

【原文】

　　熱病先身澀，倚而熱，煩悗，乾唇口嗌，取之（皮）〔脈〕，以第一針，五十九，膚脹口乾，寒汗出，索脈于心，不得索之水，水者腎也。熱病嗌乾多飲，善驚，臥不能起，取之膚肉，以第六針，五十九，目眥青，索肉于脾，不得索之木，木者肝也。

【譯文】

　　熱病開始就出現皮膚粗澀，煩躁不安，滿悶，唇、喉乾，這應治

血脈，用九針中的第一針，在五十九穴裡，選取與脈有關穴位刺之。有的熱病，皮膚發脹，口乾，出冷汗，治療取心俞穴，不可取腎俞穴，因為腎屬水，水是能克火的。有的熱病，喉乾多飲，愛害怕，躺著不願起來，這當以刺肌肉為主，用九針中的員利針，在五十九穴裡選穴。眼角現有青色，同樣以刺肌肉取脾俞穴，不可取肝俞穴，因為肝屬木，木是能剋土的。

【原文】

熱病面青腦痛，手足躁，取之筋間，以第四針，于四逆，筋（瞢）〔辟〕目浸，索筋于肝，不得索之金，金者肺也。

【譯文】

熱病，胸脇作痛，手足亂痛，這應治其筋，可用九針中鋒針；如筋拘攣，目生瞖，同樣治筋病取肝俞穴，不可取肺俞穴，因為肺屬金，金是能剋木的。

【原文】

熱病數驚，瘛瘲而狂，取之脈，以第四針，急瀉有餘者，癲疾毛髮去，索血于心，不得索之水，水者腎也。

【譯文】

熱病，驚悸，手足抽動，狂躁，這應治血，可用九針中的鋒金，趕快瀉其熱邪，則癲疾及毛髮脫落也就好了。這是治血病取心俞穴，不可取腎俞穴，因為腎屬水，水是能剋火的。

【原文】

熱病身重骨痛，耳聾而好瞑，取之骨，以第四針，五十九刺，骨病不食，嚙齒耳（青）〔清〕，索骨于腎，不得索之土，土者脾也。

【譯文】

熱病，身重骨痛，耳聾，好睡覺，這應治其骨，可用九針裡的鋒針，在五十九個穴位裡選穴針治。骨病不願吃東西、咬牙、兩耳發涼，同樣治骨病取腎俞穴，不可取脾俞穴，因為脾屬土，土是能剋水的。

【原文】

熱病不知所痛，耳聾不能自收，口乾，陽熱甚，陰頗有寒者，熱在髓，死不可治。

【譯文】

熱病，不覺得什麼苦痛，只是耳聾，精神萎靡不振，口乾，外熱已極，內熱也很盛，內外交熱，這是熱以深入骨髓，死不可治。

【原文】

熱病頭痛顳顬，目瘛脈痛，善衄，厥熱病也，取之以第三針，視有餘不足（寒熱痔）。

【譯文】

熱病，頭痛得很，眼區脈絡抽動，時常鼻出血，這是熱邪厥逆，治療應用九針中的鍉針，要觀察病情的有餘和不足。

【原文】

熱病體重，腸中熱，取之以第四針，于其腧及諸指間，索氣于胃（胳）〔絡〕得氣也。

【譯文】

熱病，身體覺重，腸中熱，應用九針中的鋒針，取胃俞及手足諸指間，還可以針刺胃經的絡穴，以得氣為限。

【原文】

熱病、挾臍急痛，胸脇滿，取之湧泉與陰陵泉，取以第四針，針嗌里。

【譯文】

熱病，夾著臍部驟然疼痛，胸脇支滿，治療可取湧泉穴與陰陵泉穴，並用九針中的鋒針刺廉泉穴。

【原文】

熱病而汗且出，及脈順可汗者，取之魚際、太淵、大都、太白，瀉之則熱去，補之則汗出，汗出太甚，取內踝上橫脈以止之。

【譯文】

熱病，汗將出，以及脈症相合可以出汗去熱的，就取手太陰經穴魚際、太淵，足太陰經穴大都、太白刺之。用瀉法就可去熱，用補法就可出汗，如出汗過多，可刺踝上橫紋三陰交穴以止之。

【原文】

熱病已得汗而脈尚躁盛，此陰脈之極也，死；其得汗而脈靜者，生。熱病者脈尚盛躁而不得汗者，此陽脈之極也，死；脈盛躁得汗靜者，生。

【譯文】

熱病，已經出了汗，脈象常躁盛的，這是陰脈虛弱極了，死；如出汗後，而脈象平靜的，生。患熱病的，脈象常躁，出不了汗，這是陽脈亢盛極了，死；如果脈象盛躁，出了汗脈象就平靜的，生。

【原文】

熱病不可刺者有九：一曰，汗不出，大顴發赤噦者死；二曰，洩

而腹滿甚者死；三曰，目不明，熱不已者死；四曰，老人嬰兒，熱而腹滿者死；五曰，汗不出，嘔下血者死；六曰，舌本爛，熱不已者死；七曰，咳而衄，汗不出，出不至足者死；八曰，髓熱者死；九曰，熱而（痙）〔瘛〕者死。〔熱而瘛者〕腰折，瘛瘲，齒噤齘也。凡此九者，不可刺也。

【譯文】

　　熱病，有不可刺的死症九種，一曰：不出汗，顴骨部發赤，呃逆的，是死症；二曰：洩瀉而腹部脹滿極嚴重的，是死症；三曰：目不明，發熱不退的，是死症；四曰：老人和嬰兒，發熱而腹部脹滿的，是死症；五曰：不出汗，嘔吐而兼有下血的，是死症；六曰：舌本潰爛，發熱不退的，是死症；七曰：咳嗽、鼻出血，不出汗，就是出汗也到不了足部的，是死症；八曰：熱邪深入骨髓的，是死症；九曰：發熱而出現瘛病的情況是死症。所謂發熱而瘛，就是出現脊背反張、肢體抽搐、牙關緊閉和咬牙等症狀。凡是以上所舉的死症，都不可以針刺。

【原文】

　　所謂五十九刺者，兩手外內側各三，凡十二痏；五指間各一，凡八痏，足亦如是；頭入髮一寸傍三分各三，凡六痏；更入髮三寸邊五，凡十痏：耳前後口下者各一，項中一，凡六痏；巔上一，囟會一，髮際一，廉泉一，風池二，天柱二。

【譯文】

　　所謂治熱病的五十九個穴，就是在兩手外側各三穴，兩手內側各三穴，左右共十二穴。在手五指間，各有一穴，左右共八穴。在足趾間也同樣各有一穴。頭部入髮際一寸，向兩側旁開分為三處，每側各有三穴，左右共六穴。更入髮際三寸兩邊各有五穴，左右共十穴。耳前後各一穴，口下一穴，項中一穴，合共六穴。巔頂一穴，囟會一

穴，前髮際一穴，後髮際一穴，廉泉一穴，風池二穴，天柱二穴，共計九穴。

【原文】

氣滿胸中喘息，取足太陰大指之端，去爪甲如（薤）〔韭〕葉，寒則留之，熱則疾之，氣下乃止。

【譯文】

氣逆，壅滿胸中，呼吸喘促，可取足大趾之端，去爪甲角像韭葉那樣寬。症屬於寒，就久留針；症屬於熱，就疾去針，等待逆氣下降，喘已平定，就可止針。

【原文】

心疝暴痛，取足太陰、厥陰，盡刺去其血絡。

【譯文】

心疝病，突然發作疼痛，可取足太陰、厥陰，在這兩經的血絡上，針刺放血。

【原文】

喉痹舌卷，口中乾，煩心心痛，臂內廉痛，不可及頭，取手小指次指爪甲下，去端如韭葉。

【譯文】

喉痹，舌卷曲不伸，口乾，心煩，心痛，手臂內側作痛，不能上舉到頭部。治療這些症狀，可取關衝穴刺之，穴在無名指外側（近小指側一面）之爪甲角一分許，像韭葉寬。

【原文】

目中赤痛，從內眥始，取之陰蹻。風（痙）〔痓〕身反折，先取足太陽及膕中及血絡出血；中有寒，取三里。

【譯文】

目中赤痛，病從眼內角開始的，治療時刺陰蹻脈照海穴。風痓，出現了角弓反張的症狀，治療先取足太陽經委中穴。並在浮淺的血絡上針刺出血。如腹中有寒的，兼取三里穴。

【原文】

癃，取之陰蹻及三毛上及血絡出血。

【譯文】

小便不通暢，治療可取用陰蹻以及足大趾外側三毛上的穴位，與肝腎兩經的血絡上針刺出血。

【原文】

男子如蠱，女子如（怚）〔阻〕，身體腰脊如解，不欲飲食，先取湧泉見血，視跗上盛者，盡見血也。

【譯文】

男子患了像疝瘕（腹部急痛）的病，女子患了像懷胎惡阻的病，身體腰脊像分開一樣，不願吃東西；先取湧泉穴刺血，再觀察腳面上血絡盛處略微的刺出血來。

厥病第二十四

提示：本篇對於厥病之厥頭痛、真頭痛、偏頭痛的不同症狀，以及厥心病的發病情況，都詳細作了介紹，所有以上各病的取穴與針刺療法，也都分別敘述。但關於厥心痛的針刺穴位，在後世針灸書裡，一向未見採用，是值得注意研究的一個問題。本篇雖以厥病名篇，但亦旁及於其他，如蟲瘕、耳聾、耳鳴、足髀等症的刺法。

【原文】

厥頭痛，而若腫起而煩心，取之足陽明、太陰。

【譯文】

厥頭痛，面部像腫起，並且心煩。治療可取足陽明胃經、足太陰脾經刺之。

【原文】

厥頭痛，頭脈痛，心悲善泣，視頭動脈反盛者，刺盡去血，後調足厥陰。

【譯文】

厥頭痛，頭部脈絡裡痛，心悲，愛哭，觀察頭部顫動，絡脈充盛。用針刺治療，略微放血，然後刺足厥陰肝經穴以調和之。

【原文】

厥頭痛，貞貞頭重而痛，瀉頭上五行，行五，先取手少陰，後取足少陰。

【譯文】

　　厥頭痛，頭部沉重，痛得厲害。治療可在頭頂上行，每行五穴，去選穴針刺，以瀉諸陽之熱逆。但應先取手少陰心脈腧穴，後取足少陰腎脈腧穴。

【原文】

　　厥頭痛，（意）〔噫〕善忘，按之不得，取頭面左右動脈，後居足太陰。

【譯文】

　　厥頭痛，常嘆氣、好忘，用手按摸也找不到疼痛部位。治療可取用頭面左右動脈刺之，然後再刺足太陰脾經以調之。

【原文】

　　厥頭痛，項先痛，腰脊為應，先取天注，後取足太陽。

【譯文】

　　厥頭痛，項部先痛，腰脊也相應而痛。治療先取天柱穴刺之，然後再刺足太陽膀胱經的穴位。

【原文】

　　厥頭痛，頭痛甚，耳前後脈湧有熱（一本云有動脈），瀉出其血，後居足少陽。

【譯文】

　　厥頭痛，頭痛很劇烈，耳前後的脈絡脹熱。治療先用針瀉血，然後再取足少陽膽經的穴位刺之。

【原文】

真頭痛，頭痛甚，腦盡痛，手足寒至節，死不治。

【譯文】

真頭痛，痛得劇烈，滿腦都痛，手足冷到肘膝關節，這是死症，治不了。

【原文】

頭痛不可取于腧者，有所擊墮，惡血在于內，若（肉）〔內〕傷，痛未已，可則刺，不可遠取也。

【譯文】

頭痛，有的不可取腧穴來治療，像擊傷或摔傷，瘀血在內，假如有了內傷，痛還沒有消除，只可在頭痛部位斜刺，不可用距離遠的腧穴治療。

【原文】

頭痛不可刺者。大痹為惡，〔風〕日作者，可令少癒，不可已。

【譯文】

頭痛治療，不能只靠針刺。由於大痹為害，遇到風日，頭痛發作，針刺可以使它稍好些，不可以根除。

【原文】

頭半寒痛，先取手少陽、陽明，後取足少陽、陽明。

【譯文】

頭痛在半側有冷痛感覺的，治療可取用手少陽、手陽明兩經穴位刺之，然後再針刺足少陽、足陽明兩經。

【原文】

厥心痛,與背相控,善(瘛)〔恐〕,如從後觸其心,傴僂者,腎心痛也,先取京骨、崑崙,發(狂)〔針〕不已,取然谷。

【譯文】

厥心痛,痛得牽引了背部,愛害怕,像有東西從背後觸他的心那樣,以致病人不敢伸直腰板,有駝背的現象,這是腎心痛。治療先取京骨、崑崙兩穴刺之,發針後,痛仍不止,應該再刺然谷穴。

【原文】

厥心痛,腹脹胸滿,心尤痛甚,胃心痛也,取之大都、太白。

【譯文】

厥心痛,腹脹胸滿,心痛得更劇烈,這是胃心痛。治療應取用大都、太白兩穴刺之。

【原文】

厥心痛,痛如以錐針刺其心,心痛甚者,脾心痛也,取之然谷、太溪。

【譯文】

厥心痛,痛得像用錐針刺其心一樣,心痛極了,這是脾心痛。治療應取用然谷、太溪兩穴刺之。

【原文】

厥心痛,色蒼蒼如死狀,終日不得太息,肝心痛也,取之行間、太衝。

【譯文】

　　厥心痛，面色青像死灰一樣，整天痛得不止，這是肝心痛。治療應取用行間、太衝兩穴刺之。

【原文】

　　厥心痛，臥若徒居，心痛間，動作痛益甚，色不變，肺心痛也，取之魚際、太淵。

【譯文】

　　厥心痛，躺著或從容閒居，心痛就會少息，活動就會痛得更劇烈，但面色沒有變化，這是肺心痛，治療可取魚際、太淵兩穴刺之。

【原文】

　　真心痛，手足清至節，心痛甚，旦發夕死，夕發旦死。

【譯文】

　　真心痛，手足冷至關節，心痛得劇烈，像這樣的症狀，清晨發作到傍晚死，傍晚發作到轉天清晨死。

【原文】

　　心痛不可刺者，中有盛聚，不可取于腧。腸中有蟲瘕及蛟，皆不可取以小針。

【譯文】

　　心痛，有的症狀不可針刺，那是內有積聚，不可以取穴治療。如腸中有蟲類和蛔蟲等作痛，都不應該用小針治療。

【原文】

　　心（腸）〔腹〕痛，憹作痛，腫聚，往來上下行，痛有休（止）

〔作〕，腹熱，喜渴涎出者，是蛟也，以手聚按而堅持之，無令得移，以大針刺之，久持之，蟲不動，乃出針也。（慈腹憹痛，形中上者。）

【譯文】

　　心腹痛，發作時，痛得出聲，腹部腫，結聚於中，上來下去，痛呈陣發性，有時休，有時作，腹中熱，愛流涎的，這是有蛔蟲一類病症的表現。治療可以手指並攏而堅按蟲痛之處，不使移動，再用大針刺之，久按著，蟲不動，這才出針。

【原文】

　　耳聾無聞，取耳中。

【譯文】

　　耳聾，什麼也聽不到，治療取耳中的穴。

【原文】

　　耳鳴，取耳前動脈。

【譯文】

　　耳鳴，刺耳前的動脈。

【原文】

　　耳痛不可刺者，耳中有膿，若有乾耵，耳無聞也。

【譯文】

　　耳內疼痛，不能用針刺治療的，就是耳中有膿瘍，或者有乾的耳垢，耳已喪失聽覺的。

【原文】

耳聾，取手小指次指爪甲上與肉交者，先取手，後取足。

【譯文】

耳聾，當取用無名指端外側爪甲角與肉相交之處刺之，先取手部關衝穴針刺，然後再取足部竅陰穴針刺。

【原文】

耳鳴，取中指爪甲上，左取右，右取左，先取手，後取足。

【譯文】

治療耳鳴，當取用手中指端爪甲上刺之，左耳鳴取右邊的穴位，右耳鳴取左邊的穴位，先在手部針刺，然後在足部針刺。

【原文】

（足）脾不可舉，側而取之，在樞合中以員利針，大針不可刺。

【譯文】

大腿抬不起來，治療時，使病人側臥，在脾樞中的環跳穴，用員利針刺之，大針不能用。

【原文】

病注下血，取曲泉。

【譯文】

患泄下血的，治療可取曲泉穴刺之。

【原文】

風痺淫（濼），病不可已者，足如履冰，時如入湯中，股脛淫

瀝，煩心頭痛，時嘔時悗，眩已汗出，久則目眩，悲以喜恐，短氣不樂，不出三年死也。

【譯文】

　　風痹，病期很久不能痊癒。腳冷得像踏在冰上，有時又像熱湯進入腹中，股部脛部都感到酸痛無力，心煩，頭痛，經常嘔吐，經常滿悶，眩暈稍停就會出汗，出汗時間較長，眼就發眩，情緒上，悲傷過去又發生恐懼，氣短，悶悶不樂，凡有這些現象的，不出三年就會死亡。

病本第二十五

　　提示：本篇主要是論述治病的原則，大體不出治本、治標兩個範圍，但必須根據疾病的先後發生，和病情的緩急輕重以確定如何治療，或先治本、或先治標，在本篇裡均反覆說明了。

【原文】

　　先病而後逆者，治其本。先逆而後病者，治其本。先寒而後生病者，治其本。先病而後生寒者，治其本。先熱而後生病者，治其本。先洩而後生他病者，治其本，必且調之，乃治其他病。先病而後中滿者，治其標。先病後洩者，治其本。先中滿而後煩心者，治其本。有客氣，有同氣。大小便不利，治其標；大小便利，治其本。

【譯文】

　　先有了病而後以致氣血逆行的，當以治病為本；先因氣血逆行而後得病的，當以調和氣血為本；先患寒性疾病而後發生其他病變的，當以治寒性疾病為本；若先已有病，而後發生寒症者，以治先病為

本；先患熱性疾病而後發生其他病變的，當以治熱病為本；先患腹瀉而後發生其他病變的，當以治洩瀉為本，定先把洩瀉治好，才再治療其他的病。先有了別的病，而後發生胸腹滿悶的，當先調治中滿的標病；先患了病，而後發生洩瀉的，當以治先病為本；先有中滿症狀，而後發生心煩不舒暢的，當以治中滿為本。人身致病原因，有客氣，有同氣。在患病時，若大小便不通利，急則治標，當先治大小便的不利；如果大小便通利的，當治他原來的本病。

【原文】

病發而有餘，本而標之，先治其本，後治其標；病發而不足，標而本之，先治其標，後治其本。謹詳察間甚，以意調之，間者並行，甚為獨行。先小大便不利而後生他病者，治其本也。

【譯文】

疾病發作而出現有餘的實症現象，那就是邪氣有餘為本，病症是標，當先去治邪，而後再治其病；疾病發作而表現正氣不足的虛症現象，那就是正氣不足為標，病症是本，當先扶其正氣，而後再治其病。因此，治病必須慎重觀察病症的輕重而加以調治，病輕的可以標本兼治，病重的就要用先單治本，或先單治標的療法了。

雜病第二十六

提示：本篇敘述了許多疾病，故名雜病。其中對於氣厥、心痛、鼻衄、耳聾、喉痺、齒痛，以及項、腰、腹、膝等部位疼痛和對這些病的取穴針治方面，都分別作了詳細說明。

【原文】

厥，挾脊而痛者，至頂，頭沉沉然，目眰眰然，腰脊強，取足太陽膕中血絡。

【譯文】

經氣厥逆，挾脊兩旁發生疼痛，連及頭項都覺得緊繃不舒服，眼睛視物不清，腰脊強直，難以俯仰。治療應取足太陽經的委中穴，刺絡脈出血。

【原文】

厥，胸滿面腫，唇漯漯然，暴言難，甚則不能言，取足陽明。

【譯文】

經氣厥逆，胸滿面腫，唇部腫厚，突然感到說話困難，甚至於不能說話。治療應取足陽明經穴位刺之。

【原文】

厥氣走喉而不能言，手足清，大便不利，取足少陰。

【譯文】

經脈氣逆，至喉嚨，就會不能說話，手足清冷，大便不通。治療應取足少陰經穴位進行針刺。

【原文】

厥而腹向向然，多寒氣，腹中谷谷，便溲難，取足太陰。

【譯文】

經氣厥逆，腹部膨膨脹滿，寒氣盛，肚腹裡鳴如水響，大小便困難。治療應取足太陰經穴位進行針刺。

【原文】

嗌乾，口中熱如胶（膠），取足少陰。

【譯文】

咽喉乾，口熱像膠一樣的黏稠。治療應取足少陰進行針刺。

【原文】

膝中痛，取犢鼻，以員利針，發而間之。針大如氂，刺膝無疑。

【譯文】

膝關節痛，取犢鼻穴，以員利針刺之。刺後要隔片時再刺。由於員利針的針身大如牛尾之毛，用來刺治膝關節病是無須猶豫的。

【原文】

喉痺不能言，取足陽明；能言，取手陽明。

【譯文】

喉痺病人，不能說話的，應取足陽明經穴刺治；能說話的，應取手陽明經穴刺治。

【原文】

瘧不渴，間日而作，取足陽明；渴而〔間〕日作，取手陽明。

【譯文】

患瘧疾，口不渴，每隔一日發作一次，治療應取足陽明的穴位進行針刺；如有口渴現象而隔日發作一次的，就應取手陽明經的穴位進行針刺。

【原文】

齒痛，不惡清飲，取足陽明；惡清飲，取手陽明。

【譯文】

患牙痛，不怕冷飲的，可在足陽明經取穴針治；如怕冷飲的，就取手陽明經的穴位針刺治之。

【原文】

聾而不痛者，取足少陽；聾而痛者，取手陽明。

【譯文】

耳聾如不疼痛的，應取足少陽經的穴位刺治；耳聾如疼痛的，就應取手陽明經的穴位刺治。

【原文】

衄而不止，衃血流，取足太陽，衃血，取手太陽。不已，刺（宛）〔腕〕骨下，不已，刺膕中出血。

【譯文】

鼻出血而不凝止，血流。應取足太陽經穴位針治；血已凝止，應取手太陽經穴位針治。如不癒的，刺腕骨穴；還不癒的，可刺膝膕橫紋中央委中穴出血。

【原文】

腰痛，痛上寒，取足太陽陽明；痛上熱，取足厥陰；不可以俯仰，取足少陽；中熱而喘，取足少陰，膕中血絡。

【譯文】

腰痛，身體上部寒冷，應取足太陽經、足陽明經的穴位針治；如

身體上部發熱，應取足厥陰經的穴位針治；腰痛得前後不能俯仰，應取足少陽經的穴位針治。腰痛兼有內熱氣動如喘的，就當取足少陰經穴位針刺並刺膝膕橫紋中央的血絡。

【原文】

喜怒而不欲食，言益（小）〔少〕，刺足太陰；怒而多言，刺足少陽。

【譯文】

多怒並且不願吃東西，說話少，應取足太陰經穴位刺治；發怒而說話多，應用足少陽經穴位刺治。

【原文】

顑痛，刺手陽明與顑之盛脈出血。

【譯文】

下巴作痛，應針刺手陽明經的穴位，和下巴附近的盛脈出血。

【原文】

項痛不可俯仰，刺足太陽；不可以顧，刺手太陽也。

【譯文】

以項不能前後俯仰，應針刺足太陽經的穴位；如頭項不能回顧，當針刺手太陽經的穴位。

【原文】

（小）〔少〕腹滿大，上走胃，至心，淅淅身時寒熱，小便不利，取足厥陰。

【譯文】

少腹部膨脹,上走胸,至於心的部位,發冷,全身常有寒熱往來,小便不利。治療應取足厥陰經的穴位進行針刺。

【原文】

腹滿,大便不利,腹大,亦上走胸嗌,喘息喝喝然,取足少陰。

【譯文】

腹部脹滿,大便不利,腹脹大,氣逆,上走胸嗌,喘息粗急,喝喝有聲。治療當取足少陰經的穴位進行針刺。

【原文】

腹滿食不化,腹向向然,不能大便,取足太陰。

【譯文】

腹部脹滿,食而不能消化,腹內虛脹,不能大便。治療應取足太陰經的穴位進行針刺。

【原文】

心痛引腰脊,欲嘔,取足少陰。

【譯文】

心痛牽引腰脊亦痛,想嘔吐。治療應取足少陰經的穴位進行針刺。

【原文】

心痛,腹脹。(嗇嗇)〔濇濇〕然,大便不利,取足太陰。

【譯文】

心痛，腹脹，大便乾燥不通暢。治療應取足太陰經的穴位，進行針刺。

【原文】

心痛引背不得息，刺足少陰；不已，取手少陽。

【譯文】

心痛牽引背部作痛不能停，應針刺足少陰經穴位治療；不見好，應再取手少陽經的穴位進行針治。

【原文】

心痛引小腹滿，上下無常處，便溲難，刺足厥陰。

【譯文】

心痛，小腹脹滿，上下作痛而沒有固定的部位，大小便困難。治療應取足厥陰經的穴位進行針治。

【原文】

心痛，短氣不足以息，刺手太陰。

【譯文】

心痛，氣短而呼吸困難的，治療應刺手太陰經的穴位。

【原文】

心痛，當九節刺之，按，已刺按之，立已；不已，上下求之，得之立已。

【譯文】

心痛，治療當在九椎下刺之，先在穴位上按揉，刺後，再按揉，就會止痛；如果痛還不止，須在上下背俞尋取與本病有關的穴位配合針治，得到了恰好的穴位，就會止痛。

【原文】

顑痛，刺足陽明曲周動脈見血，立已；不已，按人迎于經，立已。

【譯文】

腮部疼痛，就刺足陽明胃經的曲周動脈見血之後，立即止痛，如痛不止，再按本經的人迎穴，避開動脈淺刺，痛就可以止了。

【原文】

氣逆上，刺膺中陷者與下胸動脈。

【譯文】

氣上逆，可針刺胸旁陷中的穴位，以及胸下的動脈。

【原文】

腹痛，刺臍左右動脈，已刺按之，立已；不已，刺氣街，已刺按之，立已。

【譯文】

腹痛，可以針刺臍旁的左右動脈，刺後按壓該處，則疼痛可止；如痛不止，再針刺氣衝穴，加以按壓，就可止住疼痛。

【原文】

痿厥為四末束悗，乃疾解之，日二，不仁者十日而知，無休，病

已止。

【譯文】

治療痿厥，是將病人的四肢束縛起來，使他煩悶，就急速解開，每天做兩次，假如病人不感覺煩悶，到了十天就會感覺到的，不要間斷，直到病好了，才能不再束縛。

【原文】

噦，以草刺鼻，嚏，嚏而已；無息，而疾迎引之，立已；大驚之，亦可已。

【譯文】

打嗝時，用草莖刺鼻，使之打噴嚏，就可好的；或閉著氣息，而快引上逆之氣下行，就可止住打嗝；或使之大驚，亦可以好的。

周痹第二十七

提示：本篇首先指出周痹與眾痹的不同所在，然後討論周痹「在於血脈之中，隨脈以上，隨脈以下，不能左右，各當其所」的特點，和「內不在臟，而外未發於皮，獨居分肉之間，真氣不能周」的病理機轉，同時提出循經壓診，觀察虛實，熨通、針刺的治療方法，題曰「周痹」，是以篇內以周痹為主的緣故。

【原文】

黃帝問于岐伯曰：周痹之在身也，上下移徙，隨脈，其上下，左右相應，間不容空，願聞此痛，在血脈之中邪？將在分肉之間乎？何以致是？其痛之移也，間不及下針，其愊痛之時，不及定治，而痛已止矣，何道使然？願聞其故。岐伯答曰：此眾痹也，非周痹也。

【譯文】

黃帝問岐伯：在人身上有了周痺的病，上下游走不定，隨其血脈左右相應，無處不到，幾乎沒有一孔的空隙。希望聽一下像這樣的疼痛，是邪在血脈之中耶？還是在分肉之間呢？為什麼會有這種情況呢？其疼痛部位之轉移，其間來不及下針，當其聚痛的時候，來不及確定如何治療，而疼痛已經停止，這是什麼道理使它這樣呢？希望聽到其中的原因。岐伯回答：這是眾痺的病，不是周痺。

【原文】

黃帝曰：願聞眾痺。岐伯對曰：此各在其處，更發更止，更居更起，以右應左，以左應右，非能周也，更發更休也。黃帝曰：善。刺之奈何？岐伯對曰：刺此者，痛雖已止，必刺其處，勿令復起。

【譯文】

黃帝說：我希望聽到眾痺的特徵。岐伯回答：眾痺，是分別散在人身的各處，易發易止，易靜易動，左側會影響到右側，右側會影響到左側，不能遍及全身，其痛容易發作，也是容易停止的。黃帝說：講得好，針刺治療這種病，應當怎樣呢？岐伯回答：針刺眾痺這種病，疼痛就是已經停止，還是應針刺原痛的地方，別使它再起疼痛。

【原文】

帝曰：善。願聞周痺何如？岐伯對曰：周痺者，在于血脈之中，隨脈以上，隨脈以下，不能左右，各當其所。黃帝曰：刺之奈何？岐伯對曰：痛從上下者，先刺其下以過（一作遏，下同）之，後刺其上以脫之；痛從下上者，先刺其上以過之，後刺其下以脫之。

【譯文】

黃帝說：說得好。我希望聽聽周痺是怎樣的情況。岐伯回答：周痺是邪在血脈裡面，隨著血脈或上或下，不能左右流走，分別在病邪

所在的部位作痛。黃帝說：用什麼方法來針治呢？岐伯回答：其痛如從上而下的，應先其下以阻止病勢的發展，然後刺其上以除其根；若疼痛是從下而上的，應先刺其上以阻止病勢的發展，然後再刺其下以除其根。

【原文】

　　黃帝曰：善。此痛安生？何因而有名？岐伯對曰：風寒濕氣，客于外分肉之間，迫切而為沫，沫得寒則聚，聚則排分肉而分裂也，（分）〔肉〕裂則痛，痛則神歸之，神歸之則熱，熱則痛解，痛解則厥，厥則他痺發，發則如是。

【譯文】

　　黃帝說：講得好。這周痺的疼痛是怎樣產生的？因為什麼叫周痺呢？岐伯回答：風寒濕氣侵入肌肉皮膚，迫使津液化為痰涎，受到寒氣就凝聚不散，凝聚就會排擠分肉，肉裂就會發生疼痛；疼痛則精神就集中在痛的地方，精神集中的地方就會發熱；發熱則寒散而疼痛緩解；疼痛緩解後，就會發生厥氣上逆；厥逆就容易導致其痺閉之處發痛，因而形成了周痺這樣的症狀。

【原文】

　　（帝曰：善。余已得其意矣。）此內不在臟，而外未發于皮，獨居分肉之間，其氣不能周，故命曰周痺。故刺痺者，必先切循其下之六經，視其虛實，及大絡之血結而不通，及虛而脈陷空者而調之，熨而通之，其瘛堅，轉引而行之。黃帝曰：善。余已得其意矣。亦得其事也。九者，經巽之理，十二經脈陰陽之病也。

【譯文】

　　這是病邪還沒有深入內臟，在外的皮膚也沒有什麼表現，病邪只留滯在分肉之間，致使真氣不能周流全身，因而發生疼痛，所以成為

痺症。因此，針刺痺症，必先按壓並沿著足六經的分布部位，觀察虛實，以及大絡的血行有無鬱結不通，和因虛而脈絡下陷於內的情況，然後予以調治，並可用熨法，以疏通氣血；如有筋脈急緊現象，也可轉引其氣使它通暢。黃帝說：講得好。我已得到痺症的病情，也得到它的治療法則了。

口問第二十八

提示：本篇所論欠、噦、唏、振寒、噫、嚏、軃、泣涕、太息、涎、耳鳴、齧舌十二奇邪之病，既非由於風雨寒濕外因所致，又非情志內傷、飲食居處等內因所引起，關於它的病因、症狀、治療方法等等，僅是岐伯從其先師口傳得來，「論不在經」。故題曰「口問」，記其實也。

【原文】

黃帝閒居，辟左右而問于岐伯曰：余已聞九針之經，論陰陽逆順六經已畢，願得口問。岐伯避席再拜曰：善乎哉問也，此先師之所口傳也。黃帝曰：願聞口傳。岐伯答曰：夫百病之始生也，皆生于風雨寒暑，陰陽喜怒，飲食居處，大驚卒恐。則血氣分離，陰陽破敗，經絡厥絕，脈道不通，陰陽相逆，衛氣稽留，經脈虛空，血氣不次，乃失其常。論不在經者，請道其方。

【譯文】

黃帝閒居，叫左右的人出去，而問岐伯：我已聽到九針在針經上所論及的屬陰屬陽、或逆或順和手足六經的道理，那是已經完了，希望再得到你從前口問的知識。岐伯離開了座位，行禮說：問得好極了，這是先師他所口傳的。黃帝說：我希望聽一下口傳的內容。岐伯回答：百病開始發生的時候，都是發生在風雨寒暑，陰陽喜怒，飲食居處，大驚猝恐的內因和外因等方面，由於這些致病原因，致使血氣

分離，陰陽破散，經脈絡脈相互斷絕，脈道不通，陰陽相乖，衛氣遲滯，經脈虛空，血氣不能按著規律周流，一切失去了常態。以上所論的，都不見於古代醫經，讓我說明它的道理吧！

【原文】

黃帝曰：人之欠者，何氣使然？岐伯答曰：衛氣晝日行于陽，夜半則行于陰。陰者主夜，夜者臥。陽者主上，陰者主下。故陰氣積于下，陽氣未盡，陽引而上，陰引而下，陰陽相引，故數欠。陽氣盡，陰氣盛，則目瞑；陰氣盡而陽氣盛，則寤矣。瀉足少陰，補足太陽。

【譯文】

黃帝說：人打呵欠，是什麼氣致使他這樣呢？岐伯回答：衛氣在白天行於陽分，在夜間就行於陰分。陰主夜，夜主臥而睡眠。陽升而主上，陰降而主下，人在夜間將睡之時，陰氣積聚於下，陽氣還未全入陰分，陽仍有上升的作用，行氣而上；且陰卻開始降的作用，引氣而下，陰陽的上下牽引，所以打了呵欠。到了陽氣盡、陰氣盛，就會閉目入睡；如白天陰氣盡，陽氣盛，就睡醒了。像這樣的症狀，治療手法，應瀉足少陰腎經的穴位，補足太陽膀胱經的穴位。

【原文】

黃帝曰：人之噦者，何氣使然？岐伯曰：穀入于胃，胃氣上注于肺。今有故寒氣與新穀氣，俱還入于胃，新故相亂，真邪相攻，氣並相逆，復出于胃，故為噦。補手太陰，瀉足少陰。

【譯文】

黃帝說：人發生了呃逆，是什麼氣致使他這樣呢？岐伯說：穀物進入胃裡，化生了胃氣，向上轉注到肺臟。若中焦先有寒氣，和新入的穀氣不能調和，二者都還留在胃裡，新入的穀氣，先有的寒氣相互衝擊，胃氣寒氣相攻相逆，復出於胃而上入胸膈，所以會發生呃逆。

像這樣的症狀，應該在手太陰肺經用補的手法，在足少陰腎經用瀉的手法。

【原文】

黃帝曰：人之唏者，何氣使然？岐伯曰：此陰氣盛而陽氣虛，陰氣疾而陽氣徐，陰氣盛而陽氣絕，故為唏。補足太陽，瀉足少陰。

【譯文】

黃帝說：人發生哽咽，是什麼氣致使他這樣呢？岐伯說：這是由於陰氣盛而陽氣虛，陰氣速而陽氣緩，以至陰氣過盛而陽氣衰絕，所以會發生哽咽。像這樣的症狀，應在足太陽膀胱經用補的手法，在足少陰腎經用瀉的手法。

【原文】

黃帝曰：人之振寒者，何氣使然？岐伯曰：寒氣客于皮膚，陰氣盛，陽氣虛，故為振寒寒栗。補諸陽。

【譯文】

黃帝說：人的發冷，是什麼氣致使他這樣呢？岐伯說：寒氣侵入皮膚，陰氣偏盛，陽氣偏虛，所以會發生發冷戰抖的現象，應在各陽經用溫補的療法。

【原文】

黃帝曰：人之噫者，何氣使然？岐伯曰：寒氣客于胃，厥逆從下上散，復出于胃，故為噫。補足太陰、陽明。（一曰補眉本也。）

【譯文】

黃帝說：人的噯氣，是什麼氣致使他這樣呢？岐伯說：寒氣侵入胃中，厥逆之氣，從下而向上擴散，復從胃而出，所以會發生噯氣。

像這樣的症狀，應在足太陰脾經、足陽明胃經用補法。

【原文】

黃帝曰：人之嚏者，何氣使然？岐伯曰：陽氣和利，滿于心，出于鼻，故為嚏。補足太陽（榮）〔榮〕。（眉本，一曰眉上也。）

【譯文】

黃帝說：人打了噴嚏，是什麼氣致使他這樣呢？岐伯說：陽氣和，盈溢胸中，向上出於鼻竅，所以會打噴嚏。如果陽虛而作嚏的，應針刺足太陽經的榮穴通谷，用補的手法。

【原文】

黃帝曰：人之嚲者，何氣使然？岐伯曰：胃不實則諸脈虛，諸脈虛則筋脈懈惰，筋脈懈惰則行陰用力，氣不能復，故為嚲。因其所在，補分肉間。

【譯文】

黃帝說：人感到全身無力，手足不利落，是什麼氣致使他這樣呢？岐伯說：胃氣虛而不實，就會使全身之脈空虛；諸脈空虛，就會使筋脈鬆弛；筋脈鬆弛，又用力行房，真氣就不能恢復，所以就發生了下垂（嚲）的症狀。針治應因其發病部位，在分肉間用補的手法。

【原文】

黃帝曰：人之哀而泣涕出者，何氣使然？岐伯曰：心者，五臟六腑之主也；目者，宗脈之所聚也，上液之道也；口鼻者，氣之門戶也。故悲哀愁憂則心動，心動則五臟六腑皆搖，搖則宗脈感，宗脈感則液道開，液道開故泣涕出焉。液者，所以灌精濡空竅者也，故上液之道開則泣，泣不止則液竭，液竭則精不灌，精不灌則目無所見矣，故命曰奪精。補天柱經俠頸。

【譯文】

黃帝說：人因悲哀而泣涕俱出，是什麼氣致使他這樣呢？岐伯說：心臟是五臟六腑的主宰；眼睛是許多脈集合的地方，又是眼淚、鼻涕的通路；口、鼻二竅；是氣所出入的門戶，所以悲哀憂愁就會使心動不寧，因而五臟六腑也都不安，又因而宗脈皆動，從而使目、口、鼻的液道隨之而開，所以泣涕亦就流出來了。人身的津液，是灌注精氣濡潤空竅的，所以上液的通路開，泣涕不止，則淚液乾竭，液竭則精氣不能向上灌注，精不向上灌注，就會使眼睛看不見了，所以叫做「奪精」。針治應補天柱穴，該穴是挾項後髮際的。

【原文】

黃帝曰：人之太息者，何氣使然？岐伯曰：憂思則心繫急，心繫急則氣道約，約則不利，故太息以伸出之。補手少陰、心主、足少陽留之也。

【譯文】

黃帝說：人的嘆氣，是什麼氣致使他這樣呢？岐伯說：憂思就會使維繫心臟的脈絡緊急起來，因而氣道也受到約束，氣道受了約束就不通暢，所以就要嘆息以舒展之。針治應在手少陰、手心主兩經，以及足少陽膽經用補法，並且留針。

【原文】

黃帝曰：人之涎下者，何氣使然？岐伯曰：飲食者皆入于胃，胃中有熱則蟲動，蟲動則胃緩，胃緩則廉泉開，故涎下。補足少陰。

【譯文】

黃帝說：人流口涎，是什麼氣致使他這樣呢？岐伯說：飲食都進到胃裡，胃中有熱則蟲就會蠕動，蟲動就會使胃氣弛緩，因而廉泉開張，所以口涎流出。針治可在足少陰腎經用補的手法。

【原文】

　　黃帝曰：人之耳中鳴者，何氣使然？岐伯曰：耳者宗脈之所聚也，故胃中空則宗脈虛，虛則下，溜脈有所竭者，故耳鳴。補客主人，手大指爪甲上與肉交者也。

【譯文】

　　黃帝說：人的耳中發生鳴響，是什麼氣致使他這樣呢？岐伯說：耳是許多經脈聚集的地方。如胃中空就會使宗脈虛，宗脈虛則清陽下降，因而溜脈衰竭，所以會發生耳鳴。針治可補足少陽客主人穴以及手大指爪甲上與肉交的手太陰少商穴。

【原文】

　　黃帝曰：人之自齧舌者，何氣使然？岐伯曰：此厥逆走上，脈氣輩至也。少陰氣至則齧舌，少陽氣至則齧頰，陽明氣至則齧唇矣。視主病者則補之。

【譯文】

　　黃帝說：人有自己咬舌，是什麼氣致使他這樣呢？岐伯說：這是厥逆之氣上行，脈氣各按其類而至，例如少陰逆氣至舌本，就會咬舌；少陽逆氣至耳頰，就會齧頰；陽明逆氣至唇口，就會咬口唇。針治應察看它的主病之經，用補的手法。

【原文】

　　凡此十二邪者，皆奇邪之走空竅者也。故邪之所在，皆為不足。故上氣不足，腦為之不滿，耳為之（苦）〔善〕鳴，頭為之苦傾，目為之眩；中氣不足，溲便為之變，腸為之（苦）〔善〕鳴；下氣不足，則乃痿厥心悗。補足外踝下留之。

【譯文】

總之，上述的十二種病邪，都是奇邪上走頭面孔竅的。這邪氣所在之處，都是由於正氣不足的緣故。如上部的正氣不足，就會出現腦髓不滿，耳中常鳴，頭部傾斜，眼目眩暗；在中部的正氣不足，就會出現二便失常（喪失控制大小便排出的能力），腸間經常鳴響；在下部正氣不足，就會出現痿厥心悶。針治以上這些症狀，都可以刺足外踝下的崑崙穴，用補法並留針。

【原文】

黃帝曰：治之奈何？岐伯曰：腎主為欠，取足少陰。肺主為噦，取手太陰、足少陰。唏者，陰與陽絕，故補足太陽，瀉足少陰。振寒者，補諸陽。噫者，補太陰、陽明。嚏者，補足太陽、眉本。嚲，因其所在，補分肉間。泣出，補天柱經俠頸，俠頸者，頭中分也。太息，補手少陰、心主、足少陽留之。涎下，補足少陰。耳鳴，補客主人、手大指爪甲上與肉交者。自齧舌，視主病者則補之。目眩頭傾，補足外踝下留之。痿厥心悗，刺足大指間上二寸留之，一曰足外踝下留之

師傳第二十九

提示：本篇首先提出了醫生思想方法的重要，應懂得「順」的道理，「順者非獨陰陽脈氣之逆順」，而是在治療時，要「臨病人問所便」，醫患取得合作，才能作出正確的診斷與合理的治療。其次在望診上，著重提出身形、肢節、䐃肉與臟腑的關係，充分反映了「臟居於中，形見於外」的意義。以上兩點，由於是弗著於方，乃先師心傳的經驗，故以師傳名篇。

【原文】

　　黃帝曰：余聞先師，有所心藏，弗著于方。余願聞而藏之，則而行之，上以治民，下以治身，使百姓無病，上下和親，德澤下流，子孫無憂，傳于後世，無有終時，可得聞乎？岐伯曰：遠乎哉問也。夫治民與自治，治彼與治此，治小與治大，治國與治家，未有逆而能治之也，夫惟順而已矣。順者，非獨陰陽脈論氣之逆順也，百姓人民皆欲順其志也。

【譯文】

　　黃帝說：我聽說先師有許多心得，沒記載在書板上，我希望聽聽這些心得而珍藏起來，作為準則去做，上以治民，下以治身，叫百姓無病，上下和美親善，恩德教澤向民間流行，子孫無病可慮，傳於後代，永不終止的時候。所有這些，可以使我聽到嗎？岐伯說：治民和治自，治彼和治此，治小和治大，治國和治家，從來沒有用逆行的方法而能治理好的，這只有採取順行的方法罷了。但所說的順，不僅僅是指陰陽經脈營衛的逆順，就是對待人民也都要順著他們的意願。

【原文】

　　黃帝曰：順之奈何？岐伯曰：入國問俗，入家問諱，上堂問禮，臨病問所便。黃帝曰：便病人奈何？岐伯曰：夫中熱消癉則便寒，寒中之屬則便熱。胃中熱，則消穀，令人懸心善飢，臍以上皮熱；腸中熱，則出黃如糜，臍以下皮寒。胃中寒，則腹脹；腸中寒，則腸鳴飧洩。胃中寒，腸中熱，則脹而且洩；胃中熱，腸中寒，則疾飢，小腹痛脹。

【譯文】

　　黃帝說：順之怎樣去做呢？岐伯說：進入一個國家時，要問明當地的風俗；進入人家時，要問明他家的忌諱；登堂時更要問明人家的禮節；醫生臨症時也要問病人怎樣覺得適宜。黃帝說：使病人覺得適

宜是怎樣呢？岐伯說：腸胃中有熱患了消癉病，就適宜於寒的治法；寒中一類病症就適於熱的治法。胃裡有熱，就會使穀物消化得快，叫人心似懸掛，總有餓感。臍以上的皮膚有熱感，是腸中有熱，就會使排出的糞便像糜粥一樣。臍以下的皮膚覺得寒冷，是腸中有寒，就會發生腸鳴飧洩的症狀。胃中有寒，腸中有熱，就會出現脹而且洩的症狀。胃中有熱，腸中有寒，就會出現火化食，小腹痛的症狀。

【原文】

黃帝曰：胃欲寒飲，腸欲熱飲，兩者相逆，（便）〔治〕之奈何？且夫王公大人血食之君，驕恣從欲，輕人，而無能禁之，禁之則逆其志，順之則加其病，（便）〔治〕之奈何？治之何先。

【譯文】

黃帝說：胃熱宜於寒飲，腸寒宜於熱飲，寒熱兩者是相反的，治療應該怎樣呢？尤其像那王公大人，肉食之君，都是驕傲縱慾，輕視別人的，就無法能夠勸阻他們，勸阻就算違背他們的意志，如順著他們的意志，就會加重病情。像這樣的情況，治療時先從哪著手呢？

【原文】

岐伯曰：人之情，莫不惡恐而樂生，告之以其敗，語之以其善，導之以其所便，開之以其所苦，雖有無道之人，惡有不聽者乎？

【譯文】

岐伯說：人的常情，沒有不怕死的，也沒有不喜歡活著的。如果醫生告訴他哪些對人體有害處，哪些對人體有好處，指導他哪樣對人體適宜，解開他哪些苦痛的疑慮。這樣雖有不太懂理的人，哪裡還有不聽勸告的呢？

【原文】

　　黃帝曰：治之奈何？岐伯曰：春夏先治其標，後治其本；秋冬先治其本，後治其標。

【譯文】

　　黃帝說：怎樣治療呢？岐伯說：春夏之時，應先治其在外的標病，後治其在內的本病；秋冬之時，應先治其在內的本病，後治其在外的標病。

【原文】

　　黃帝曰：便其相逆者奈何？岐伯曰：便此者，食飲衣服，亦欲適寒溫，寒無（淒）〔悽〕愴，暑無出汗。食飲者，熱無灼灼，寒無滄滄。寒溫中適，故氣將持。乃不致邪僻也。

【譯文】

　　黃帝說：使病人相逆的情況得到適宜，怎樣才好呢？岐伯說：順應這樣的病人，在飲食衣服方面，應注意使他寒溫適中。在衣服方面，天寒時，應加厚的不要著涼；天熱時，應穿薄的不要熱得出汗。在飲食方面，也不要過熱過涼，寒溫合適，這樣，真氣就能內守，才不致使邪氣侵入體內發病。

【原文】

　　黃帝曰：《本臟》以身形支節䐃肉，候五臟六腑之小大焉。今夫王公大人、臨朝即位之君而問焉，誰可捫循之而後答乎？岐伯曰：身形支節者，臟腑之蓋也，非面部之閱也。

【譯文】

　　黃帝說：在《本臟》篇裡，認為身形肢節䐃（音窘，腸中脂）肉，可以測候五臟六腑形態的大小。那王公大人或臨朝即位之君如果來

問，誰可以摸摩他們的身形肢節䐃肉然後回答呢？岐伯說：身形肢節是合於臟腑的，但不是僅觀察面部而已。

【原文】

黃帝曰：五臟之氣，閱于面者，余已知之矣，以肢節而閱之奈何？岐伯曰：五臟六腑者，肺為之蓋，巨肩陷咽，候見其外。黃帝曰：善。

【譯文】

黃帝說：五臟的精氣，可從人身面部去觀察，我已經知道了。從肢節而知道內臟的情況，要怎樣觀察呢？岐伯說：五臟六腑，肺處的部位最高，如傘蓋一樣，根據肩的高度和咽喉的凹陷情況，從外就能測知肺臟是怎樣的。黃帝說：講得好。

【原文】

岐伯曰：五臟六腑，心為之主，缺盆為之道，骺骨有餘，以候䯒骬。黃帝曰：善。

【譯文】

岐伯說：五臟六腑，心是主宰，以缺盆部位作為通路，肩骨兩端距離較大，借以測候缺盆骨的部位，從而了解了心臟。黃帝說：講得好。

【原文】

岐伯曰：肝者主為將，使之候外，欲知堅固，視目小大。黃帝曰：善。

【譯文】

岐伯說：肝在五臟裡，比喻說，像個將軍，用他測候體外的徵

象，要了解肝臟的健康，就是觀察眼睛的明暗。黃帝說：講得好。

【原文】

岐伯曰：脾者主為衛，使之迎糧，視唇舌好惡，以知吉凶。黃帝曰：善。

【譯文】

岐伯說：脾是主捍衛全身的，用他接受穀物的精微，輸送身體各部。觀察唇舌的愛憎，就可知道脾病的吉凶。黃帝說：講得好。

【原文】

岐伯曰：腎者主為外，使之遠聽，視耳好惡，以知其性。黃帝曰：善。願聞六腑之候。

【譯文】

岐伯說：腎臟主水液，用他能夠遠聽。觀察耳力的聰否，可以了解腎臟的強弱。黃帝說：講得好。希望再聽到關於測候六腑的方法。

【原文】

岐伯曰：六腑者，胃為之海，廣骸、大頸、張胸，五穀乃容；鼻隧以長，以候大腸；唇厚、人中長，以候小腸；目下果大，其膽乃橫；鼻孔在外，膀胱漏洩；鼻柱中央起，三焦乃約。此所以候六腑者也。上下三等，臟安且良矣。

【譯文】

岐伯說：在六腑裡，胃是像海一樣，若頰肉豐滿，頸圍粗壯，胸部舒張，就知道胃的容納穀物是比較好的。鼻道若長，可以測候大腸。唇厚，人中長，可以測候小腸。下眼胞大，可測知膽是恣橫。鼻孔掀露，可知膀胱易於漏洩。鼻柱中央起，三焦正常。這就是測候六

腑的方法。總之，肢體面部能夠上下相稱，就象徵著內臟安和而且它的功能也是良好的。

決氣第三十

提示：本篇分析人體精、氣、津、液、血、脈六氣的生成、功能及病理特徵。最後所云「五穀與胃為大海」，就是說水谷精微與脾胃消化吸收，乃是六氣生化的源泉。

【原文】

黃帝曰：余聞人有精、氣、津、液、血、脈，余意以為一氣耳，今乃辨為六名，余不知其所以然。岐伯曰：兩神相搏。合而成形，常先身生，是謂精。何謂氣？岐伯曰：上焦開發，宣五穀味，熏膚，充身澤毛，若霧露之溉，是謂氣。何謂津？岐伯曰：腠理發洩，汗出溱溱，是謂津。何謂液？岐伯曰：穀入氣滿，淖澤注于骨，骨屬屈伸，（洩）〔以〕澤，補益腦髓，皮膚潤澤，是謂液。何謂血？岐伯曰：中焦受氣取汁，變化而亦，是謂血。何謂脈？岐伯曰：壅遏營氣，令無所避，是謂脈。

【譯文】

黃帝說：我聽說人身有精、氣、津、液、血、脈，我本來以為它是一氣，現在卻分為六種名稱，我不知道它是為什麼要這樣分的？岐伯說：陰陽兩性相近，合而結成新的形體，這種產生形體的物質是在形體之先，叫做精。什麼叫做氣呢？岐伯說：從上焦開發，發散五穀的精微，溫和皮膚，充實形體，潤澤毛髮，像霧露滋潤草木一樣，叫做氣。什麼叫做津呢？岐伯說：腠理發洩，出得汗很多，叫做津。什麼叫做液呢？岐伯說：穀物入胃，氣就充滿全身，濕潤的汁液滲到骨

髓，使骨骼關節屈伸如意。就用這穀物精膏，在內補益腦髓，在外潤澤皮膚，叫做液。什麼叫做血呢？岐伯說：中焦脾胃納受了食物，吸收汁液的精微，經過變化而成紅色的液質，叫做血。什麼叫做脈呢？岐伯說：像沒堤防般的，限制著氣血，使它無所回避和妄行的，叫做脈。

【原文】

　　黃帝曰：六氣者，有餘不足，氣之多少，（腦髓）〔津液〕之虛實，血脈之清濁，何以知之？岐伯曰：精脫者，耳聾；氣脫者，目不明；津脫者，腠理開，汗大洩；液脫者，骨屬屈伸不利，色夭，腦髓消，脛酸，耳數鳴；血脫者，色白，夭然不澤，其脈空虛，此其候也。

【譯文】

　　黃帝說：六氣在人體中，有有餘的也有不足的，關於精氣的多少，津液的虛實，血脈的清濁，怎樣才知道呢？岐伯說：精虛的，會耳聾；氣虛的，會目不明；津虛的，會腠理開，大量出汗；液虛的，會使骨節屈伸不利，面色無華，腦髓不充，小腿發酸，耳鳴；血虛的，膚色蒼白，發暗不光潤；脈虛的，脈是空的。以上就是觀察六氣多少、虛實清濁的方法。

【原文】

　　黃帝曰：六氣者，貴賤何如？岐伯曰：六氣者，各有部主也，其貴賤善惡，可為常主，然五穀與胃為大海也。

【譯文】

　　黃帝說：六氣的主要和次要是怎樣呢？岐伯說：六氣各有它所主的臟器，那主要、次要、好、壞，一般說，可以經常不變，但六氣是以五穀作為資生的源泉。

腸胃第三十一

提示：本篇敘述了消化道各器官的大小、長短及其部位和容量，反映了古代解剖學的知識。

【原文】

黃帝問于伯高曰：余願聞六腑傳穀者，腸胃之小大長短，受穀之多少奈何？伯高曰：請盡言之，穀所從出入淺深遠近長短之度：唇至齒長九分，口廣二寸半。齒以後至會厭，深三寸半，大容五合。舌重十兩，長七寸，廣二寸半。咽門重十兩，廣一寸半；至胃長一尺六寸。胃紆曲屈，伸之，長二尺六寸，大一尺五寸，徑五寸，大容三斗五升。小腸後附脊，左環回周迭積，其注于迴腸者，外附于臍上，回運環十六曲，大二寸半，徑八分分之少半，長三丈二尺。迴腸當臍，左環，回周葉積而下回運環反十六曲，大四寸，徑一寸寸之少半，長二丈一尺。廣腸傳脊，以受迴腸，左環葉脊，上下辟，大八寸，徑二寸寸之大半，長二尺八寸。腸胃所入至所出，長六丈四寸四分，回曲環反，三十二曲也。

【譯文】

黃帝問伯高：我希望聽到六腑的輸送穀物，關於腸胃的大小長短，受納穀物的容量多少，是怎樣的？伯高說：請讓我詳細地說吧。穀物從入口到肛門排出糞便，這段的淺深，遠近，長短的測定是：唇至牙齒的距離，應該是九分，口闊二寸半；牙齒後方至會厭深三寸半，其大能容五合食物；舌的重量是十兩，長七寸，闊二寸半；咽門重十兩，闊一寸半，自咽門至胃的長度是一尺六寸，胃體紆曲屈伸，它的長度是二尺六寸，周長一尺五寸，直徑五寸，其大能容三斗五升。小腸後附於脊，從左旋環轉，環繞一周重疊著，其連接迴腸的部分，外附在臍之上方，回運環繞十六曲，周長二寸半，直徑八分又一

分的三分之一，長三丈二尺。迴腸當臍部向左環旋，回周疊積而下，回運反復十六曲，周長四寸，直徑一寸又三分之一，長二丈一尺。廣腸在脊柱附近，以接受來自迴腸的糟粕，向左環轉疊積，上下稍有偏斜，周長八寸，直徑二寸又三分之二，長二尺八寸。上述腸胃狀況，全部長度是六丈四寸四分，其中回曲環反是三十二曲。

平人絕穀第三十二

提示：本篇分析了平人七日不食而死的道理，並敘述了胃、小腸、迴腸、廣腸的尺寸大小及容納水穀的數量，和神與水穀精氣的密切關係。

【原文】

黃帝曰：願聞人之不食，七日而死何也？伯高曰：臣請言其故。胃大一尺五寸，徑五寸，長二尺六寸，橫屈受水穀三斗五升。其中之穀常留二斗，水一斗五升而滿。上焦洩氣，出其精微，慓悍滑疾，下焦下溉諸腸。小腸大二寸半，徑八分分之少半，長三丈二尺，受穀二斗四升，水六升三合合之大半。迴腸大四寸，徑一寸寸之少半，長二丈一尺。受穀一斗，水七升半。廣腸大八寸，徑二寸寸之大半，長二尺八寸，受穀九升三合八分合之一。腸胃之長，凡五丈八尺四寸，受水穀九斗二升一合合之大半，此腸胃所受水穀之數也。

【譯文】

黃帝說：希望聽聽人如果不吃東西，到了七天就會死亡，這是什麼道理？伯高說：讓我說明它的緣故。胃的周長一尺五寸，直徑五寸，長二尺六寸，紆曲屈伸的容量，可以受納水穀三斗五升，其中經常留著食物二斗，水液一斗五升，而充滿胃中。通過上焦的宣發作用，輸出食物的精微，隨著慓悍滑疾之氣榮養全身；在下焦下面，起

著清滌作用,洩於小腸。小腸大二寸半,直徑八分又一分的三分之一,長三丈二尺,它的容量能受納食物二斗四升,水液六升三合又一合的三分之二。迴腸周長四寸,直徑一寸又三分之一,長二丈一尺,它的容量能受納食物一斗,水液七升半。廣腸周長八寸,直徑二寸又三分之二,長二尺八寸,受納水穀的糟粕九升三合八分大一合的八分之一。腸胃的長度,凡五丈八尺四寸,可以受納水穀九斗二升一合又一合的三分之二,這是腸胃受納水穀容量的總數。

【原文】

平人則不然,胃滿則腸虛,腸滿則胃虛,更虛更滿,故氣得上下,五臟安定,血脈和利,精神乃居,故神者,水穀之精氣也。故腸胃之中,當留穀二斗,水一斗五升。故平人日再後,後二升半,一日中五升,七日五七三斗五升,而留水穀盡矣。故平人不食飲七日而死者,水穀精氣津液皆盡故也。

【譯文】

平人就不這樣,因為胃裡充滿食物,腸中就一定空虛;腸中充滿來自胃中的食物,胃裡就已空虛,由於腸胃的更虛更滿,使體內氣機升降正常,五臟安定,血脈和利,精神安寧。所以說人的神氣,主要是水谷精氣所化生而成的。因此腸胃裡,經常存留穀物二斗,水液一斗五升,所以平人每天排便兩次,每次排便二升半,一天裡排便五升,七天五七三斗五升。所存留腸胃中的水穀就會竭盡的。所以平人不吃不喝而死,那是由於水穀津液都竭盡的原因啊!

海論第三十三

提示:本篇命名海論,是因篇內中心問題為討論髓海、血海、氣海、

水谷之海。人身四海是精神氣血的來源，它的循行和輸注有一定的規律，它的有餘和不足，也一定會出現一些病候，從而提出調治針刺原則。「審守其俞，調其虛實，無犯其害」。這在針治時，是一般都要注意的。

【原文】

黃帝問于岐伯曰：余聞刺法于夫子，夫子之所言，不離于營衛血氣。夫十二經脈者，內屬于腑臟，外絡于肢節，夫子乃合之于四海乎？岐伯答曰：人亦有四海、十二經水。經水者，皆注于海，海有東西南北，命曰四海。黃帝曰：以人應之奈何？岐伯曰：人有髓海，有血海，有氣海，有水穀之海，凡此四者，以應四海也。

【譯文】

黃帝問岐伯：我聽你講述過刺法，你所講的，離不開營衛氣血。那十二條經脈，在內連屬於五臟六腑，在外網絡於四肢關節，你能把他和四海相配合嗎？岐伯回答：人體也有四海，十二條經水。十二條經水的流行，都從四方會合注於海中，海有東西南北，所以叫做四海。黃帝說：用人體怎樣和四海相應呢？岐伯說：人體有髓海、血海、氣海、水穀之海，以上四者，所以和四海相應。

【原文】

黃帝曰：遠乎哉，夫子之合人天地四海也，願聞應之奈何？岐伯答曰：必先明知陰陽表裡榮輸所在，四海定矣。

【譯文】

黃帝說：講得真深遠啊！你是把人體和天地四海配合起來了。希望再聽到它們是怎樣才能相應的？岐伯說：必先明確知道經脈的陰陽表裡榮輸所在，就可以確定髓、血、氣、水穀的四海了。

【原文】

黃帝曰：定之奈何？岐伯曰：胃者水穀之海，其輸上在氣（街）〔衝〕，下至三里。衝脈者為十二經之海，其輸上在于大杼，下出于巨虛之上下廉。膻中者為氣之海，其輸上在于柱骨之上下，前在于人迎。腦為髓之海，其輸上在于其蓋，下在風府。

【譯文】

黃帝說：人身四海輸注的要穴是怎樣確定呢？岐伯說：胃是水穀之海，它的輸注要穴，上在氣衝，下在三里穴；衝脈是十二經之海，也就是血海，它的輸注要穴，上在大杼，下在上巨虛和下巨虛穴；膻中是氣海，它的輸注要穴，在柱骨上的啞門，柱骨下的大椎，前在人迎穴；腦是髓海，它的輸注要穴，上在百會，下在風府穴。

【原文】

黃帝曰：凡此四海者，何利何害？何生何敗？岐伯曰：得順者生，得逆者敗；知調者利，不知調者害。

【譯文】

黃帝說：關於人身的四海，怎樣會有益？怎樣會有害？怎樣會生機旺盛？怎樣會生機衰退？岐伯說：人身的四海順乎生理規律的就會生機旺盛，相反的就會生機衰退；懂得調養四海的就有益於身體，否則，就有害於身體。

【原文】

黃帝曰：四海逆順奈何？岐伯曰：氣海有餘者，氣滿胸中，悗息面赤；氣海不足，則氣少不足以言。血海有餘，則常想其身大，怫然不知其所病；血海不足，亦常想其身小，狹然不知其所病。水穀之海有餘，則腹滿；水穀之海不足，則飢不受穀食。髓海有餘，則輕勁多力，自過其度；髓海不足，則腦轉耳鳴，脛酸眩冒，目無所見，懈怠

安臥。

【譯文】

　　黃帝說：四海的逆順，它的情況是怎樣呢？岐伯說：氣海有餘，是邪氣盛，就會氣滿胸中，呼吸急促，面赤；不足，就會覺得氣短，說話無力。血海有餘，因為血多脈盛，就會想像身體似大起來，雖然心情悱鬱，也看不出病來；不足，就會經常感覺身體輕小，雖然心情不舒，也看不出病來。水穀之海有餘，就會腹部脹滿；不足，就會覺得飢餓而吃不下東西。髓海有餘，就會使身體輕勁多力，耐勞過於常度；不足，就會發生腦似旋轉，耳鳴，小腿發酸，眩暈，眼睛看不見東西，懈怠，只想睡眠。

【原文】

　　黃帝曰：余已聞逆順，調之奈何？岐伯曰：審守其輸而調其虛實，無犯其害，順者得復，逆者必敗。黃帝曰：善。

【譯文】

　　黃帝說：我已聽到逆順的情況，調治它應該怎樣呢？岐伯說：精確掌握與四海相通的輸注部位來調理，按照虛則補之，實則瀉之的法則，不犯虛虛實實的錯誤。能順這個法則的，就會使病人得到安康，否則，一定會導致病人衰敗。黃帝說：講得好。

五亂第三十四

　　提示：本篇論述了「氣亂於心，亂於肺，亂於腸胃，亂於臂脛，亂於頭」之五種亂症，指出它的病因，是由於經氣悖逆，陰陽相乘，衛氣逆行，升降失調所致。對照以上情況，提出針治方法，在於導氣同精，不能只用一般補瀉手法。

【原文】

黃帝曰：經脈十二者，別為五行，分為四時，何失而亂？何得而治？岐伯曰：五行有序，四時有分，相順則治，相逆則亂。

【譯文】

黃帝說：人的經脈十二條，分屬於五行，又可分與四時相關，怎樣就會失而紊亂，怎樣就會得而正常呢？岐伯說：五行的生克有次序，四時的變化有區別，相適應就會正常，相違背就會反常。

【原文】

黃帝曰：何謂相順？岐伯曰：經脈十二者，以應十二月。十二月者，分為四時。四時者，春秋冬夏，其氣各異，營衛相隨，陰陽已和，清濁不相干，如是則順之而治。

【譯文】

黃帝說：什麼叫做相順呢？岐伯說：人體的十二經脈，和一年裡的十二個月相應，那十二個月，又分為四季，四季就是春夏秋冬，它的氣候各不相同。如果營衛內外相順，陰陽表裡相合，清濁升降不相干擾，像這樣，臟腑經脈的功能與四季氣候就相順而人體也就安和了。

【原文】

黃帝曰：何謂〔相〕逆而亂？岐伯曰：清氣在陰，濁氣在陽，營氣順（脈）〔行〕，衛氣逆行，清濁相干，亂于胸中，是謂大悗。故氣亂于心，則煩心密嘿，俯首靜伏；亂于肺，則俯仰喘喝，（接）〔按〕手以呼；亂于腸胃，則為霍亂；亂于臂脛，則為四厥；亂于頭，則為厥逆，頭重眩仆。

【譯文】

　　黃帝說：什麼叫做相逆而亂呢？岐伯說：清氣屬陽而反在陰，濁氣屬陰而反在陽，營氣順行於陽分，衛氣逆行於陰分，清濁相互干擾，擾亂了胸中，就叫做大悶。因此，氣亂於心，就會心中煩悶，沉默不語，低著頭靜伏；擾亂於肺，就會俯仰不定，喘呵有聲，用手按著胸部呼吸；擾亂於腸胃，就會發生霍亂；擾亂於臂部足脛部，就會使人發生四肢厥症；擾亂於頭部，就會使人厥逆，頭部沉重，眩暈而仆倒在地。

【原文】

　　黃帝曰：五亂者，刺之有道乎？岐伯曰：有道以來，有道以去，審知其道，是謂身寶。黃帝曰：善。願聞其道。岐伯曰：氣在于心者，取之手少陰、心主之輸。氣在于肺者，取之手太陰滎、足少陰輸。氣在于腸胃者，取之足太陰、陽明（不）下者，取之三里。氣在于頭者，取之天柱、大杼；不知，取足太陽滎輸。氣在于臂足，取之先去血脈，後取其陽明、少陽之滎輸。

【譯文】

　　黃帝說：這五種亂症，針刺有原則嗎？岐伯說：疾病的發生，有它的脈路；疾病的袪除，也有它的脈路，精確了解疾病來去的脈路，給以適當治療，這可叫做養身之寶。黃帝說：講得好。希望聽到它的原則。岐伯說：亂氣在於心的，當刺手少陰經的輸穴神門，手厥陰心包絡經的輸穴大陵；亂氣在於肺的，當針刺手太陰經的滎穴魚際，足少陰經的輸穴太溪；亂氣在於腸胃的，當針刺足太陰經的輸穴太白，足陽明經的下輸三里；亂氣在於頭的，當針刺天柱和大杼二穴，如不見好，可以再刺足太陽經的滎穴通谷、輸穴束骨；亂氣在於手臂和足脛部的，針刺時，先去局部的瘀血，然後再根據病是在手臂，或在足脛的情況，分別針刺手足陽明、少陽的滎穴、輸穴。

【原文】

黃帝曰：補瀉奈何？岐伯曰：徐入徐出，謂之導氣，補瀉無形，謂之同精，是非有餘不足也，亂氣之相逆也。黃帝曰：允乎哉道，明乎哉論，請著之玉版，命曰治亂也。

【譯文】

黃帝說：補瀉手法怎樣做呢？岐伯說：徐徐地進針，徐徐地出針，叫做導氣。補瀉沒有固定形式，叫做同精。這並非是瀉有餘補不足，而是因為亂氣相逆，主要是以導其氣啊！黃帝說：所講的針刺原則，平允極了！所講的針刺理論，高明極了！願把所講的著在玉版上，命名叫做五亂。

脹論第三十五

提示：本篇討論了各種類型的脹病，主要是五臟脹、六腑脹，對於脹病發生的原因，症狀特徵，針刺治法，都做了精辟的闡述。

【原文】

黃帝曰：脈之應于寸口，如何而脹？岐伯曰：其脈大堅以澀者，脹也。黃帝曰：何以知臟腑之脹也？岐伯曰：陰為臟，陽為腑。

【譯文】

黃帝說：脈象在寸口的反應，什麼脈象是脹病呢？岐伯說：凡脈現大、堅而且澀滯的，就是脹病的脈象。黃帝說：怎樣來測知五臟六腑的脹病呢？岐伯說：陰脈脹在五臟，陽脈病在六腑。

【原文】

　　黃帝曰：夫氣之令人脹也，在于血脈之中耶，臟腑之內乎？岐伯曰：（三）〔二〕者皆存焉，然非脹之舍也。黃帝曰：願聞脹之舍。岐伯曰：夫脹者，皆在于臟腑之外，排臟腑而郭（同廓）胸脇，脹皮膚，故命曰脹。

【譯文】

　　黃帝說：氣機不暢，就會使人發生脹病，是在血脈之中呢？還是在臟腑裡面呢？岐伯說：血脈、臟腑二者，都可以存留，但這並不是脹病的病所。黃帝說：我希望聽到脹病的病所。岐伯說：這脹病的部位，一般都在臟腑之外，排擠臟腑而廓落在胸脇周圍，或脹在皮膚腠理，因此叫做脹。

【原文】

　　黃帝曰：臟腑之在胸脇腹（裏）〔裹〕之內也，若匣匱之藏禁器也，各有次舍，異名而同處，一域之中，其氣各異，願聞其故。黃帝曰：未解其意，再問。岐伯曰：夫胸腹，臟腑之郭也。膻中者，心主之宮城也。胃者，太倉也。咽喉小腸者，傳送也。胃之五竅者，閭里門戶也。廉泉玉英者，津液之道也。故五臟六腑者，各有畔界，其病各有形狀。營氣循脈，（衛氣逆）為脈脹，衛氣並脈循分〔肉〕為膚脹。三里而瀉，近者一下，遠者三下，無問虛實，工在疾瀉。

【譯文】

　　黃帝說：臟腑它在胸脇腹腔裡面的內層，好像禁器藏在匣櫃一樣，各有一定的部位，名稱不同，而居處相同，在同一個區域裡面，它的活動機能又各不相同，希望聽到其中的原因。岐伯說：胸腹是臟腑的外郭，膻中是心包絡的宮城；胃是貯藏水穀的太倉；咽喉和小腸是主管傳導的，耳、目、鼻、口、舌，就像閭里的門戶一樣；廉泉、玉英二穴，是津液的通路。因此，五臟六腑，各有它的疆界，它的病

變，也是各有不同的形狀。營氣循脈而行，就會發為脈脹；衛氣並入於脈，循行分肉之間，就會發生膚脹。在針治脹病時，就取三里穴而用瀉法，新病可針瀉一次，久病可針瀉三次，脹就可消。不問脹的屬虛屬實，取效就在於速用瀉法。

【原文】

黃帝曰：願聞脹形。岐伯曰：夫心脹者，煩心短氣，臥不安。肺脹者，虛滿而喘咳。肝脹者，脇下滿而痛引小腹。脾脹者，善噦，四肢煩悗，體重不能勝衣，臥不安。腎脹者，腹滿引背（央央）〔怏怏〕然，腰脾痛。六腑脹：胃脹者，腹滿，胃脘痛，鼻聞焦臭，妨于食，大便難。大腸脹者，腸鳴而痛（濯濯），冬日重感于寒，則飧洩不化。小腸脹者，少腹䐜脹，引（腰）〔腹〕而痛。膀胱脹者，少腹滿而氣癃。三焦脹者，氣滿于皮膚中，輕輕然而不堅。膽脹者，脇下痛脹，口中苦，善太息。凡此諸脹者，其道在一，明知逆順，針數不失。瀉虛補實，神去其室，致邪失正，真不可定，粗之所敗，謂之夭命。補虛瀉實，神歸其室，久塞其空，謂之良工。

【譯文】

黃帝說：希望聽到脹病的症狀。岐伯說：心脹的症狀，心煩氣短，睡眠不能安寧；肺脹的症狀，胸中虛悶，氣喘咳嗽；肝脹的症狀，脇下脹滿、疼痛，牽引小腹；脾脹的症狀，常呃逆，四肢不輕快，身體懶重得像禁受不起衣服，睡眠不安；腎脹的症狀，腹部滿，牽引背部不舒暢，腰和脾部都感到疼痛。至於六腑的脹病，胃脹的症狀，腹滿，胃脘痛，鼻似聞到焦氣，妨害吃東西，大便困難；大腸脹的症狀，腸鳴作痛，受些寒冷，就會發生完穀不化的洩瀉；小腸脹的症狀，少腹脹滿，影響大腹作痛；膀胱脹的症狀，少腹脹滿，小便不通；三焦脹的症狀，氣滿於皮膚而腫起來，按之空而不堅；膽脹的症狀，脇下痛，口苦，經常嘆息。所有以上所說的各種脹病，它的治療原則是一致的，只要明確知道逆順的關係，針刺的次數不差就可以

了。如果虛症而用瀉法，實症而用補法，那神氣就會離散，一定引邪深入傷了正氣，正氣也就不定了。粗工往往因此致敗，可以說他使人夭殤；若虛症用補法，實症用瀉法，神氣內藏，孔穴固密，這可以說他是好的醫生。

【原文】

　　黃帝曰：脹者焉生？何因而有？岐伯曰：衛氣之在身也。常然並脈循分肉，行有逆順，陰陽相隨，乃得天和，五臟更（始）〔治〕，四時循序，五穀乃化。然後厥氣在下，營衛留止，寒氣逆上，真邪相攻，兩氣相搏，乃合為脹也。黃帝曰：善。何以解惑？岐伯曰：（合）〔下〕之于真，三合而得。帝曰：善。

【譯文】

　　黃帝說：脹是從何而生？因為什麼有了脹的病名？岐伯說：衛氣在人身，經常隨著血脈循行於分肉之間。衛氣運行，有逆有順，陰陽和順，就會受到自然的和氣。五臟之氣不紊，四時循著次序流轉，食物入腹，正常地消化吸收，人體一定健康。如果寒厥之氣潛藏於下，留於營衛之間，因而，營衛運行失常，就會寒氣上逆，正邪相爭，由於正氣與邪相搏，那就要形成脹病了。黃帝說：講得好。怎樣使我去掉疑惑呢？岐伯說：用瀉法是正確的，久病用三瀉之法也是恰當的。黃帝說：講得好。

【原文】

　　黃帝問于岐伯曰：脹論言無問虛實，工在疾瀉，近者一下，遠者三下。今有其三而不下者，其過焉在？岐伯對曰：此言陷于肉肓，而中氣穴者也。不中氣穴，則氣內閉；針不陷肓，則氣不行；上越中肉，則衛氣相亂，陰陽相逐。其于脹也，當瀉不瀉，氣故不下，三而不下，必更其道，氣下乃止，不下復始，可以萬全，烏有殆者乎。其于脹也，必審其脈，當瀉則瀉，當補則補，如鼓應桴，惡有不下者

乎。

【譯文】

　　黃帝問岐伯：你說不問脹的虛實，針治取效在於速用瀉法，新病刺瀉一次，久病刺瀉三次。但現在已瀉過三次，脹還不消，它的錯誤在哪裡？岐伯回答：這裡所說的針一次、針三次，是必須針刺到皮下肉上之膜，並且要刺中發脹的穴位。若不能刺中穴位，那麼氣就會內閉不洩，針沒刺到皮下肉上之膜，那麼真氣就不運行，針不陷肓，誤中分肉之間，就會衛氣亂行，陰陽相爭於內。若針治脹病，當瀉不瀉，脹氣就不會消退，在這樣的情況下，必須更換穴位再刺，直到脹氣消退為止。倘不見消，應再重新針刺，這樣，是不會出事故的。哪裡會有危險的事情發生呢？關於治療脹病，必須精察病者的脹形，是屬於臟，是屬於腑，當瀉則瀉，當補則補，它的效果，就像用木槌擊鼓，一定會有響聲一樣，哪裡會有脹氣不消的病啊！

五癃津液別第三十六

　　提示：本篇論述了汗、溺、唾、淚、髓的生成機理和病理變化，並對津與液作了嚴格區別，最後指陰陽不和、三焦氣化失常，就會產生腰痛脛酸與水脹病。

【原文】

　　黃帝問于岐伯曰：水穀入于口，輸于腸胃，其液別為五，天寒衣薄則為溺與氣，天熱衣厚則為汗，悲哀氣並則為泣，中熱胃緩則唾。邪氣內逆，則氣為之閉塞而不行，不行則為水脹，余知其然也，不知其何由生，願聞其道。

【譯文】

　　黃帝問岐伯：水穀進入胃裡，輸送到腸胃，其中的液體分為五種，如天寒衣薄，就多化為尿與氣；暑天衣厚，就多出汗；情緒悲痛，氣合於心，就化為淚；中焦有熱，胃氣弛緩，就多化為唾。邪氣內阻，因而陽氣閉塞，不能運行，就成為水脹之病。我知道它的這些情況，但不知道為什麼會發生的，希望聽到它的道理。

【原文】

　　岐伯曰：水穀皆入于口，其味有五，（各）〔分〕注其海，津液各走其道。故（三）〔上〕焦出氣，以溫肌肉，充皮膚，為（其）津；其（流）〔留〕而不行者，為液。

【譯文】

　　岐伯說：飲食都是進入口中，它有酸苦甘辛鹹的五味，分別注入人身四海。由水穀化生的津液，分別沿著一定的道路布散。因此，上焦發出的衛氣，可以潤肌肉，養皮膚的，就是津，留而不行的就是液。

【原文】

　　天暑衣厚則腠理開，故汗出；寒留于分肉之間，聚沫則為痛。天寒則腠理閉，氣濕不行，水下留膀胱，則為溺與氣。

【譯文】

　　暑天穿的衣服厚些，則汗孔開，因此出汗。寒邪留止於分肉裡面，使津液凝聚為沫，就會發生疼痛。在冷天汗孔閉，氣澀而運行不暢，水液下流於膀胱，就成為尿與氣。

【原文】

　　五臟六腑，心為之主，耳為之聽，目為之候，肺為之相，肝為之

將,脾為之衛,腎為之主外。故五臟六腑之津液,盡上滲于目,心悲氣並則心系急,心系急則肺舉,肺舉則液上溢。夫心系與肺,不能常舉,乍上乍下,故咳而泣出矣。

【譯文】

　　五臟六腑,心是其中的主宰,其他臟器,在心的支配下活動,耳是司聽的,目是司望的,肺是起輔相作用的,肝是起將軍謀慮作用的,脾是起衛護作用的,腎藏精髓,是起支撐全身在外活動作用的。那五臟六腑之津液,都要向上滲注於眼睛,心有悲哀,則五臟六腑之氣都上並於心,就會使心臟的脈絡呈現緊張,心臟的脈絡出現緊張,則肺葉上舉,上舉則津液向上流溢。但心臟脈絡緊張,肺葉不能經常上舉,氣行忽上忽下,所以當水液隨氣上溢時,就會出現引氣張口而哭的現象。

【原文】

　　中熱則胃中消穀,消穀則蟲上下作,腸(胃)充郭,故胃緩,胃緩則氣逆,故唾出。

【譯文】

　　中焦有熱,則胃中穀食容易消化,穀食消化後,則腸中的寄生蟲就上下活動。腸滿,因而胃氣弛緩,胃氣弛緩,則氣向上逆,因此,唾涎亦隨之排出。

【原文】

　　五穀之津液和合而為膏者,內滲入于骨空,補益腦髓,而下流于陰股。陰陽不和,則使液溢而下流于陰,髓液皆減而下,下過度則虛,虛故腰(背)〔脊〕痛而脛酸。

【譯文】

　　五穀所化生的津液，和合而成為黏稠的脂膏，內滲入於骨空之中，可以補腦益髓。如果陰陽不和，就會使津液溢出，而從陰竅流洩，因此髓液減少，房室過度，就會使身體虛弱，所以腰脊疼痛，足脛發酸。

【原文】

　　陰陽氣道不通，四海閉塞，三焦不瀉，津液不化，水穀並行腸胃之中，別于迴腸，留于下焦，不得滲膀胱，則下焦脹，水溢則為水脹，此津液五別之逆順也。

【譯文】

　　臟腑陰陽氣道不通，氣海、血海、髓海、水穀之海閉塞，三焦不能輸瀉，津液不能運化，水穀聚集在腸胃裡面。分入於迴腸，停留在下焦，不能夠滲入膀胱，這樣就會使下焦脹滿，水液充溢而成為水脹。這就是津液五別逆順的情況。

五閱五使第三十七

　　提示：本篇主要論述五臟與五官、五色內外相應的密切關係。「五官者，五臟之閱也。」「五色之見於明堂，以觀五臟之氣。」這是中醫望診的獨特內容。

【原文】

　　黃帝問于岐伯曰：余聞刺五官五閱，以觀五氣。五氣者，五臟之使也，五〔時〕〔使〕之副也。願聞其五使當安出？岐伯曰：五官者，五臟之閱也。黃帝曰：願聞其所出，令可為常。岐伯曰：脈出于氣口，色見于明堂，五色更出，以應五時，各如其常，經氣入臟，必當

治理。

【譯文】

　　黃帝問岐伯：我聽說刺法裡有五官五閱的診斷方法，可以觀察五種氣色，它是受五臟所差遣，又是與五使相配的。我希望聽到這與五使相配的五色，應從哪裡反映出來呢？岐伯說：五官就是五臟的外候。黃帝說：希望聽到五官外部怎樣表現出與五臟變化的關係，使它可作為察病的常規。岐伯說：五臟的脈色可從氣口反映出來，氣色可從鼻部反映出來，五色變化出現，以和五臟的役使相應，各如它的臟象。至於從經脈傳入內臟的病，一定要治裡病。

【原文】

　　帝曰：善。五色獨決于明堂乎？岐伯曰：五官（已）〔以〕辨，闕庭必張，乃立明堂。明堂廣大，蕃蔽見外，方壁高基，引垂居外，五色乃治，平摶廣大，壽中百歲。見此者，刺之必已，如是之人者，血氣有余，肌肉堅致，故可苦（已）〔以〕針。

【譯文】

　　黃帝說：講得好。五色僅是決定在明堂部位嗎？岐伯說：五官之色，已經分明，天庭的部位必須明顯，才可決定明堂的測候。明堂廣大，頰側和取門部位顯露於外，面部方正，豐厚，齒齦的本肉在外護著牙齒，五色正常，五官的位置平正開闊，這樣的人，其壽命應活到百歲。見到這樣的人，在治療時，針刺一定能治好病。因為像這樣的人，血氣有餘，肌肉堅實，因此可以急用針刺治療。

【原文】

　　黃帝曰：願聞五官。岐伯曰：鼻者，肺之官也；目者，肝之官也；口唇者，脾之官也；舌者，心之官也；耳者，腎之官也。

【譯文】

黃帝說：希望聽聽五官的職能。岐伯說：鼻內屬於肺臟，是職司呼吸的；目內屬於肝臟，是職司辨視的；口唇內屬脾臟，是職司受納水谷的；舌內屬於心臟，是職司辨味的；耳內屬於腎臟，是職司聽覺的。

【原文】

黃帝曰：以官何候？岐伯曰：以候五臟。故肺病者，喘息鼻（脹）〔張〕；肝病者，眦青；脾病者，唇黃；心病者，舌卷短，顴赤；腎病者，顴與顏黑。

【譯文】

黃帝說：從五官怎樣診察疾病呢？岐伯說：可以診察五臟。所以肺臟有了病，就看到喘息急促，鼻孔張動；肝臟有了病，就看到眼角發青；脾臟有了病，就看到口唇發黃；心臟有了病，就看到舌短，兩顴發紅；腎臟有了病，就看到兩顴和額部發現黑色。

【原文】

黃帝曰：五脈安出，五色安見，其常色殆者如何？岐伯曰：五官不辨，闕庭不張，小其明堂，蕃蔽不見，又埤其牆，牆下無基，垂角去外，如是者，雖平常殆，況加疾哉。

【譯文】

黃帝說：人有五脈是正常的，五色也是正常的，但氣色正常，而有病就危險極了，這是什麼道理呢？岐伯說：五官氣色不分明，天庭不開闊，明堂狹小，頰側和耳門之間不明顯，面部又窄，面部的下頦無肉，額角陷下，齒齦露著，像這樣人，雖在平常無病時候已有短壽的危險象徵，何況再加上疾病呢？

【原文】

黃帝曰：五色之見于明堂，以觀五臟之氣，左右高下，各有形乎？岐伯曰：（腑）〔五〕臟之在中也，各以次舍，左右上下，各如其度也。

【譯文】

黃帝說：五色它顯露在明堂上，可以觀察五臟之氣，其中左右高下，各有一定形象嗎？岐伯說：五臟它在胸腹腔的裡面，各有位置，它反映在明堂的五色，左右上下也是分別有常度的。

逆順肥瘦第三十八

提示：本篇討論針刺治療，對不同年齡、不同體質的人，應分別採用不用的針刺方法，並對十二經脈循行逆順作了說明；最後，敘述衝脈的功能，以及循行路線和它所發生的病理現象。

【原文】

黃帝問于岐伯曰：余聞針道于夫子，眾多畢悉矣，夫子之道應若（失）〔矢〕，而據未有堅然者也，夫子之問學（熟）〔孰〕乎，將審察于物而心生之乎？岐伯曰：聖人之為道者，上合于天，下合于地，中合于人事，必有明法，以起度數，法式檢押，乃後可傳焉。故匠人不能釋尺寸而意短長，廢繩墨而起平木也，工人不能置視而為圓，去矩而為方。知用此者，（固）〔因〕自然之物，易用之教，逆順之常也。

【譯文】

黃帝問岐伯：我聽針道於夫子，許多都能知道了。夫子的效應，好像箭之中的，而所依據是沒有固定的，先生的學問是繼承誰呢？還

是從審察事物中而發明的呢？岐伯說：聖人所作針刺的道理，向上說是與天相合，向下說是與地相合，向中說是與人事相合，一定有明確的法則，以立尺度長短，模式規矩，然後才可傳於後世。所以匠人不能去掉了尺寸而隨意妄揣短長，放棄了繩墨而立標準；工人不能丟開了規而去畫圓形，去了矩而去畫方形。知道運用這一法則的，是順應了自然的物理，是便於應用的教法。接著這樣，也就是衡量逆順的常規。

【原文】

黃帝曰：顯聞自然奈何？岐伯曰：臨深決水，不用功力，而水可竭也，循掘決衝，而經可通也。此言氣之滑澀，血之清濁，行之逆順也。

【譯文】

黃帝說：希望聽聽自然是怎樣的？岐伯說：到深河那裡放水，不必用許多功力，就可以把水放完。從洞穴裡開地道，不管多麼堅密，就可以把小路通開。這就是說人身的氣有滑有澀，血有清有濁，氣血的運行有逆有順，是應該順應它的自然的。

【原文】

黃帝曰：願聞人之白黑肥瘦（小）〔少〕長，各有數乎？岐伯曰：年質壯大，血氣充盈，膚革堅固，因加以邪，刺此者，深而留之，此肥人也。廣肩腋項，肉薄厚皮而黑色，唇臨臨然，其血黑以濁，其氣澀以遲，其為人也，貪于取與，刺此者，深而留之，多益其數也。

【譯文】

黃帝說：我希望聽聽人的白黑肥瘦少長，在針刺時，是否各有分別呢？岐伯說：壯年而體質魁梧的人，血氣充足旺盛，皮膚堅密，由於感受病邪而來治療，針刺這種人，應該深刺、留針，這是刺肥壯的

人的標準。另有一種人，肩腋項都很開闊，肉薄、皮厚、色黑，嘴唇肥厚，血色黑濁，氣行澀遲，像這黑色的人，是貪圖便宜，又好贈與的，針刺這種人，應該深刺、留針，多增加針刺的次數。

【原文】

　　黃帝曰：刺瘦人奈何？岐伯曰：瘦人者，皮薄色少，肉廉廉然，薄唇輕言，其血清氣滑，易脫于氣，易損于血，刺此者，淺而疾之。

【譯文】

　　黃帝說：刺瘦人是用怎樣針法呢？岐伯說：瘦人皮薄血色不足，肌肉消瘦，嘴唇薄，語聲低，他的血清稀，他的氣滑利。像這樣，氣是容易虛脫的，血是容易損耗的。針刺這種人，應該淺刺、急速出針。

【原文】

　　黃帝曰：刺常人奈何？岐伯曰：視其白黑，各為調之，其端正敦厚者，其血氣和調，刺此者，無失常數也。

【譯文】

　　黃帝說：刺常人是用怎樣針法呢？岐伯說：觀察他的膚色白黑，分別給他配合針刺深淺的標準。若屬於端正純厚的人，它的血氣和調，針刺這樣的人，不能離開正常的針法標準。

【原文】

　　黃帝曰：刺壯士真骨者奈何？岐伯曰：刺壯士真骨，堅肉緩節監監然，此人重則氣澀血濁，刺此者，深而留之，多益其數，勁則氣滑血清，刺此者，淺而疾之。

【譯文】

　　黃帝說：刺壯士是用怎樣針法呢？岐伯說：壯士骨骼堅固、肌肉豐厚、關節堅大。這樣的人，性情安重，就氣澀血濁，針刺就當深刺、留針，並且增加針刺次數；那性情好動的，就氣滑血清，針刺就當淺刺而急速出針。

【原文】

　　黃帝曰：刺嬰兒奈何？岐伯曰：嬰兒者，其肉脆血少氣弱，刺此者，以（豪）〔毫〕針，淺刺而疾發針，日再可也。

【譯文】

　　黃帝說：刺嬰兒是用怎樣針法呢？岐伯說：嬰兒肉軟、血少、氣弱，針刺這樣的人，用毫針淺刺、進針要快，一天針刺兩次就可以了。

【原文】

　　黃帝曰：臨深決水奈何？岐伯曰：血清氣（濁）〔滑〕，疾瀉之，則氣竭焉。黃帝曰：循掘決衝奈何？岐伯曰：血濁氣澀，疾瀉之，則經可通也。

【譯文】

　　黃帝說：臨深決水，結合在針刺方面，是怎樣的？岐伯說：對於血清氣滑的人，用了疾瀉的針法，就會使真氣衰竭。黃帝說：循掘決衝，結合在針刺方面，是怎樣的？岐伯回答：對於血濁氣澀的人，用了疾瀉的針法，就會使氣得通暢。

【原文】

　　黃帝曰：脈行之逆順奈何？岐伯曰：手之三陰，從臟走手；手之三陽，從手走頭。足之三陽，從頭走足；足之三陰，從足走腹。

【譯文】

黃帝說：十二經脈循行的逆順，是怎樣的？岐伯說：手三陰經，從胸部走到手指；手三陽經，從手臂走到頭部；足三陽經，從頭部下走到足趾；足三陰經，從足上行到腹部。

【原文】

黃帝曰：少陰之脈獨下行何也？岐伯曰：不然。夫衝脈者，五臟六腑之海也，五臟六腑皆稟焉。其上者，出于頏顙，滲諸陽，灌諸精；其下者，注少陰之大絡，出于氣（街）〔衝〕，循陰股內廉，入膕中，伏行骭骨內，下至內踝之後屬而別，其下者，並于少陰之經，滲三陰；其前者，伏行出跗屬，下循跗入大指間，滲諸絡而溫肌肉。故別絡結則跗上不動，不動則厥，厥則寒矣。黃帝曰：何以明之？岐伯曰：以言導之，切而驗之，其非必動，然後乃可明逆順之行也。黃帝曰：窘乎哉！聖人之為道也。明于日月，微于毫釐，其非夫子，孰能道之也。

【譯文】

黃帝說：足少陰腎經之脈單獨下行，是為什麼呢？岐伯說：這不是足少陰腎經，而是衝脈的旁支。衝脈是五臟六腑之海，五臟六腑都受它的濡養。它上行的脈，出於鼻道上竅，滲於陽經，灌於陰經；它下行的脈，流注於少陰的大絡，出於氣衝穴，沿著大腿內側，進內膝膕窩中，隱伏於小腿內側，下至內踝的脛骨和跗骨相連處又分出來。它的下行旁支，和足少陰經相並而行，滲注肝脾腎三條陰經；它前行的分支，伏行出於接近外踝之處，下沿足背，進入足大趾間，浸入絡脈，以濡養肌肉。因此，衝脈在下的支絡，如有結而不通的現象，則足背的脈就不跳動，不跳動則衛氣不行而致厥逆，厥逆就會出現寒冷的症狀。黃帝說：怎樣能夠明白衝脈和少陰的逆順呢？岐伯說：用語言講明白，其次是切按足背的動脈進行驗證，若不是少陰脈，足背上的脈是跳動的，然後就可以明白少陰、衝脈的逆順關係了。黃帝說：

重要極了,是聖人作的針道啊!像日月那樣光明,毫釐那麼精細,如不是夫子,誰能夠講得出啊!

血絡論第三十九

提示:本篇論述了刺絡瀉血出現的「刺而仆者、血出而射者、血出黑而濁者、血出清而半為汁者、發針而腫者、血出多若少而面色蒼蒼者、發針面色不變而煩悗者、多出血而不動搖者」的八種情況,提出觀察血絡方法,並說明滯針原因,主要是叫人避免誤刺。

【原文】

黃帝曰:願聞其奇邪而不在經者。岐伯曰:血絡是也。

【譯文】

黃帝說:我希望聽聽奇邪它不在經脈裡面,是什麼原因?岐伯說:這是血絡裡有了病邪。

【原文】

黃帝說:刺血絡而仆者,何也?血出而射者,何也?血(少)〔出〕黑而濁者,何也?血出清而半為汁者,何也?發針而腫者,何也?血出若多若少而面色蒼蒼者,何也?發針而面色不變而煩悗者,何者?多出血而不動搖者,何也?願聞其故。

【譯文】

黃帝說:刺血絡放血,有的病人就仆倒了,是什麼原因?放血而出,像噴射似的,是什麼原因?出血色黑濃厚,是什麼原因?出血清稀,一半是液汁,是什麼原因?出針以後,皮膚發腫的,是什麼原因?出血多或少,面色發青的,是什麼原因?出針以後,面色不變,

而心胸感覺煩悶的，是什麼原因？出血較多而不感覺苦痛，是什麼原因？我希望聽聽以上的各種原因。

【原文】

岐伯曰：脈氣盛而血虛者，刺之則脫氣，脫氣則仆。血氣俱盛而陰氣多者，其血滑，刺之則射；陽氣蓄積，久留而不瀉者，其血黑以濁，故不能射。新飲而液滲于絡，而未合和于血也，故血出而汁別焉；其不新飲者，身中有水，久則為腫。陰氣積于陽，其氣因于絡，故刺之，血未出而氣先行，故腫。陰陽之氣，其新相得而未和合，因而瀉之，則陰陽俱脫，表裡相離，故脫色而蒼蒼然。刺之血出多，色不變而煩悗者，刺絡而虛經。虛經之屬于陰者，陰脫，故煩悗。陰陽相得而合為痺者，此為內溢于經，外注于絡，如是者，陰陽俱有余，雖多出血而弗能虛也。

【譯文】

岐伯說：脈氣強盛而血虛的，刺絡放血，就會脫氣，脫氣就會昏仆倒地。血氣都盛，而脈中陰氣較多的，它的血行是滑利的，在刺絡時，就會血射如柱；陽氣蓄積在血絡裡，滯留很長時間而沒有瀉除的，那麼放出的血，就會色黑、濃厚，而不能其射如柱了。剛喝過水，水液滲到血絡裡，還沒和血混合時，針刺血絡，就會有一部分是液汁；如果不是剛喝過水，那是病人身體內有停留的水液，時間長了就成為水腫。陰氣蓄積在陽絡裡，那麼陰氣就會隱匿在絡脈。如刺絡，血還未出，氣已先行，陰氣閉於肉腠，因此所刺的局部就會發腫。陰陽之氣，在剛相遇還沒有調和的時候，由於用了瀉法，就會使陰陽耗散，表裡相離，以致面部脫色，出現發青現象。刺絡出血過多，面色不變而心胸感覺煩悶的，這是因為刺絡而使經脈虛了。所虛的經脈，連屬於五臟之陰，陰虛，因而出現了煩悶現象。陰邪陽邪連在一起，而成為痺症，邪氣滯留體內，從內說，流滿了經脈，從外說，流注於絡脈，像這樣，在陰陽方面，都屬於邪盛有餘，在刺絡

時，雖然是多出點血，經脈也不會虛的。

【原文】

　　黃帝曰：相之奈何？岐伯曰：血脈者，盛堅橫以赤，上下無常處，小者如針，大者如筋，則而瀉之萬全也，故無失數矣；失數而反，各如其度。

【譯文】

　　黃帝說：觀察血絡，應怎樣呢？岐伯說：血脈盛的，可以看出是堅硬充滿而發赤的，或上或下，沒有固定地位，小的像針，大的像筋，在這樣的情況下，用刺絡瀉血的方法，保證是萬全的，但一定不能脫離刺絡的道理。如果脫離了刺絡的道理，並且違背了常法，就會分別出現料想的那八種情況。

【原文】

　　黃帝曰：針入而肉著者，何也？岐伯曰：熱氣因于針則針熱，熱則肉著于針，故堅焉。

【譯文】

　　黃帝說：進針後，肌肉就裹住針身，這是為什麼？岐伯說：這是肌膚的熱依於針身，針身也發了熱，因而肌肉和針裹在一起，所以針就緊得不易轉動。

陰陽清濁第四十

　　提示：本篇討論人氣清濁與臟腑的關係，另外根據清者氣滑，濁者氣澀的常規，提出了與之相適應的刺法。

【原文】

黃帝曰：余聞十二經脈，以應十二經水者，其五色各異，清濁不同，人之血氣若之，應之奈何？岐伯曰：人之血氣，苟能若一，則天下為一矣，惡有亂者乎。黃帝曰：余問一人，非問天下之眾。岐伯曰：夫一人者，亦有亂氣，天下之眾，亦有亂（人）〔氣〕，其（合）〔理〕為一耳。

【譯文】

黃帝說：我聽說人體的十二經脈，可以和地面上的十二經水相應。那十二經水五色不同，清濁也不同，人體的血氣如一，說它和十二經水相應，這是怎麼回事呢？岐伯說：人體的血氣，如果能夠如一，那麼，天下的一切，也都可以為一，哪還會發生混亂的事情呢？黃帝說：我問的是一個人的經脈血氣，不是問的天下眾人的事情。岐伯說：在一個人身體內有亂氣，天下的眾人，同樣是有亂氣的，它的道理是一樣的。

【原文】

黃帝曰：願聞人氣之清濁。岐伯曰：受穀者濁，受氣者清。清者（注）〔主〕陰，濁者（注）〔主〕陽。濁而清者，上出于咽；清而濁者，則下行。清濁相干，命曰亂氣。

【譯文】

黃帝說：我希望聽聽人體內的清氣和濁氣。岐伯說：人所吃的穀物是濁氣，所吸的空氣是清氣。清氣內注於肺，濁氣內注於胃，由濁氣所化生的清氣，上出於咽喉；在清氣內所含的濁氣，下行於胃脘。如清濁升降失常，兩相乾擾，就叫做亂氣。

【原文】

黃帝曰：夫陰清而陽濁，濁（者）〔中〕有清，清（者）〔中〕

有濁，清濁別之奈何？岐伯曰：氣之大別，清者上注于肺，濁者下走于胃。胃之清氣，上出于口；肺之濁氣，下注于經，內積于海。

【譯文】

黃帝說：那陰清陽濁，濁中有清氣，清中有濁氣，怎樣來區別呢？岐伯說：氣的大概區別，清氣向上傳注於肺臟，濁氣向下流走於胃。胃中所化生的清氣，上出於口；肺中所含的濁氣，下注於經脈，在內積聚於氣海之中。

【原文】

黃帝曰：諸陽皆濁，何陽濁甚乎？岐伯曰：手太陽獨受陽之濁，手太陰獨受陰之清，其清者上走空竅，其濁者下行諸經。諸陰皆清，足太陰獨受其濁。

【譯文】

黃帝說：諸陽都是濁氣所在，哪個陽腑濁得最甚呢？岐伯說：手太陽小腸獨受陽腑的濁氣最多；手太陰肺獨受陰腑的清氣最多，氣之屬於清的，上走於孔竅，氣之濁的，下行於各條經脈。屬陰的五臟，雖都是受納清氣，但足太陰脾獨接受胃中之濁氣。

【原文】

黃帝曰：治之奈何？岐伯曰：清者其氣滑，濁者其氣澀，此氣之常也。故刺陰者，深而留之；刺陽者，淺而疾之；清濁相干者，以數調之也。

【譯文】

黃帝說：陰陽清濁之氣，應怎樣進行調治呢？岐伯說：清氣是滑利的，濁氣是澀滯的，這是氣的正常情況。因此，針刺屬陰臟的病，應該深刺而留針時間較長；針刺屬陽腑的病，應該淺刺而出針要快；

如果清濁之氣，兩相干擾，就應考慮偏陰偏陽，按理進行調治。

陰陽繫日月第四十一

提示：本篇說明人體陰陽和自然界的陰陽密切相關，並提出人氣所在，針刺時，應忌刺其經脈，以免損傷正氣。

【原文】

黃帝曰：余聞天為陽，地為陰，日為陽，月為陰，其合之于人奈何？岐伯曰：腰以上為天，腰以下為地，故天為陽，地為陰。故足之十二經脈，以應十二月，月生于水，故在下者為陰；手之十指，以應十日，日主火，故在上者為陽。

【譯文】

黃帝說：我聽說天叫做陽，地叫做陰，日叫做陽，月叫做陰。這些陰陽的說法，配合到人體方面，是怎樣呢？岐伯說：人體在腰以上的，稱為天，在腰以下的，稱為地，所以說天是屬於陽，地是屬於陰的。足的十二經脈，可和地支的十二月相應，因為月生於屬陰的水，所以在下的都叫做陰。手的十指，可和天干的十日相應，因為日生於屬陽的火，所以在上的都叫做陽。

【原文】

黃帝曰：合之于脈奈何？岐伯曰：寅者，正月之生陽也，主左足之少陽；未者六月，主右足之少陽。卯者二月，主左足之太陽；午者五月，主右足之太陽。辰者三月，主左足之陽明；巳者四月，主右足之陽明。此兩陽合于前，故曰陽明。申者，七月之生陰也，主右足之少陰；丑者十二月，主左足之少陰。酉者八月，主右足之太陰；子者

十一月，主左足之太陰。戌者九月，主右足之厥陰；亥者十月，主左足之厥陰。此兩陰（交）〔俱〕盡，故曰厥陰。

【譯文】
　　黃帝說：十二月十日和經脈配合起來，是怎樣呢？岐伯說：正月建寅，是陽氣生發的時候，陽先左而後右，因此正月主左足的少陽經；六月建未，主右足的少陽經。二月建卯，主左足的太陽經；五月建午，主右足的太陽經。三月建辰，主左足的陽明經；四月建巳，主右足的陽明經。這三四兩月是介在少陽、太陽之中，而為兩陽合明，所以叫做陽明。七月建申，是陰氣生發的時候，陰先右而後左，因此七月主右足的少陰經；十二月建丑，主左足的少陰經。八月建酉，主右足的太陰經；十一月建子，主左足的太陰經。九月建戌，主右足的厥陰經；十月建亥，主左足的厥陰經。這九、十兩月為陰之盡，所以叫做厥陰。

【原文】
　　甲主左手之少陽，己主右手之少陽。乙主左手之太陽，戊主右手之太陽。丙主左手之陽明，丁主右手之陽明。此兩火並合，故為陽明。庚主右手之少陰，癸主左手之少陰。辛主右手之太陰，壬主左手之太陰。

【譯文】
　　甲日主左手的少陽經，己日主右手的少陽經。乙日主左手的太陽經，戊日主右手的太陽經。丙日主左手的陽明經，丁日主右手的陽明經。這丙丁的兩火合明，所以叫做陽明。庚日主右手的少陰經，癸日主左手的少陰經。辛日主右手的太陰經壬日主左手的太陰經。

【原文】
　　故足之陽者，陰中之少陽也；足之陰者，陰中之太陰也。手之陽

者，陽中之太陽也；手之陰者，陽中之少陰也。腰以上者為陽，腰以下者為陰。

【譯文】

兩足的陽經，是陰中的少陽；兩足的陰經，是陰中的太陰。兩手的陽經，是陽中的太陽；兩手的陰經，是陽中的少陰。腰部以上的就稱為陽，腰部以下的就稱為陰。

【原文】

其于五臟也，心為陽中之太陽，肺為（陰）〔陽〕中之少陰，肝為陰中之少陽，脾為陰中之至陰，腎為陰中之太陰。

【譯文】

若於五臟方面來說，心是陽中的太陽，肺是陽中的少陰。肝是陰中的少陽，脾是陰中的至陰，腎是陰中的太陰。

【原文】

黃帝曰：以治之奈何？岐伯曰：正月、二月、三月，人氣在左，無刺左足之陽；四月、五月、六月，人氣在右，無刺右足之陽。七月、八月、九月，人氣在右，無刺右足之陰；十月、十一月、十二月，人氣在左，無刺左足之陰。

【譯文】

黃帝說：這在治療方面應該怎樣呢？岐伯說：陽氣自左而右：正月、二月、三月，人氣在左，不要刺左足的三陽經。四月、五月、六月，人氣在右，不要刺右足的三陽經。陰氣由右而左：七月、八月、九月，人氣在右，不要刺右足的三陰經。十月、十一月、十二月，人氣在左，不要刺左足的三陰經。

【原文】

　　黃帝曰：五行以東方為甲乙木（王）〔主〕春，春者蒼色，主肝也。肝者，足厥陰也。令乃以甲為左手之少陽，不合于數何也？岐伯曰：此天地之陰陽也，非四時五行之以次行也。且夫陰陽者，有名而無形，故數之可十，離之可百，散之可千，推之可萬，此之謂也。

【譯文】

　　黃帝說：五行是以東方的甲乙木主春季，春季所屬是青色，主肝臟，肝臟也就是足厥陰經。現在你卻以甲日作為左手的少陽經，與五行配天干的道理不合，這是怎麼回事？岐伯說：這是天地陰陽的變化規律，不是按著四時五行的次序排列的。陰陽這個概念，是有名而無形狀的。所以用陰陽的道理來推演，數之可十，分之可百，散之可千，推之可萬，不可以摯一而論，也就是這個意思。

病傳第四十二

　　提示：本篇主要論述外邪傷及五臟的傳變規律，並說明什麼情況能用針刺治療，及其不能用的道理。

【原文】

　　黃帝曰：余受九針于夫子，而私覽于諸方，或有導引行氣，（喬）〔按〕摩、灸、熨、刺、焫、飲藥，之一者可獨守耶，將盡行之乎？岐伯曰：諸方者，眾人之方也，非一人之所盡行也。

【譯文】

　　黃帝說：我從夫子那裡學到了九針知識，並且私自看了記載其他療法的方書，又有導引、按摩、灸、熨、刺、燒、飲藥。這種針刺療

法，可以單獨堅守不移呢，還是導引等等都綜合使用呢？岐伯說：多樣的治療方法，那是適應於眾人疾病的，不是某一個人都能夠適應使用的。

【原文】

　　黃帝曰：此乃所謂守一勿失萬物畢者也。今余已聞陰陽之要，虛實之理，傾移之過，可治之屬，願聞病之變化，淫傳絕敗而不可治者，可得聞乎？岐伯曰：要乎哉問。道，昭乎其如（日）〔旦〕醒，窘乎其如夜瞑，能被而服之，神與俱成，畢將服之，神自得之，生神之理，可著于竹帛，不可傳于子孫。

【譯文】

　　黃帝說：這就是所謂堅守一種療法，而不輕易丟開，那麼各種複雜病情，也可以觸類旁通的。現在我已聽到陰陽的要領，虛實的道理，腠理不固與正氣不充的病變，以及病還有可治的機會等，除此之外，希望再聽一下疾病的內在變化，淫邪相傳，正氣絕敗，以致不可治療，所有這些，可以聽得到嗎？岐伯說：你所問的，是極為重要的。道，它的明顯就像「旦醒」一樣，它的迫切就像「夜瞑」一樣。能夠按照去做，時刻不離於身，心領神會，就會與道合而為一，始終運用它，自然就會得到它的神妙，這種「生神」的醫理，可以寫刻在竹帛上，傳於後世，不可自私地傳給子孫。

【原文】

　　黃帝曰：何謂（日）〔旦〕醒？岐伯曰：明于陰陽，如惑之解，如醉之醒。黃帝曰：何謂夜瞑？岐伯曰：瘖乎其無聲，漠乎其無形，折毛發理，正氣橫傾，淫邪泮衍，血脈傳（溜）〔留〕，大氣入臟，腹痛下淫，可以致死，不可以致生。

【譯文】

　　黃帝說：什麼叫做「旦醒」？岐伯說：明白了陰陽的規律，好像原來的疑惑解開了，又好像既醉之後清醒過來。黃帝說：什麼叫做「夜瞑」？岐伯說：外邪侵害了人的身體，瘖乎沒有聲響，靜然沒有形迹，只是毫毛發冷，腠理開洩，正氣隨時耗散，淫邪散溢肌體，邪氣傳留血脈之中，因之流入臟內，腹部作痛，浸淫下焦，這都可以使人致死，而不可以使人生命再延長下去。

【原文】

　　黃帝曰：大氣入臟奈何？岐伯曰：病先發于心，一日而之肺，三日而之肝，五日而之脾，三日不已，死，冬夜半，夏日中。

【譯文】

　　黃帝說：邪氣入臟，是怎樣傳變呢？岐伯說：疾病開始發於心臟，過了一日，就傳到肺臟；過了三日，又傳到肝；過了五日，又傳到脾臟；如果再過三日，病還不好，就會死的，冬季死在半夜，夏季死在中午。

【原文】

　　病先發于肺，三日而之肝，一日而之脾，五日而之胃，十日不已，死，冬日入，夏日出。

【譯文】

　　疾病開始發於肺臟的，過了三日，就傳到肝臟；再過一日，就傳到脾臟；過了五日，就傳到胃腑；如果再過十日，病還不好，就會死的，冬季死在日入的時候，夏季死在日出的時候。

【原文】

　　病先發于肝，三日而之脾，五日而之胃，三日而之腎，三日不

已，死，冬日入，夏早食。

〔按〕卯屬木，木旺之時，病發于肝，勢不能勝，故死。

【譯文】

疾病開始發於肝臟的，過了三日，就傳到脾臟；過了五日，就會傳到胃腑；再過三日，就傳到腎臟；如再過三日，病還不好，就會死的，冬季死在日入的時候，夏季死在早飯的時候。

【原文】

病先發于脾，一日而之胃，二日而之腎，三日而之膂膀胱，十日不已，死，冬人定，夏晏食。

【譯文】

疾病開始發生在脾臟的，一日就傳到胃腑；過了二日，就傳到腎臟；經過三日，就會傳到膀胱；如再過十日，病還不好，就會死的。冬季死在人定的時候，夏季死在晚飯的時候。

【原文】

病先發于胃，五日而之腎，三日而之膂膀胱，五日而上之心，二日不已，死，冬夜半，夏日昳。

【譯文】

疾病開始發生於胃的，過了五日，就傳到腎臟；再過三日，就傳到了膀胱；再經過五日，就向上傳到心臟；如再過二日，病還不好，就會死的。冬季死在夜半，夏季死在午後。

【原文】

病先發于腎，三日而之膂膀胱，三日而上之心，三日而之小腸，三日不已，死，冬大晨，夏（早）〔晏〕晡。

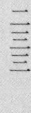

【譯文】

　　疾病開始發生於腎的，過了三日，就傳到膀胱；再過三日，向上傳到心臟，傳到小腸；如再過三日，病還不好，就會死的。冬季死在黎明的時候，夏季死在夜間。

【原文】

　　病先發于膀胱，五日而之腎，一日而之小腸，一日而之心，二日不已，死，冬雞鳴，夏下晡。

【譯文】

　　疾病開始發生在膀胱的，過了五日，就傳到腎臟；再過一日，就傳到小腸；再過一日，就傳到心臟；如再過二日，病還不好，就會死的。冬季死在夜半後雞叫的時候，夏季死在午後的未時。

【原文】

　　諸病以次相傳，如是者，皆有死期，不可刺也！間一臟及（二）〔至〕三四臟者，乃可刺也。

【譯文】

　　各種病都是接著一定的次序相互傳移的。像這樣的傳變，都有死亡的預期，不能用針刺治療。如果病的傳次是間隔一臟或間隔三臟、四臟的，才可以用針刺治療。

淫邪發夢第四十三

　　提示：本篇說明人喜發夢，是與臟腑十二盛或十五不足有關。在針刺治療時，臟腑氣盛的用瀉法，臟腑氣虛的用補法。

【原文】

　　黃帝曰：願聞淫邪泮衍奈何？岐伯曰：正邪從外襲內，而未有定舍，反淫于臟，不得定處，與營衛俱行，而與魂魄飛揚，使人臥不得安而喜夢。氣淫于腑，則有餘于外，不足于內；氣淫于臟，則有餘于內，不足于外。

【譯文】

　　黃帝說：淫邪散溢體內，而發夢的病理，是怎樣的？岐伯說：凡是有害身心的邪氣，從體外侵害到體內，它沒有固定處所，到了內臟，和營衛之氣一起流行，又與魂魄遊蕩，因之使人睡眠不安，常常發夢。這是氣盛於陽，就是在外的陽氣有餘，在內的陰氣不足，如氣盛於陰，就是在內的陰氣有餘，在外的陽氣不足。

【原文】

　　黃帝曰：有餘不足有形乎？岐伯曰：陰氣盛則夢涉大水而恐懼，陽氣盛則夢大火而燔（炳）〔炳〕，陰陽俱盛則夢相殺。上盛則夢飛，下盛則夢墮，甚飢則夢取，甚飽則夢予。肝氣盛則夢怒，肺氣盛則夢恐懼、哭泣、飛揚，心氣盛則夢善笑恐畏，脾氣盛則夢歌樂、身體重不舉，腎氣盛則夢腰脊兩解不屬。凡此十二盛者，至而瀉之，立已。

【譯文】

　　黃帝說：臟腑陰陽的有餘不足，有形象表現嗎？岐伯說：陰氣盛的就會夢到趟渡大水、害怕；陽氣盛的，就會夢見大火燃燒的光亮；陰陽都盛的，就會夢見金刃格鬥；上盛就會夢到向上飛騰；下盛就會夢到向下墮墜；飢餓而睡，就會夢到向人索取東西；吃飽了睡，就會夢到給別人東西；肝氣盛的，就會夢到發怒；肺氣盛的，就會夢到恐懼、哭泣；心氣盛的，就會夢到多笑；脾氣盛的，就會夢到歌樂，或身體沉，手足不能舉動；腎氣盛的，就會夢到腰和脊背兩下分離不相連屬。這十二種氣盛所致的夢境，能了解邪在某一臟腑，運用針刺瀉

法治療，就可以停止再發。

【原文】

（厥）〔邪〕氣客于心，則夢見丘山煙火。客于肺，則夢飛揚，見金鐵之奇物。客于肝，則夢山林樹木。客于脾，則夢見丘陵大澤，壞屋風雨。客于腎，則夢臨淵，沒居水中。客于膀胱，則夢游行。客于胃，則夢飲食。客于大腸，則夢田野。客于小腸，則夢聚邑衝衢。客于膽，則夢鬥訟自刳。客于陰器，則夢接內。客于項，則夢斬首。客于脛，則夢行走而不能前，及居深地窌苑中。客于股肱，則夢禮節拜起。客于胞䏶，則夢溲便。凡此十五不足者，至而補之立已也。

【譯文】

邪氣侵入心臟，就會夢見丘山煙火；侵入肺臟，就會夢到飛揚起來，並且看見金鐵製成的奇物；侵入肝臟，就會夢見山林樹木；侵入脾臟，就會夢見丘陵大澤，風雨壞了房屋；侵入腎臟，就會夢到面臨深淵，投入水裡；侵入膀胱，就會夢到游行；侵入胃腑，就會夢見飲食；侵入大腸，就會夢見田野；侵入小腸，就會夢見聚會街內或要塞；侵入膽腑，就會夢到與人爭訟；侵入生殖器，就會夢到性交；侵入項部，就會夢到斬首；侵入足脛，就會夢到行走而不能前進，又住在深的地下裡；侵入股部，就會夢見禮節拜跪；侵入膀胱和直腸，就會夢在小便或大便。凡是這十五種不足所致的夢境，能了解邪在某一臟腑，運用針刺補法治療，就可以停止再發。

順氣一日分為四時第四十四

提示：本篇主要說明人的正氣和一年四季的陰陽盛衰是一致的；所發疾病，旦慧、晝安、夕加、夜甚，亦和春生、夏長、秋收、冬藏的道

理是相應的。在治療疾病時，就當順應這些變化，因而介紹了五變五輸的針刺法則。

【原文】

黃帝曰：夫百病之所始生者，必起于燥濕、寒暑、風雨、陰陽、喜怒、飲食、居處，氣合而有形，得臟而有名，余知其然也。夫百病者，多以旦慧晝安，夕加夜甚，何也？岐伯曰：四時之氣使然。

【譯文】

黃帝說：百病開始發生，一定起於燥濕寒暑風雨等外感，或是由於陰陽喜怒飲食居處等內傷所致。邪氣侵入體內，就會有脈症表現出來，邪入內臟，也有不同的病名，這一些我都知道了。至於一切疾病，大多是早晨清爽、白晝安靜、傍晚加重、夜裡更重，這是什麼緣故呢？岐伯說：這是因為四時氣候使它這樣的。

【原文】

黃帝曰：願聞四時之氣。岐伯曰：春生夏長，秋收冬藏，是氣之常也，人亦應之，以一日分為四時，朝則為春，日中為夏，日入為秋，夜半為冬。朝則人氣始生，病氣衰，故旦慧；日中人氣長，長則勝邪，故安；夕則人氣始衰，邪氣始生，故加；夜半人氣入臟，邪氣獨居于身，故甚也。

【譯文】

黃帝說：希望聽一下四時之氣對於人體的影響。岐伯說：春生、夏長、秋收、冬藏，這是四時氣候的正常情況，人體也是和它相應的。如把一天劃分為四時來說，那麼早晨是春天，中午是夏天，日入是秋天，夜半是冬天。早晨人體正氣，像春氣的生發，病邪衰退，所以病者會感覺清爽；中午人體正氣，像夏氣的盛長，盛就勝邪，所以病者趨於安靜；傍晚人體正氣，像秋氣的收斂，邪氣開始生發，所以

病勢加重；夜半人體正氣，像冬氣的閉藏，邪氣獨居體內，所以病勢更加嚴重了。

【原文】

黃帝曰：其時有反者何也？岐伯曰：是不應四時之氣，臟獨（主其）〔生甚〕病者，是必以臟氣之所不勝時者甚，以其所勝時者起也。黃帝曰：治之奈何？岐伯曰：順天之時，而病可與期。順者為工，逆者為粗。

【譯文】

黃帝說：但是時常有的疾病，和你所說的相反，這是為什麼？岐伯說：這是和四時之氣不相應的，而是一臟單獨生了比較重的病。這一定因為臟氣它所不勝的時候加重，而在所勝的時候又好些。黃帝說：怎樣來治療呢？岐伯說：能夠順應自然界的時氣變化，就可預測疾病的好壞。順應的是好醫生，違反的是粗率的醫生。

【原文】

黃帝曰：善。余聞刺有五變，以主五俞，願聞其數。岐伯曰：人有五臟，五臟有五變，五變有五俞，故五五二十五俞，以應五時。

【譯文】

黃帝說：講得好，我聽說刺法有五變，以五個腧穴為主，希望聽到它的法則。岐伯說：人身有五臟，臟分別有相應的色、時、日、音、味的五種變化，每種變化都有井、滎、輸、經、合五種腧穴，因此五五二十五個腧穴，與一年裡的五個時令相應。

【原文】

黃帝曰：願聞五變。岐伯曰：肝為牡臟，其色青，其時春，其音角，其味苦，其日甲乙。心為牡臟，其色赤，其時夏，其日丙丁，其

音徵，其味苦。脾為牝臟，其色黃，其時長夏，其日戊己，其音宮，其味甘。肺為牝臟，其色白，其音商，其時秋，其日庚辛，其味辛。腎為牝臟，其色黑，其時冬，其日壬癸，其音羽，其味鹹。是為五變。

【譯文】

　　黃帝說：希望聽一下五變的內容。岐伯說：肝為陽臟，它在五色裡為青色，在時令裡為春季，在一日的天干裡為甲乙，在五音裡為角音，在五味裡為酸味。心為陽臟，它在五色裡為赤色，在時令裡為夏季，在一日的天干裡為丙丁，在五音裡為徵音，在五味裡為苦味。脾為陰臟，它在五色裡為黃色，在時令裡為長夏，在一日的天干裡為戊己，在五音裡為宮音，在五味裡為甘味。肺為陰臟，它在五色裡為白色，在時令裡為秋季，在一日的天干裡為庚辛，在五音裡為商音，在五味裡為辛味。腎為陰臟，它在五色裡為黑色，在時令裡為冬季，在一日的天干裡為壬癸，在五音裡為羽音，在五味裡為鹹味。這以上就是與五臟相應的五變。

【原文】

　　黃帝曰：以主五俞奈何？岐伯曰：臟主冬，冬刺井；色主春，春刺滎；時主夏，夏刺輸；音主長夏，長夏刺經；味主秋，秋刺合。是謂五變，以主五俞。

【譯文】

　　黃帝說：由五變所主的五個腧穴，是怎樣的呢？岐伯說：五臟主冬，冬刺各經的井穴；五色主春，春刺各經的滎穴；五時主夏，夏刺各經的輸穴；五音主長夏，長夏刺各經的經穴；五味主秋，秋刺各經的合穴。這就是所謂五變分主五腧的情況。

【原文】

　　黃帝曰：諸原安合，以致六俞？岐伯曰：原獨不應五時，以經合之，以應其數，故六六三十六俞。

【譯文】

　　黃帝說：哪些原穴怎樣分配，以合六個腧穴的數呢？岐伯說：原穴與五時是不相配合的。而以所屬之經去配合，以應六個腧穴的數目，所以六六共為三十六個腧穴。

【原文】

　　黃帝曰：何謂臟主冬，時主夏，音主長夏，味主秋，色主春？願聞其故。岐伯曰：病在臟者，取之井；病變于色者，取之滎；病時間時甚者，取之輸；病變于音者，取之經，經滿而血者；病在胃，及以飲食不節得病者，取之（于）合。故命曰味主合。是謂五變也。

【譯文】

　　黃帝說：什麼叫做五臟主冬，五時主夏，五音主長夏，五味主秋，五色主春？岐伯說：病在五臟的，應刺各經的井穴；病變表現在氣色的，應刺各經的滎穴；病情時輕時重，應刺各經的輸穴；病變表現在聲音方面，絡脈盛滿而有瘀血現象的，應刺各經的經穴；病在胃腑，以及由於飲食不節而引起的病，應刺各經的合穴，由於胃病是由口而入，所以叫做味主合。這就是我說的五病之針刺法則。

外揣第四十五

　　提示：本篇首先說明九針的作用，「合於天道人事四時之變」並顯示人體是一個內外相應的統一整體，如果在臨症時，能夠做到「合而察之，切而驗之，見而得之」，從外揣內，從內揣外，不僅能正確推測五

臟的疾病，又可收到高的療效。

【原文】

黃帝曰：余聞九針九篇，余親授其調，頗得其意。夫九針者，始于一而終于九，然未得其要道也。夫九針者，小之則無內，大之則無外，深不可為下，高不可為蓋，恍惚無窮，流溢無極，余知其合于天道人事四時之變也，然余願雜之毫毛，渾束為一，可乎？岐伯曰：明乎哉問也，非獨針道焉，夫治國亦然。

【譯文】

黃帝說：我聽過九針九篇，親自領略它的詞義，大略知道它的意思，這九針，是從第一針開始，到第九針為止，可是沒有懂得其中的主要道理。由於九針的針道，它裡面所蘊藏的精細，小到不能再小；它外面所包羅的廣博，大到不能再大；它的深，深到不可再深入下去；它的高，高到沒有蓋住它的。它的微奧，是恍惚無窮；它的運用，是流溢不盡。以上種種，我知道它是和於天道人事四時變化的，但是我希望把這同毫毛細的東西，歸納成為一個小總綱，這可以嗎？岐伯說：你問得高明極了，不僅是針道要有一個總綱，就是治國也是這樣的。

【原文】

黃帝曰：余願聞針道，非國事也。岐伯曰：夫治國者，夫惟道焉，非道，何可小大深淺，雜合而為一乎？

【譯文】

黃帝說：我希望聽到的是針道，並不是國事啊！岐伯說：關於治理國事，就是要有一個「道」。如沒有「道」，怎麼可以把小、大、深、淺的許多複雜的事務，能合而成為一個總的綱領呢？

【原文】

黃帝曰：願卒聞之。岐伯曰：日與月焉，水與鏡焉，鼓與響焉。夫日月之明，不失其影，水鏡之察，不失其形，鼓響之應，不後其聲，動搖則應和，盡得其情。

【譯文】

黃帝說：希望詳盡地聽一下。岐伯說：這可用日和月，水和鏡，鼓和響來作譬喻，像日月之明，不會失掉了影子；水鏡之明，不會失掉了形態；鼓響之應，同時可以有聲。凡是形影、聲響的動搖是相應和的，明白了這些，就能夠完全得到針刺的法則了。

【原文】

黃帝曰：窘乎哉！昭昭之明不可蔽。其不可蔽，不失陰陽也。合而察之，切而驗之，見而得之，若清水明鏡之不失其形也。五音不彰，五色不明，五臟波蕩，若是則內外相襲，若鼓之應桴，響之應聲，影之似形。故遠者司外揣內，近者司內揣外，是謂陰陽之極，天地之蓋，請藏之靈蘭之室，弗敢使洩也。

【譯文】

黃帝說：這是一個很迫切的問題，異乎尋常的光明，是不可隱蔽的，它所以不可隱蔽，是由於不失去陰陽相對的道理。在臨症時，綜合病人的情況而觀察它，從切診上而驗證它，從望診上而得到它的病情，這就像清水明鏡之不失真一樣。人的聲音色澤，是內臟功能的反應，如果五音不響亮，五色不鮮明，五臟動搖，像這樣，就是內外相因，那就像鼓與鼓槌相和，影與形相類一樣。因此說，從遠看，觀察在外的聲音色澤，可以測知內臟的症候；從近看，觀察在內的臟腑，可以測知聲音色澤的變化，這可說是陰陽變化的極點，天地所包的道理亦盡在其中，希望把它藏在靈蘭之室，我不敢使它散失。

五變第四十六

提示：本篇說明一切疾病的發生，都是由於風雨寒暑外邪侵襲所致，但主要還是決定人的體質強弱。另外分析了風厥、消癉、寒熱、留痺、積聚五種不同病變，而應加注意的是「避者得無殆」這一句話，它是寓有以預防為主要的意義。

【原文】

黃帝問于少俞曰：余聞百疾之始期也，必生于風雨寒暑，循毫毛而入腠理，或復還，或留止，或為風腫汗出，或為消癉，或為寒熱，或為留痺，或為積聚，奇邪淫溢，不可勝數，願聞其故。夫同時得病，或病此，或病彼，意者天之為人生風乎，何其異也？少俞曰：夫天之生風者，非以私百姓也，其行公平正直，犯者得之，避者得無殆，非求人而人自犯之。

【譯文】

黃帝問少俞：我聽說各種疾病在開始的時候，必發生於風雨寒暑的外感，邪氣沿著毫毛而進到腠理，或傳變，或留止，或形成風腫而出汗，或發為消癉、或寒熱往來、或成為久痺、或形成積聚，不正的邪氣散漫於體內，以致病症千變萬化，計算不清，希望聽聽其中的緣故。至於同時得病，有的生這種病，有的生那種病，可疑呀！自然界發生的風，為什麼發生的病變竟不同呢？少俞說：自然界發生的風，不是偏私於某個人，它普遍吹動，公平正直，觸犯它，就會得病，防避它，就能沒有危險，說明白些，不是風邪找人，卻是人們自去觸犯了它，才會生病的。

【原文】

黃帝曰：一時遇風，同時得病，其病各異，願聞其故。少俞曰：

善乎哉問！請論以比匠人。匠人磨斧斤，礪刀削，斲材木。木之陰陽，尚有堅脆，堅者不入，脆者皮弛，至其交節，而缺斤斧焉。夫一木之中，堅脆不同，堅者則剛，脆者易傷。況其材木之不同，皮之厚薄，汁之多少，而各異耶。夫木之早花先生葉者，遇春霜烈風，則花落（而）葉萎；久曝大旱，則脆木薄皮者，枝條汁少而葉萎；久陰淫雨，則薄皮多汁者，皮潰而漉；卒風暴起，則剛脆之木，枝折杌傷；秋霜疾風，則剛脆之木，根搖而葉落。凡此五者，各有所傷，況于人乎。

【譯文】

　　黃帝說：同一時候遇到風，又同時得了病，可是所生的病卻不一樣，希望聽一下其中的原因。少俞說：問得很好。讓我拿匠人來比喻這件事吧。那匠人磨斧子、磨刀刃，斫削木材，木的陰面陽面，是有堅硬與脆薄的區別。堅者不易砍入，脆者容易裂開，至於它的結節之處，能夠叫斧斤受到損壞。就木材說，堅脆不一樣，堅硬的就強，脆薄的容易傷折，何況木材種類不同，外皮有厚薄，內含汁有多少，也是各不相同呢！像那早開花先生葉的，遇到春霜烈風，就會花落而葉萎；或久經暴曬、大旱，就會使脆弱皮薄的木質，枝條所含水分少了，而致樹葉枯萎；或久經陰天，淫雨連綿，就會使才材薄皮而多含水分的，樹皮潰爛滲水；或遭到猝風暴起，就會使剛脆的樹木，樹枝折斷、樹幹損傷；或遇到秋霜疾風，就會使剛脆的樹木，樹根搖動、樹葉零落。以上這五種木材的情況，分別都有不同的傷損，何況是人呢？

【原文】

　　黃帝曰：以人應木奈何？少俞答曰：木之所傷也，皆傷其枝，枝之剛脆而堅，未成傷也。人之有常病也，亦因其骨節皮膚腠理之不堅固者，邪之所舍也，故常為病也。

【譯文】

黃帝說：將人和樹木相比，是怎樣的？少俞回答：樹木所受的損傷，都是樹枝受傷。如果樹枝剛實堅硬，就未必受到損傷。人體它經常有病，也是因為它的骨節皮膚腠理不堅固，往往是病邪所留止的地方，所以經常有病。

【原文】

黃帝曰：人之善病風厥漉汗者，何以候之？少俞答曰：肉不堅，腠理疏，則善病風。黃帝曰：何以候肉之不堅也？少俞答曰：（䐃）〔膕〕肉不堅，而無分理，理者粗理，粗理而皮不致者，腠理疏。此言其渾然者。

【譯文】

黃帝說：人有常患風厥病，而汗出不止的，從什麼現象上，觀察它的病因呢？少俞回答：肌肉不堅實，腠理疏鬆，就會常感受風病。黃帝說：怎樣來觀察肌肉的不堅實呢？少俞回答：那是肩、肘、髀、膝等處的肌肉不堅實，又沒有膚紋的。由於肌肉不堅實，膚粗，皮亦不致密。因此，腠理疏鬆，就容易感受風邪。這僅說是大致如此吧。

【原文】

黃帝曰：人之善病消癉者，何以候之？少俞答曰：五臟皆柔弱者，善病消癉。黃帝曰：何以知五臟之柔弱也？少俞答曰：夫柔弱者，必有剛強，剛強多怒，柔者易傷也。黃帝曰：何以候柔弱之與剛強？少俞答曰：此人薄皮膚而目堅固以深者，長衝直揚，其心剛，剛則多怒，怒則氣上逆，胸中蓄積，血氣逆留，䐃皮充飢，血脈不行，轉而為熱，熱則消肌膚，故為消癉，此言其人暴剛而肌肉弱者也。

【譯文】

黃帝說：人有常患消癉病的，從什麼現象上，可以觀察它的病因

呢？少俞回答：五臟都柔弱的人，就會常患消癉。黃帝說：怎樣知道五臟是柔弱的呢？少俞回答：五臟柔弱的人，一定性氣剛強，多怒。而柔弱是很容易患消癉病的。黃帝說：怎樣觀察柔弱與剛強的特徵呢？少俞回答：這種人，皮膚薄，眼睛視物時，目光堅定，眼珠深凹，睜目豎眉，直視露光。這種人，性氣剛強，剛強就會多怒，怒就會氣向上逆，氣逆就使氣積聚胸中，血氣留滯不暢，肚皮膨脹，血脈運行失常，轉而成為鬱熱，成熱就消灼肌膚，所以就成為消癉病。這是說那性氣粗暴剛強而肌肉脆弱的人啊！

【原文】

黃帝曰：人之善病寒熱者，何以候之？少俞答曰：小骨弱肉者，善病寒熱。黃帝曰：何以候骨之小大，肉之堅脆，色之不一也。少俞答曰：顴骨者，骨之本也。顴大則骨大，顴小則骨小。皮膚薄而其肉無䐃，其臂懦懦然，其地色（殆）〔炲〕然，不與其天同色，污然獨異，此其候也。然（後）臂薄者，其髓不滿，故善病寒熱也。

【譯文】

黃帝說：人有常患寒熱病的，從什麼現象上，可以知道它的病因呢？少俞回答：骨骼小肌肉脆弱的人，就容易常患寒熱病。黃帝說：怎樣去觀察骨骼的小大、肌肉的堅脆、氣色的不一致呢？少俞回答：面部的顴骨，是全身骨骼之本，顴骨大的，則骨骼也大，顴骨小的，則骨骼也小。皮膚薄而肌肉沒有突起的，它的臂膊及弱，下巴頦發黑色，和額前色澤不同，就像罩著汗濁之色，而和其他地方的色澤不一樣，從這些現象就可觀察它的病因了。如或兩臂及股後肌肉不豐滿的，它的髓液必虛，也會常患寒熱病的。

【原文】

黃帝曰：何以候人之善病痺者？少俞答曰：粗理而肉不堅者，善病痺。黃帝曰：痺之高下有處乎？少俞答曰：欲知其高下者，各視其

部。

【譯文】

　　黃帝說：從什麼現象上去觀察人常患痺病的病因呢？少俞回答：皮膚的紋理粗，而肌肉又不堅實的，就會常患痺病。黃帝說：痺病的發生，或高、或下，有一定的病所嗎？少俞回答：要知道痺病發作的或高或下，就應當觀察五臟的分部。

【原文】

　　黃帝曰：人之善病腸中積聚者，何以候之？少俞答曰：皮膚薄而不澤，肉不堅而淖澤，如此則腸胃惡，惡則邪氣留止，積聚乃傷。脾胃之間，寒溫不次，邪氣稍至；稽積留止，大聚乃起。

【譯文】

　　黃帝說：人有常患腸中積聚的病，從什麼現象上，可以觀察它的病因呢？少俞回答：皮膚瘦薄而不光潤，肌肉不堅實又不濕潤，像這樣，就是腸胃受了傷害，受了傷害，那麼邪氣就會留滯在裡面，因此，積聚的病就發作了。脾胃裡，由於飲食的冷熱失調，邪氣才會侵入，蓄積停留腹內，那大聚重病就形成了。

【原文】

　　黃帝曰：余聞病形，已知之矣，願聞其時。少俞答曰：先立其年，以知其時，時高則起，時下則殆，雖不陷下，當年有衝通，其病必起，是謂因形而生病，五變之紀也。

【譯文】

　　黃帝說：我了解了疾病的外部表現，已經知道怎樣從外部測候疾病變化的常識。還想知道時序因素對疾病影響的情況。少俞回答說：先要確定代表某一年的干支，從干支來推算每年的客氣加臨於主氣時

的順逆情況，一般地說，客氣勝過主氣，為上勝下，屬順，這時，疾病易於趨向輕緩和痊癒，反之，主氣勝過客氣，為下勝上，屬逆，這時疾病容易轉向危重。有時雖然不屬主氣勝於客氣的下勝上的情況。但由於年運的影響，也會發病，這是因各人不同的身體、氣質類型與年運的五行屬性的生剋、反侮等關係所導致的。這些都是五變的綱領性的認識。

本臟第四十七

提示：本篇首先論述了臟腑、經脈、志意、魂魄的功能，而病變的發生，主要則在於臟腑。五臟有小大高下堅脆端正偏頗之不同，六腑亦有小大長短厚薄曲直緩急之各異，臟腑不同，病變則異，這是古人進行類比觀察臟腑所得的結論。至於篇中所述及的肺和肩膚胸喉的關係，肝和脇的關係，脾和唇的關係，腎和耳的關係，以及皮和肺、大腸的關係，脈和心、小腸的關係，肉和脾、胃的關係，爪、筋和肝、膽的關係，腠理毫毛和三焦的關係，這些理論，直到現在，仍在臨症診斷和治療上，給我們極大的啟發。

【原文】

黃帝問于岐伯曰：人之血氣精神者，所以奉生而周于性命者也。經脈者，所以行血氣而營陰陽，濡筋骨，利關節者也。衛氣者，所以溫分肉，充皮膚，肥腠理，司（關）〔開〕合者也。志意者，所以御精神，收魂魄，適寒溫，和喜怒者也。是故血和則經脈流行，營覆陰陽，筋骨勁強，關節清利矣。衛氣和則分肉解利，皮膚調柔，腠理致密矣。志意和則精神專直，魂魄不散，悔怒不起，五臟不受邪矣。寒溫和則六腑化穀，風痺不作，經脈通利，肢節得安矣。此人之常平也。五臟者，所以藏精神血氣魂魄者也。六腑者，所以化水穀而行津液者也。此人之所以具受于天也，無愚智賢不肖，無以相倚也，然有

其獨盡天壽，而無邪僻之病，百年不衰，雖犯風雨卒寒大暑，猶有弗能害也；有其不離屏蔽室內，無憂惕之死，然猶不免于病，何也？願聞其故。

【譯文】

　　黃帝問岐伯：人體的血氣精神，是養生而合於性命的物質。人的經脈，它的作用，是通行血氣，運轉陰陽，濡潤筋骨，滑利關節的；人的衛氣，它的作用，是溫養肌肉，充實皮膚，肥盛腠理，管理皮膚腠理開合的；人的志意，它的作用，是駕馭精神，收聚魂魄，適應寒溫的變化，調和情緒激動的。所以血脈和的，就會經脈流行，榮養到了身體內外，筋骨勁強，關節也感覺滑利；衛氣和的，就會使肌肉感到舒暢滑利，皮膚和柔，腠理也能致密；至於志意和順的，就會使精神專一，魂魄不致散漫，恨怒也不妄起，因而五臟和諧，不受邪氣的侵襲；如能適應寒溫氣候的變化，就會使六腑運化穀物的功能正常，風痹的病不致發生，四肢關節的活動，也就正常了。這些都是身體協調的平常情況。總的來說，五臟的功能，是藏精神血氣魂魄的，六腑的功能，是運化穀物而行津液於全身的，這些都是人稟受於天的，不論愚智賢不肖，沒有什麼不同。但有的人獨享大壽，向未發生過難治的病，直到老年，身體毫不衰敗，雖然遇到風雨、暴冷、大暑的氣候，還是不能損害它的健康。又有的人從不離開屏風、室內，也沒遭到什麼可怕的事情，但仍然免不了病，這是為什麼？希望聽一下其中的緣故。

【原文】

　　岐伯對曰：窘乎哉問也！五臟者，所以參天地，副陰陽，而連四時，化五節者也。五臟者，（固）〔故〕有小大高下堅脆端正偏傾者；六腑亦有小大長短厚薄結直緩急。凡此二十五者，各不同，或善或惡，或吉或凶，請言其方。

【譯文】

　　岐伯回答：你問的很重要啊！人體五臟，它的功能活動，是與天地相參，陰陽相配，合於四時，而與五時的變化相應的。在五臟本有小大、高下、堅脆、端正、偏傾等各種不同，在六腑也有小大、長短、厚薄、曲直、緩急等各種差異。總之，這二十五種變化，各不一樣，或善或惡，或吉或凶，請讓我說說它的差別吧。

【原文】

　　心小則安，邪弗能傷，易傷以憂；心大則憂不能傷，易傷于邪。心高則滿于肺中，悗而善忘，難開以言；心下則臟外，易傷于寒，易恐以言。心堅則臟安守固；心脆則善病消癉熱中。心端正則和利難傷；心偏傾則操持不一，無守司也。

【譯文】

　　心臟小的，則心氣安定，外邪不能傷害，但易被內憂所傷，心臟大的，不致被內憂所傷，但易為外邪所傷。心臟的位置高，就會滿於肺部，多煩悶，好忘事，很難用言語去開導他；心臟的位置低，則臟氣不緊密，容易為寒邪所傷，又容易用言語去恐嚇他。心臟堅實的，則所藏的神氣安定，內守固密；心臟脆弱的，則多患消癉熱中的病。心臟的位置端正，則臟氣和諧，外邪難以傷害；心臟的位置偏傾不正，則操持各種事物不能一致，是精神不能內守去約束啊！

【原文】

　　肺小則少飲，不病喘喝；肺大則多飲，善病胸痹喉痹逆氣。肺高則上氣，肩息咳；肺下則居賁迫肺，善脇下痛。肺堅則不病咳上氣；肺脆則苦病消癉易傷。肺端正則和利難傷；肺偏傾則胸〔脇〕偏痛也。

【譯文】

　　肺臟小的，就飲水少，也不患喘喝的病；肺臟大的，就飲水多，容易患胸痺、喉痺、逆氣等症。肺臟位置高的，就會氣逆向上、肩息、咳嗽等症；肺臟位置低的，就會逼迫胸膈，多脇下痛。肺臟堅實的，就不會患咳嗽、氣逆向上的病；肺臟脆弱的，就會患消癉病，容易感受外邪。肺臟的位置端正，則肺氣和利，外邪難以傷害；肺臟的位置偏傾不正，就會影響胸脇偏痛。

【原文】

　　肝小則臟安，無脇下之病；肝大則逼胃迫咽，迫咽則苦膈中，且脇下痛。肝高則上支賁，（切）〔且〕脇悗，為息賁；肝下則逼胃，脇下空，脇下空則易受邪。肝堅則臟安難傷；肝脆則善病消癉易傷。肝端正則和利難傷；肝偏傾則脇下痛也。

【譯文】

　　肝臟小的，則藏氣安定，沒有脇下作痛的病；肝臟大的，就會逼近胃部，上迫咽喉，胸膈阻塞不通，並且脇下疼痛。肝臟位置高的，就會上支胸膈，並且脇下拘急，發為息賁的病；肝臟位置低的，則胃部安和，脇下空虛，因為空虛就容易感受外邪。肝臟堅實，則臟氣安定，外邪難以傷害；肝臟脆弱，則多患消癉，而易被外邪所傷。肝臟的位置端正，則肝氣和利，不易為外邪傷害；肝臟的位置偏傾的，則脇下也會偏痛的。

【原文】

　　脾小則臟安，難傷于邪也；脾大則苦湊䏚而痛，不能疾行。脾高則䏚引季脇而痛；脾下則下加于大腸，下加于大腸則臟苦受邪。脾堅則臟安難傷；脾脆則善病消癉易傷。脾端正則和利難傷；脾偏傾則善滿善脹也。

【譯文】

　　脾臟小的,則臟安定,外邪難以傷害;脾臟大的,就會經常影響腋下肋上空軟部分作痛,行路不能走得很快。脾臟的位置高,就在肋下空軟處,會牽引季肋作痛;脾臟的位置低,就向下加於大腸之上,會常受邪氣傷害。脾臟堅實的,則臟氣安和,難被外邪所傷;脾臟脆弱的,就會患消癉病,容易為外邪傷害。脾臟的位置端正,則脾氣和利,不易為外邪傷害;脾臟的位置偏傾,就容易發生脹滿的病。

【原文】

　　腎小則臟安難傷;腎大則善病腰痛,不可以俯仰,易傷以邪。腎高則苦背膂痛,不可以俯仰;腎下則腰尻痛,不可以俯仰,為狐疝。腎堅則不病腰背痛;腎脆則善病消癉易傷。腎端正則和利難傷;腎偏傾則苦腰尻痛也。凡此二十五變者,人之所〔以〕苦常病。

【譯文】

　　腎臟小的,則臟氣安定,外邪難以傷害;腎臟大的,則常患腰痛,不能夠俯仰,並且容易為邪所傷。腎臟的位置高,就經常有脊背疼痛,耳出膿血等病;腎臟的位置低,就會腰尻部疼痛,不能前後俯仰,且有狐疝等病。腎臟堅實,就沒有腰背痛的病;腎臟脆弱,就多病消癉,容易為邪氣所傷。腎臟的位置端正,則腎氣和利,不易為外邪傷害;腎臟的位置偏傾,就會經常發生腰尻偏痛。總之,這五臟的大小、高低、堅脆、端正與偏傾等二十五種變化,就是人體所以經常發生各種疾病的原因。

【原文】

　　黃帝曰:何以知其然也?岐伯曰:赤色小理者心小,粗理者心大。無𩩲骭者心高,𩩲骭小短舉者心下。𩩲骭長者心下堅,𩩲骭弱小以薄者心脆。𩩲骭直下不舉者心端正,𩩲骭倚一方者心偏傾也。

【譯文】

　　黃帝說：怎樣可以知道五臟的大小、高低、堅脆、端正與偏傾的情況呢？岐伯說：皮膚現紅色，紋理細密的，心臟就小；紋理粗疏的，心臟就大。看不見胸骨劍突的，心臟的位置就高；胸骨劍突小，短而雞胸的，心臟的位置就低。胸骨劍突長的，心臟就堅實；胸骨劍突弱小而較薄的，心臟就脆弱。胸骨劍突直下而不突起的，心臟就端正；胸骨劍突偏在一面的，心臟就偏傾不正。

【原文】

　　白色小理者肺小，粗理者肺大。巨肩反膺陷喉者肺高，合腋脹脅者肺下。好肩背厚者肺堅，肩背薄者肺脆。背膺厚者肺端正，（脇）〔膺〕偏（疏）〔欹〕者肺偏傾也。

【譯文】

　　皮膚現白色，紋理細密的，肺臟就小；紋理粗疏的，肺臟就大。兩肩高大，胸部向外突出，而咽喉內陷的，肺臟的位置就高；兩腋收斂，兩脅部開張的，肺臟的位置就低。胸背部寬厚的，肺臟就堅實；肩背部薄弱的，肺臟就脆弱。背部及胸膺寬厚的，肺臟就端正；胸部偏斜的，肺就偏傾不正。

【原文】

　　青色小理者肝小，粗理者肝大。廣胸反骹者肝高，合脅兔骹者肝下。胸脅好者肝堅，脅骨弱者肝脆。膺腹好相得者肝端正，脅骨偏舉者肝偏傾也。

【譯文】

　　皮膚現青色，紋理細密的，肝臟就小；紋理粗疏的，肝臟就大。胸部寬闊，脅骨隆起的，肝臟的位置就高；脅部狹窄，胸脅交分之處的扁骨隱伏的，肝臟的位置就低。胸脅健美的，肝臟就堅實；脅骨柔

軟的，肝臟就脆弱。胸腹好，兩相稱合的，肝臟就端正；脇骨偏斜而高起的，肝臟就偏傾不正。

【原文】

　　黃色小理者脾小，粗理者脾大。揭唇者脾高，唇下縱者脾下。唇堅者脾堅，唇大而不堅者脾脆。唇上下好者脾端正，唇偏舉者脾偏傾也。

【譯文】

　　皮膚現黃色，紋理細密的，脾臟就小；紋理粗疏的，脾臟就大。嘴唇向上翻的，脾臟的位置就高，嘴唇向下縱垂的，脾臟的位置就低。嘴唇堅實的，脾臟就堅實；嘴唇大而不堅實的，脾臟就脆弱。嘴唇上下均勻的，脾臟就端正，嘴唇偏聳的，脾臟就偏傾不正。

【原文】

　　黑色小理者腎小，粗理者腎大。高耳者腎高，耳後陷者腎下。耳堅者腎堅，耳薄不堅者腎脆。耳好前居牙車者腎端正，耳偏高者腎偏傾也。凡此諸變者，持則安，減則病也。

【譯文】

　　皮膚現黑色，紋理細密的，腎臟就小；紋理粗疏的，腎臟就大。兩耳高的，腎臟的位置就高；兩耳向後陷下的，腎臟的位置就低。耳朵皮肉堅實的，腎臟就堅實；耳薄而皮肉不堅實的，腎臟就脆弱。兩耳皮肉豐厚，位於兩側頰車之前的，腎臟就端正；兩耳一邊偏高的，腎臟就偏傾不正。所有以上五變的現象，倘能因其不同情況，善為持守，就仍然能夠安好，如不善調理，有所傷損，那就會發生疾病了。

【原文】

　　帝曰：善。然非余之所問也。願聞人之有不可病者，至盡天壽，

雖有深憂大恐，怵惕之志，猶不能減也，甚寒大熱，不能傷也；其有不離屏蔽室內，又無怵惕之恐，然不免于病者，何也？願聞其故。岐伯曰：五臟六腑，邪之舍也，請言其故。五臟皆小者，少病，苦燋心，大愁憂；五臟皆大者，緩于事，難使以憂。五臟皆高者，好高舉措；五臟皆下者，好出人下。五臟皆堅者，無病，五臟皆脆者，不離于病。五臟皆端正者，和利得人心；五臟皆偏傾者，邪心而善盜，不可以為人，（平）〔卒〕反復言語也。

【譯文】

黃帝說：講得好。但這些不是我要問的，我希望聽聽有的人總沒有病，達到能享大壽的願望。雖然遭遇了深憂大恐，情緒上極壞，還是不能損傷它，酷寒炎暑，也不能影響它的健康；又有的人，不離開屏風室內，也沒有深憂大恐的刺激，可是免不了患病，這是什麼道理？希望講清楚其中的緣故。岐伯說：五臟六腑，是外邪留止的地方，五臟都小的，生病就少，但經常要勞心焦慮，免不了愁憂；五臟都大的，做事緩慢，很難使他愁憂。五臟的位置都高，舉動措置，好高而不切乎實際；五臟的位置都低，意志卑弱，情願居於人下。五臟都堅實的，不會生病；五臟都脆弱的，離不開病。五臟的位置都端正的，性情和順而得人親近；五臟的位置都偏傾的，存心不正而貪圖盜竊，無做人條件，他的言語竟反覆無常。

【原文】

黃帝曰：願聞六腑之應。岐伯答曰：肺合大腸，大腸者，皮其應。心合小腸，小腸者，脈其應。肝合膽，膽者，筋其應。脾合胃，胃者，肉其應。腎合三焦膀胱，三焦膀胱者，腠理毫毛其應。

【譯文】

黃帝說：希望聽一下六腑在人體的察驗情況。岐伯回答：肺與大腸表裡配合，大腸怎樣？以皮膚來察驗；心與小腸表裡配合，小腸怎

樣？以血脈來察驗；肝與膽表裡配合，膽怎樣？以筋來察驗；脾與胃表裡配合，胃怎樣？以肉來察驗；腎與三焦膀胱表裡配合，三焦膀胱怎樣？以毫毛腠理來察驗。

【原文】

黃帝曰：應之奈何？岐伯曰：肺應皮。皮厚者大腸厚，皮薄者大腸薄。皮緩腹裹大者大腸大而長，皮急者大腸急而短。皮滑者大腸直，皮肉不相離者大腸結。

【譯文】

黃帝說：怎樣察驗呢？岐伯說：察驗肺，是看皮膚，肺與大腸相表裡，那麼皮膚厚的，大腸就厚；皮膚薄的，大腸就薄。皮膚鬆，肚囊大的，大腸就緩縱而長；皮膚緊，大腸就緊而短。皮膚滑潤的，大腸就滑利；皮肉不相貼切的，大腸就不滑利。

【原文】

心應脈，皮厚者脈厚，脈厚者小腸厚；皮薄者脈薄，脈薄者小腸薄。皮緩者脈緩，脈緩者小腸大而長；皮薄而脈衝小者，小腸小而短。諸陽經脈皆多紆屈者，小腸結。

【譯文】

察驗心，是看血脈。心與小腸相表裡，脈在皮中，那麼皮膚厚的，血脈就厚，血脈厚的，小腸就厚；皮膚薄的，血脈就薄，血脈薄的，小腸就薄。皮膚弛緩的，血脈就弛緩，血脈弛緩的，小腸的形狀就大而且長；皮膚薄而向脈虛少的，小腸的形狀就小而且短。各條陽經脈絡顯現有紆屈現象的，就可知小腸之氣也會有所鬱結的。

【原文】

脾應肉。肉䐃堅大者胃厚，肉䐃么者胃薄。肉䐃小而么者胃不

堅，肉䐃不稱身者胃下，胃下者下管約不利。肉䐃不堅者胃緩，肉䐃無小里累者胃急。肉䐃少里累者胃結，胃結者上管約不利也。

【譯文】

察驗脾，是看肉䐃。脾與胃相表裡，脾主肉，那麼肉䐃堅大的，胃壁的肌肉就厚；肉䐃薄小的，胃壁的肌肉就薄。肉䐃小而且薄的，胃就不堅實；肉䐃與身體不相稱的，胃就會下垂，下垂則胃的下口受到拘束，就會使二便不利。肉䐃不堅實的，則胃氣弛緩；肉䐃上沒有小的顆粒累累，則胃氣急促，肉䐃上現出很多小的顆粒，則胃氣鬱結，這樣，則胃的上口受到拘束，就會使飲食有所困難。

【原文】

肝應爪。爪厚色黃者膽厚，爪薄色紅者膽薄。爪堅色青者膽急，爪濡色赤者膽緩。爪直色白無約者膽直，爪惡色黑多紋者膽結也。

【譯文】

察驗肝，是看爪甲。肝與膽相表裡，肝主筋，爪甲是筋之餘，那麼爪甲厚的，膽囊就厚；爪甲薄的，膽囊就薄。爪甲堅硬的，膽氣就急；爪甲柔潤的，膽氣就和緩。爪甲平直無紋的，膽氣直爽；爪甲畸形而多紋的，膽氣就鬱結不舒。

【原文】

腎應骨。密理厚皮者三焦膀胱厚，粗理薄皮者三焦膀胱薄。疏腠理者三焦膀胱緩，皮急而無毫毛者三焦膀胱急。毫毛美而粗者三焦膀胱直，稀毫毛者三焦膀胱結也。黃帝曰：厚薄美惡皆有形，願聞其所病。岐伯答曰：視其外應，以知其內臟，則知所病矣。

【譯文】

察驗腎，是看骨。腎主骨，內與三焦膀胱相應。紋理密，皮膚

厚，則三焦膀胱厚；紋理粗，皮膚薄，則三焦膀胱薄。腠理稀疏的，則三焦膀胱之氣就和緩；皮膚緊繃，而無毫毛的，則三焦膀胱之氣就緊促。毫毛美好而粗的，則三焦膀胱之氣就條達；毫毛稀少的，則三焦膀胱之氣就鬱結不舒了。黃帝說：臟腑的厚薄美惡，既然都有形狀，希望再聽一下它所以會發生病。岐伯回答：觀察它在外的相應情況，可以測知它的內臟變化，從而也就知道它所發生疾病。

禁服第四十八

提示：本篇說明針灸治病，其理極為深奧。但首先要熟悉經脈的理論。所謂「凡刺之理，經脈為始」，就是對後人殷切的教導。尤其是本篇不僅介紹了針灸治療原則，同時對寸口人迎脈的診斷價值和意義，也給我們以極大的啟發。

【原文】

雷公問于黃帝曰：細子得受業，通于九針六十篇，旦暮勤服之，近者編絕，久者簡垢，然尚諷誦弗置，未盡解于意矣。外揣言渾束為一，未知所謂也。夫大則無外，小則無內，大小無極，高下無度，束之奈何？士之才力，或有厚薄，智慮褊淺，不能博大深奧，自強于學若細子，細子恐其散于後世，絕于子孫，敢問約之奈何？黃帝曰：善乎哉問也！此先師之所禁，坐私傳之也，割臂歃血之盟也，子若欲得之，何不齋乎。

【譯文】

雷公問黃帝：我得從你授業，明白了九針《六十篇》，早晚奮勉學習，那年代較遠的，經久翻閱，有的編索已斷；那年代較近的，經久翻閱，有的竹簡污損，但我還是誦讀而沒有捨棄。不過仍然不能全面地了解其中的意義，特別是《外揣》篇裡所說的「渾束為一」這句

話，不知是指什麼講的。由於九針的道理，大到在外的一切，已經沒有比他包羅更大的，小到在內的一切，已經沒有比他蘊藏更小的，大小達到了無極的頂點，高下也進入莫測的境地，把它歸納為一個總的綱領，應怎麼辦呢？況且人的才力，有深有淺，有的智識偏小，不能博大深奧，又不能像我一樣的努力學習。我恐怕這九針學術，到了後世就會散失，子孫後輩也就很難學到了，請問把它精簡了，應怎樣呢？黃帝說：你問得很好啊！這是先師所再三告誡，而私傳就要有罪的，它甚至要經過割臂歃血盟誓，才能傳授。你若打算得到真傳，為什麼不齋戒，以表示誠意呢？

【原文】

雷公再拜而起曰：請聞命于是也。乃齋宿三日而請曰：敢問今日正陽，細子願以受盟。黃帝乃與俱入齋室，割臂歃血。黃帝親祝曰：今日正陽，歃血傳方，有敢背此言者，（反）〔必〕受其殃。雷公再拜曰：細子受之。黃帝乃左握其手，右授之書，曰：慎之慎之，吾為子言之。

【譯文】

雷公一再的禮拜之後，立起來說：我希望聽到教誨，於是就齋戒了三日，又請求說，敢問在今日正午，我希望能行受教的盟誓。黃帝就和他一同進入齋堂，割臂出血，把血塗在口旁，黃帝祝告著說：在今日正午，歃血傳授了針治方法，有敢違背這一盟言的，必定受到禍殃。雷公再拜著說：我敬謹接受。黃帝就用左手握著他的手，右手授給他書說：慎重啊！慎重啊！吾為你再講一下吧。

【原文】

凡刺之理，經脈為始，營其所行，知其度量，內刺五臟，外刺六腑，審察衛氣，為百病母，調其虛實，（虛實）乃止，瀉其血絡，血盡不殆矣。雷公曰：此皆細子之所以通，未知其所約也。

【譯文】

　　大凡針刺之理，首先是精研經脈，測量它的循行通路，了解它的長短大小。在治病時，針刺五臟，分別六腑，審察衛氣，因為它是百病之所由生。另外調和虛實，如屬實的，就瀉它的血絡出血，血絡裡的瘀血出盡，病情就沒有危險了。雷公說：這些道理，都是我早已通曉的，就不知道怎樣把它歸納起來。

【原文】

　　黃帝曰：夫約方者，猶約囊也，囊滿而弗約，則輸洩，方成弗約，則神（與）弗〔與〕俱。雷公曰：願為下材者，勿滿而約之。黃帝曰：未滿而知約之以為工，不可以為天下師。

【譯文】

　　黃帝說：所謂約方，就像把一個袋口束縛起來一樣，裝滿的袋子，沒有把袋口扎緊，就會把囊內的東西漏洩外面；許多方法沒有歸納起來，就不能出神入化，在運用上，達到神妙的境地。雷公說：那甘願作低下的人，還沒有達到精博的地步，就定出簡約的方法了。黃帝說：未達到精博的地步，就歸納出簡約的方法，只可說它是個好的醫生，不可說它是天下人的師表，叫大家去學習它。

【原文】

　　雷公曰：願聞為工。黃帝曰：寸口主中，人迎主外，兩者相應，俱往俱來，若引繩大小齊等。春夏人迎微大，秋冬寸口微大，如是者名曰平人。

【譯文】

　　雷公說：希望聽一下做個好醫生應怎樣？黃帝說：高明的醫生，在切脈時，著重於測候寸口和人迎的脈象。寸口主在內的五臟之陰，人迎主在外的六腑之陽，兩者內外相應，往來不息，好像引繩用勁大

小均勻。春夏屬陽，人迎脈搏動微大；秋冬屬陰，寸口脈搏動微大，像這樣的脈象，叫做無病的人。

【原文】

人迎大一倍于寸口，病在足少陽，一倍而躁，在手少陽。人迎二倍，病在足太陽，二倍而躁，病在手太陽。人迎三倍，病在足陽明，三倍而躁，病在手陽明。盛則為熱，虛則為寒，緊則為痛痹，代則乍甚乍間。盛則瀉之，虛則補之，緊痛則取之分肉，代則取血絡且飲藥，陷下則灸之，不盛不虛，以經取之，名曰經刺。人迎四倍者，且大且數，名曰（溢陽，溢陽為）外格，死不治。必審按其本末，察其寒熱，以驗其臟腑之病。

【譯文】

人迎脈大於寸口一倍，病在少陽。人迎脈大於寸口二倍，病在太陽。人迎脈大於寸口三倍，病在陽明。人迎脈盛，就是熱象，脈虛就是寒象，脈緊的就會出現痛痹的症狀，脈代的就會出現忽重忽輕的病症，脈盛的就用瀉法，脈虛的就用補法，脈緊的當刺分肉之間的穴位，脈代的應刺血絡，並且服用藥物，脈虛陷的就用灸法，至於不實不虛的脈象，就分別用常法針治，叫做經刺。人迎脈大於寸口四倍，大而且數，叫做外格，是不治的死症。凡治病必須細審詳按脈象的內外，觀察它的寒熱，從而驗證臟腑疾病的輕重。

【原文】

寸口大于人迎一倍，病在（足）厥陰，（一倍而躁，在手心主。）寸口二倍，病在（足）少陰，（二倍而躁，在手少陰。）寸口三倍，病在（足）太陰，（三倍而躁，在手太陰。）盛則脹滿、寒中、食不化，虛則熱中、出糜、少氣、溺色變，緊則痛痹，代則乍痛乍止。盛則瀉之，虛則補之，緊則先刺而後灸之，代則取血絡而後調之，陷下則徒灸之，陷下者，脈血結于中，中有著血，血寒，故宜灸之，不盛

不虛，以經取之。寸口四倍者，名曰內關，內關者，且大且數，死不治。必審察其本末之寒溫，以驗其臟腑之病。

【譯文】

寸口脈大於人迎一倍，病在厥陰，寸口脈大於人迎二倍，病在少陰，寸口脈大於人迎三倍，病在太陰。寸口脈盛，就會出現脹滿、寒中、食不消化等症；寸口脈虛，就會出現熱中、大便如糜、氣短、溺色變黃等症；寸口脈緊，就有痛痺之症；脈代就有忽痛忽止之症。脈盛的就用瀉法，脈虛的就用補法，脈緊的就先針刺，然後再用灸法，脈代的就針刺血絡以後，然後瀉之，脈虛陷的就僅用灸治，因為脈象虛陷，是因為脈絡裡有瘀血凝結，血因寒滯，以致其中凝結，所以應用灸法散寒。至於不實不虛的脈象，就分別用常法針治。寸口脈大於人迎四倍，叫做內關，內關的脈象，大而且數，是不治的死症。凡治病必要細審詳按脈象的內外，觀察它的寒熱，從而驗證臟腑疾病的輕重。

【原文】

通其（營）〔榮〕輸，乃可傳于大數。大數曰：盛則徒瀉之，虛則徒補之，緊則灸刺且飲藥，陷下則徒灸之，不盛不虛，以經取之。所謂經治者，飲藥，亦曰灸刺。脈急則引，脈（大）〔代〕以弱，則欲安靜，用力無勞也。

【譯文】

通曉榮輸經穴，才可傳授針灸治病的大法，脈象大而盛的就僅用瀉法，脈象小而虛的就僅用補法，脈緊就針灸並用，而且服用藥物，脈虛陷的，也可僅用灸法，至於不實不虛的脈象，就用常法治療。所謂常法治療，就是飲藥，也可用針刺。脈急就用針導去其邪，脈代就需要安靜，不要過勞，勉強用力。

五色第四十九

提示：本篇主要對於以五色觀察疾病的問題，加以闡明，因而敘述了五色的部位、主病以及觀察方法，並說明根據面部色澤的變化，可以推測臟腑疾病的淺深。所以說「審察澤夭，謂之良工」。

【原文】

雷公問于黃帝曰：五色獨決于明堂乎？小子未知其所謂也。黃帝曰：明堂者鼻也，闕者眉間也，庭者顏也，蕃者頰側也，蔽者耳門也，其間欲方正，去之十步，皆見于外，如是者壽必中百歲。

【譯文】

雷公問黃帝：觀察面部的五色，僅是取決於明堂嗎？我不了解它所說的意思。黃帝說：明堂，就是鼻；闕，就是兩眉之間；天庭，就是額部；蕃，就是兩頰之側；蔽，就是耳門。這些部位之間，端正豐厚，在十步之外，一望而見。像這樣的人，一定會享得百歲高壽的。

【原文】

雷公曰：五官之辨奈何？黃帝曰：明堂骨高以起，平以直，五臟次于中央，六腑挾其兩側，首面上于闕庭，王宮在于下極，五臟安于胸中，真色以致，病色不見，明堂潤澤以清，五官惡得無辨乎。雷公曰：其不辨者，可得聞乎？黃帝曰：五色之見也，各出其（色）部。部骨陷者，必不免於病矣。其色部乘襲者，雖病甚，不死矣。雷公曰：官五色奈何？黃帝曰：青黑為痛，黃赤為熱，白為寒，是謂五官。

【譯文】

雷公說：辨別五官各部的病色，應怎樣呢？黃帝說：鼻骨高而隆

起，正而且直，五臟部位，以次排列在鼻部的中央，六腑挾附在它的兩旁，在上的闕中和天庭，主頭面；在兩目之間的下極，主心之王宮。當胸中五臟安和，相應部位就會出現正常色澤，看不到病色，鼻部的色澤，顯得清潤。這樣，五官的病色，哪會辨別不出來呢？雷公說：如果加以辨別，可以聽到它的究竟嗎？黃帝說：五臟病色，都會分別顯現在它的相應部位，如該部的不正氣色，有深陷入骨的徵象，那麼必然免不了患病啦。如它的部色，有彼此相生的徵象，就是病情雖然嚴重，也不會死亡的。雷公說：五色所主的是什麼？黃帝說：青黑主痛，黃赤主熱，白主虛寒，這就是五色所主。

【原文】

雷公曰：病之益甚，與其方衰如何？黃帝曰：外內皆在焉。切其脈口滑小緊以沉者，病益甚，在中；人迎氣大緊以浮者，其病益甚，在外。其脈口浮滑者，病日進；人迎沉而滑者，病日損。其脈口滑以沉者，病日進，在內；其人迎脈滑盛以浮者，其病日進在外。脈之浮沉及人迎與寸口氣小大等者，病難已。病（之）在臟，沉而大者，易已，小為逆；病在腑，浮而大者，其病易已。人迎盛堅者，傷於寒；氣口盛堅者，傷於食。

【譯文】

雷公說：疾病的加重，和病邪的將衰，怎樣去認識呢？黃帝說：疾病有在內在外的區別。按切病人的脈口，出現滑、小、緊、沉的，其病會日趨嚴重，這是病在五臟；人迎脈氣，出現大、緊、浮的，其病情也會日趨嚴重，這是病在六腑。若脈口部脈現浮滑的，病就日漸加重；人迎脈現沉而滑的，病就日漸輕減。如脈口部脈現滑而沉的，病就日加嚴重，是屬於五臟有病；如人迎部脈現滑盛而浮的，病也會日加嚴重，是屬於六腑有病。至於脈象的或沉或浮及人迎和脈口部的小大相等的，其病就難以好了。病在五臟，脈現沉而大的，病就容易好；脈現沉而小的，就是逆象。病在六腑，脈現浮而大的，病就容易

好，脈現浮而小的，就是逆象。人迎主表，脈現盛而堅的，是傷於寒邪；脈口主裡，脈現盛而堅的，是傷於食。

【原文】

雷公曰：以色言病之間甚奈何？黃帝曰：其色粗以明，沉夭者為甚，其色上行者病益甚，其色下行如雲徹散者病方已。五色各有臟部，有外部，有內部也。色從外部走內部者，其病從外走內；其色從內走外者，其病從內走外。病生于內者，先治其陰，後治其陽，反者益甚；其病生于陽者，先治其外，後治其內，反者益甚。其脈滑大以代而長者，病從外來，目有所見，志有所（惡）〔存〕，此陽氣之（並）〔病〕也，可變而已。

【譯文】

雷公說：從面部病色，說清病的輕重，怎樣呢？黃帝說：如病人面部色澤微亮的是病輕，沉滯晦暗的是病重。如病色向上走的病就加重，如病色向下走，像浮雲散去的，病就要好了。五臟的病色，各有臟腑的部位。有屬於六腑的外部，有屬於五臟的內部。病色從外部走向內部的，那是病邪從表入裡；如病色從內部走向外部的，那是病邪從裡出表。病生於裡的，當先治其臟，後治其腑，治反了，病就更加嚴重；如果病生於外的，當先治其表，後治其裡，治反了，病就更加嚴重。那脈象滑大或代或長，是病邪從外而來，眼睛有所妄見，心裡有所妄想，這是陽盛之病，可以抑陽益陰，病就會好的。

【原文】

雷公曰：小子聞風者，百病之始也；厥（逆）〔痺〕者，寒濕之（起）〔氣〕也，別之奈何？黃帝曰：常候闕中，薄澤為風，衝濁為痺，在地為厥，此其常也，各以其色言其病。

【譯文】

雷公說：我聽說風邪，是百病的起因，厥痺的病變，是由於寒濕之氣所致，從色澤上，加以辨別，應怎樣呢？黃帝說：這應該測候眉間的氣色，色現浮薄光澤的是風病；色現沉滯晦濁的是痺病。病色出現在面的下部（下巴）是厥病。這是一般的常法。總的說來，要分別根據色澤說明它的病變。

【原文】

雷公曰：人不病卒死，何以知之？黃帝曰：大氣入于臟腑者，不病而卒死矣。雷公曰：病小癒而卒死者，何以知之？黃帝曰：赤色出兩顴，大如拇指者，病雖小癒，必卒死。黑色出于庭，大如拇指，必不病而卒死。

【譯文】

雷公說：有的人沒有什麼病象就突然死亡，怎樣能夠預先知道呢？黃帝說：大邪之氣侵入到臟腑裡邊，雖然沒有病象，也會突然死亡的。雷公說：病稍微見好，而突然死亡的，怎樣能夠預先知道呢？黃帝說：赤色出現在兩顴上，大如拇指一樣，病雖稍微好轉，還要突然死亡的；黑色出現在天庭，大如拇指一樣，雖沒有顯著病象，但也會突然死亡的。

【原文】

雷公再拜曰：善哉！其死有期乎？黃帝曰：察色以言其時。雷公曰：善乎！願卒聞之。黃帝曰：庭者，首面也。闕上者，咽喉也。闕中者，肺也。下極者，心也。直下者，肝也。肝左者，膽也。下者，脾也。方上者，胃也。中央者，大腸也。挾（大腸）〔傍〕者，腎也。當腎者，臍也。面王以上者，小腸也。面王以下者，膀胱子處也。顴者，肩也。顴後者，臂也。臂下者，手也。目內眥上者，膺乳也。挾繩而上者，背也。循牙車以下者，股也。中央者，膝也。膝以下者，

脛也。當脛以下者，足也。巨分者，股里也。巨屈者，膝臏也。此五臟六腑肢節之部也，各有部分。（有部分）用陰和陽，用陽和陰，當明部分，萬舉萬當，能別左右，是謂大道，男女異位，故曰陰陽，審察澤夭，謂之良工。

【譯文】

雷公再拜說：講得好，那猝死的人，有死期嗎？黃帝說：觀察面部色澤的變化，可以說明死亡的時日。雷公說：好呀，我希望完全聽到它。黃帝說：天庭，主頭面的病；眉心之上，主咽喉的病；眉心，主肺臟的病；兩目之間，主心臟的病；由兩目之間直下的鼻柱的部位，主肝臟的病；在這部位的左面，主膽的病；從鼻柱以下的鼻準之端，主脾臟的病；挾鼻準之端而略上，主胃的病；面之中央，主大腸的病；挾兩頰部，主腎臟的病；當腎臟所屬頰部的下方，主臍部的病；在鼻準的上方兩側，主小腸的病；在鼻準以下的人中部，主膀胱和子宮的病。至於各部所主的四肢疾病，就是顴骨主肩；顴骨的後方主臂；在該之下主手；眼內角的上方，主胸部和乳部；挾目瞳子的上方，主背部；沿牙車以下之處，主大腿部；兩牙床的中央部位，主膝部；膝以下的部位，主脛部；由脛以下，主足部；口角大紋處，主大腿內側；頰下曲骨的部位，主膝蓋骨。以上是五臟六腑肢體分布在面部的情況，那是各有一定的部位。在治療時，用陰和陽，用陽和陰，只要審明各部分所表現的色澤，就會屢次診治屢次得當。能夠辨別陽左陰右，可說有了解陰陽的道路。男女病色的順逆，其位置是不同的，所以說必須了解陰陽的規筆。再觀察面色的潤澤和晦滯，從而診斷出疾病的好壞，這就叫做好的醫生。

【原文】

沉濁為內，浮澤為外，黃赤為風，青黑為痛，白為寒，黃而膏潤為膿，赤甚者為血，痛甚為攣，寒甚為皮不仁。五色各見其部，察其浮沉，以知淺深，察其澤夭，以觀成敗，察其散搏，以知遠近，視色

上下，以知病處，積神于心，以知往今。故相氣不微，不知是非，屬意勿去，乃知新故。色明不粗，（沉夭為甚）〔其病不甚〕；不明不澤，（甚病不甚）〔沉夭為甚〕。其色散，駒駒然，未有聚；其病散而氣痛，聚未成也。

【譯文】
　　面色沉滯晦濁的是在裡在臟的病，淺浮光亮的是在外在腑的病。色見黃赤屬於熱，色見青黑屬於痛，色見白屬於寒。黃而油亮的是瘡瘍將要化膿，深紅的是有留血，痛極了就會拘攣，受寒深了就出現皮膚麻木。五色表現在各部位上，觀察它的或浮或沉，可以知道病的屬淺屬深，觀察它的光潤和枯滯，可以看出病情的或好或壞；觀察它的散在和聚結，可以知道病程的或遠或近；觀察病色的在上在下，可以知道病的部位。全神貫注，心中了了，可以知道病的已往和現在。因此觀察病色，如不仔細，就不知道病的虛實；專心毫不走神，才能了解病情的過去和目前情況。面色光亮而不粗糙，病就不會太重；面色既不明亮，又不潤澤，而顯得沉滯晦暗的，病就比較嚴重。若其色散而不聚在固定的地方，則其病勢也要消散，僅有氣痛，就沒成為積聚的病。

【原文】
　　腎乘心，心先病，腎為應，色皆如是。

【譯文】
　　腎的黑色侵犯心臟，是因為心臟先有了病，腎的黑色，相應出現在心所屬的部位上，一般說，病色的出現，很多是像這樣的。

【原文】
　　男子色在于面王，為小腹痛，下為卵痛，其圜直為莖痛，高為本，下為首，狐疝㿗陰之屬也。

【譯文】

男子病色出現在鼻準的上方，主小腹疼痛，下引睪丸作痛，若病色出現在圜直的人中溝上，就會發生陰莖作痛，在人中的上半部，主莖根病痛，在人中下半部，主莖頭作痛，這是屬於狐疝、㿉、陰病一類的。

【原文】

女子在于面王，為膀胱子處之病，散為痛，搏為聚，方員左右，各如其色形。其隨而下至胝為淫，有潤如膏狀，為暴食不潔。

【譯文】

女子病色出現在鼻準的上方，主膀胱與子宮的病；病色散在的主痛，病色集結的主積聚，稠聚的或方或圓、或左或右，分別像病色在外面所顯現的形狀。如其色隨著下行至唇，就會有淫濁疾患。如面色光潤如脂的，那是暴食，或是吃了不潔食物的象徵。

【原文】

左為左，右為右，其色有邪，聚散而不端，面色所指者也。色者，青黑赤白黃，皆端滿有別鄉。別鄉赤者，其色（亦）〔赤〕大如榆莢，在面王為不日。其色上銳，首空上向，下銳下向，在左右如法。以五色命臟，青為肝，赤為心，白為肺，黃為脾，黑為腎。肝合筋，心合脈，肺合皮，脾合肉，腎合骨也。

【譯文】

病色見於左，就是左側有病，病色見於右，就是右側有病。如面部有病色，或聚或散而不正的，只要觀察面色所指的部位，就可知道發病的臟腑。所謂五色，就是青黑赤白黃，它的色澤都是端正充潤，見於所屬部位，有時也會出現在其他部位上，如心所主的色澤為赤，深紅的，大如榆莢一樣，出現在面王部位上，不多天內，病情就會有

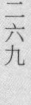

變化。如果它的病色形狀，在上的邊緣尖銳，是因為頭部氣虛，病邪會向上發展；在下的邊緣尖銳，病邪就向下發展，尖端的在左在右，都可以根據這個原則去測候病邪的發展趨向。以五色與五臟相應的關係來說，青色屬於肝臟，赤色屬於心臟，白色屬於肺臟，黃色屬於脾臟，黑色屬於腎臟。肝與筋相配合，心與脈相配合，肺與皮相配合，脾與肉相配合，腎與骨相配合。

論勇第五十

提示：本篇主要說明勇與怯在診斷和治療上的意義。「診病之道，觀勇怯骨肉皮膚，能知其情，以為診法」，也就是這個意思。

【原文】

黃帝問于少俞曰：有人于此，並行並立，其年之長少等也，衣之厚薄均也，卒然遇烈風暴雨，或病或不病，或皆病，或皆不病，其故何也？少俞曰：帝問何急？黃帝曰：願盡聞之。少俞曰：春（青）〔溫〕風，夏陽風，秋涼風，冬寒風。凡此四時之風者，其所病各不同形。

【譯文】

黃帝問少俞：假使有幾個人在這裡，同行同立，他們的年齡長少相等，所穿的衣服厚薄相同，猝然遇到了暴風暴雨，或者生病，或者不生病，或者都生病，或者都不生病，那是什麼緣故？少俞說：你先問什麼呢？黃帝說：我希望全部都聽到。少俞說：春季所當令的是溫風，夏季是陽風，秋季是涼風，冬季是寒風。這四季的風，影響到人的身體，它所引起的疾病是不相同的。

【原文】

黃帝曰：四時之風，病人如何？少俞曰：黃色薄皮弱肉者，不勝春之虛風；白色薄皮弱肉者，不勝夏之虛風；青色薄皮弱肉，不勝秋之虛風，赤色薄皮弱肉，不勝冬之虛風也。

【譯文】

黃帝說：四季的風，病人感受了，應怎樣呢？少俞說：色黃皮薄肉柔軟的人，經不住春季反常的風；色白皮薄肉柔軟的人，經不住夏季反常的風；色青皮薄肉柔軟的人，經不住秋季反常的風；色經皮薄肉柔軟的人，經不住冬季反常的風。

【原文】

黃帝曰：黑色不病乎？少俞曰：黑色而皮厚肉堅，固不傷于四時之風。其皮薄而肉不堅，色不一者，長夏至而有虛風者，病矣。其皮厚而肌肉堅者，長夏至而有虛風，不病矣。其皮厚而肌肉堅者，必重感于寒，外內皆然，乃病。黃帝曰：善。

【譯文】

黃帝說：色黑的人，就不會生病嗎？少俞說：色黑、皮厚、肉堅的人，當然不輕易被四季之風所傷；如皮薄、肉不堅，膚色沒有一定的，到了長夏季節，遇到了虛風，也會生病的；如皮厚、肌肉堅實的，到了長夏季節，就不會生病。但是皮厚、肌肉堅實的，如或反復感受了風寒，外內都受了傷，就仍然不免生病。黃帝說：講得好。

【原文】

黃帝曰：夫人之忍痛與不忍痛者，非勇怯之分也。夫勇士之不忍痛者，見難則前，見痛則止；夫怯士之忍痛者，聞難則恐，遇痛不動。夫勇士之忍痛者，見難不恐，遇痛不動；夫怯士之不忍痛者，見難與痛，目轉（面）〔而〕（盼）〔眄〕，恐不能言，失氣驚，顏色變

化，乍死乍生。余見其然也，不知其何由，願聞其故。少俞曰：夫忍痛與不忍痛者，皮膚之薄厚，肌肉之堅脆緩急之分也，非勇怯之謂也。

【譯文】

　　黃帝說：人能夠忍痛和不能夠忍痛，並不是單從勇敢和怯弱來分別的。勇士裡有不能忍痛的，見到困難就勇往向前，而遇到疼痛必定停止；怯士裡有能忍痛的，聽說有困難就害怕，遇到疼痛，卻能堅持不動。至於勇士裡有能忍痛的，見到困難毫不恐懼，遇到疼痛也能堅持不動；怯士裡有不能忍痛的，見到困難，遇到疼痛，眼睛轉動，怒目而視，但怕得不敢說話，失氣、驚悸，面部顏色嚇得變了，疑死疑活。我看到它們這些情況，不理解為什麼會這樣，希望聽到其中的緣故。少俞說：關於能夠忍痛和不能夠忍痛，是由於人的皮膚有厚有薄，肌肉有堅有脆，有鬆有緊的分別，不是勇敢和怯弱可以說明的。

【原文】

　　黃帝曰：願聞勇怯之所由然。少俞曰：勇士者，目深以固，長衡直揚，三焦理橫，其心端直，其肝大以堅，其膽滿以傍，怒則氣盛而胸張，肝舉而膽橫，眦裂而目揚，毛起而面蒼，此勇士之由然者也。

【譯文】

　　黃帝說：希望聽到勇敢怯弱為什麼會有這樣的區分。少俞說：勇士這類人，目珠深陷，而視物堅定，長眉豎起，肌肉紋理粗橫，它的心臟正常，肝臟大而堅實，膽囊汁滿而盛，在發怒時，就會氣盛胸張，肝舉膽橫，眼眶欲裂，目光四射，毛髮豎起，面現青色，這就是它所以成為勇士的原因。

【原文】

　　黃帝曰：願聞怯士之所由然。少俞曰：怯士者，目大而不減，陰

陽相失,其焦理縱,骺骬短而小,肝系緩,其膽不滿而縱,腸胃挺,脇下空,雖方大怒,氣不能滿其胸,肝(肺)〔膽〕雖舉,氣衰復下,故不能久怒,此怯士之所由然者也。

【譯文】

　　黃帝說:希望聽到怯士為什麼會成為那樣呢?少俞說:怯士這類人,眼睛大而不深陷,轉盼驚顧,肌肉的紋理縱緩,胸骨劍突的形態短小,肝小緩,膽汁不滿並且缺少,腸胃很少彎曲,肋下空虛,肝氣不充實,雖然剛剛大怒,怒氣也不能充滿胸中,即使肝膽之氣上衝,也隨即衰退,氣又頹下,所以不能久怒,這就是它所以成為怯士的原因。

【原文】

　　黃帝曰:怯士之得酒,怒不避勇士者,何臟使然?少俞曰:酒者,水穀之精,熟穀之液也,其氣慓悍,其入于胃中,則胃漲,氣上逆,滿于胸中,肝浮膽橫。當是之時,(固)〔同〕比于勇士,氣衰則悔。與勇士同類,不知(避)〔為〕之,名曰酒悖也。

【譯文】

　　黃帝說:怯弱的人喝了酒,發怒後,和勇士差不多少,這是哪一臟的功能使它這樣呢?少俞說:酒是水穀的精華,熟穀的液汁,它的性質輕疾,如進入胃中以後,就會促使胃部脹滿,氣向上逆,充滿胸中;也會使肝氣浮動,膽氣恣橫。在這時候,和勇士相比,好像是相同的。但到了酒醒氣衰,他就感覺後悔了。這酒後的怯士,像與勇士一樣的,可是不知怎樣去做,這叫做酒悖。

背腧第五十一

提示：本篇主要說明背部五臟腧穴的部位和取法。「灸之則可，刺之則不可」，是說這些腧穴，在臨床上，可以灸治，不可隨意針刺，進一步說明，灸法也是要分補瀉的。

【原文】

黃帝問于岐伯曰：願聞五臟之腧，出于背者。岐伯曰：(胸)〔背〕中大腧在杼骨之端，肺腧在三（焦）〔椎〕之間，心腧在五（焦）〔椎〕之間，(膈腧在七焦之間，)肝腧在九（焦）〔椎〕之間，脾腧在十一（焦）〔椎〕之間，腎腧在十四（焦）〔椎〕之間，皆挾脊相去三寸所，則欲得而驗之，按其處，應在中而痛解，乃其腧也。灸之則可，刺之則不可。氣盛則瀉之，虛則補之。以火補者，毋吹其火，須自滅也；以火瀉者，疾吹其火，傳其艾，須其火滅也。

【譯文】

黃帝問岐伯：我希望聽聽五臟的腧穴，出於脊背是怎樣的？岐伯說：背中大腧，在項後第一椎骨兩旁；肺俞穴在第三椎骨兩旁；心俞穴在第五椎骨兩旁；肝俞穴在第九椎骨兩旁，脾俞穴在第十一椎骨兩旁；腎俞穴在第十四椎骨兩旁，這些腧穴都是挾脊兩旁，左右距離脊中各一寸五分許。如果打算檢驗它的穴位，只要用手指按壓在該處，病人感到裡面酸痛，或按之痛楚緩解，就是穴位的所在。這些腧穴，應用上，以灸療為宜，針刺就要小心，不可妄用。在灸療時，也要分清補瀉，邪氣盛的就用瀉法，正氣虛的，就用補法。用艾火來補的時候，別吹艾火，等待它慢慢燃燒自滅；用艾火來瀉的時候，快吹艾火，並用手再撮其艾，讓它盡快燃燒至火滅。

衛氣第五十二

提示：本篇主要闡明十二經標本所在和胸腹頭脛四個氣街的部位，並指出它們的氣穴及主治病症。再篇中內容，涉及衛氣者，僅有「其浮氣之不循經者為衛氣」一句，而篇名「衛氣」，似不切合。《太素》卷十名《經脈標本》、《甲乙》卷二第四名《十二經標本》比較為宜。

【原文】

黃帝曰：五臟者，所以藏精神魂魄者也。六腑者，所以受水穀而行化物者也。其氣內（干）〔入于〕五臟，而外絡肢節。其浮氣之不循經者，為衛氣；其精氣之行于經者，為營氣。陰陽相隨，外內相貫，如環之無端，亭亭淳淳乎，孰能窮之。然其分別陰陽，皆有標本虛實所離之處。能別陰陽十二經者，如病之所生。候虛實之所在者，能得病之高下。知六腑之氣街者，能知解結契紹于門戶。能知虛（石）〔實〕堅軟者，知補瀉之所在。能知六經標本者，可以無惑于天下。

【譯文】

黃帝說：五臟是藏精神魂魄的；六腑是受水穀而輸送精微物質的，其氣內則入於五臟，外則絡於肢節。其中浮於脈外，並不沿著經脈而行的，叫做衛氣；其中精氣行於經隧裡的，叫做營氣。陰陽相互隨著，外內相互貫通，像圓環的無頭無尾，那無休止的渾轉流動，誰能夠窮其究竟呢？但是，它對於陰陽的分別，都是有標本虛實分離標準。能夠辨別陰陽十二經脈的，就可以了解疾病所發生的原因；能夠觀察虛實所在之處的，就可以掌握發病部位的在上在下；能夠明白六腑往來的要道，就能知道解開結聚，腧穴也就通暢了；能夠知道虛實的屬堅屬軟，就可以知道哪應補哪應瀉；能夠知道手足六經標部和本部，就可以廣泛地認識疾病，胸中毫無疑惑了。

【原文】

岐伯曰：博哉聖帝之論！臣請盡意悉言之。足太陽之本，在跟以上五寸中，標在兩絡命門。命門者，目也。足少陽之本，在竅陰之間，標在窗籠之前。窗籠者，耳也。足少陰之本，在內踝下上三寸中，標在背腧與舌下兩脈也。足厥陰之本，在行間上五寸所，標在背腧也。足陽明之本，在厲兌，標在人迎頰挾頏顙也。足太陰之本，在中封前上四寸之中，標在背腧與舌本也。

【譯文】

岐伯說：你所提的博大呀！我願意把看法全說了。足太陽經脈之本，在足跟以上的五寸中；其標在左右兩絡的命門。所謂命門，是指眼的睛明穴。足少陽經脈之本，在足竅陰穴；其標在窗籠之前，所謂窗籠，是指耳前聽宮穴。足少陰經脈之本，在內踝上二寸的交信穴；其標在背部腎俞穴以及舌下兩脈的廉泉穴。足厥陰經脈之本，在行間穴上五寸許的中封穴；其標在背部肝俞穴。足陽明經脈之本，在厲兌穴；其標在人迎穴，頰上挾於咽上上　與鼻相通的部位。足太陰經脈之本，在中封穴前方向上之處三陰交穴；其標在背部脾俞穴和舌根。

【原文】

手太陽之本，在外踝之後，標在命門之上一寸也。手少陽之本，在小指次指之間上二寸，標在耳後上角下外眥也。手陽明之本，在肘骨中，上至別陽，標在顏下合鉗上也。手太陰之本，在寸口之中，標在腋內動也。手少陰之本，在銳骨之端，標在背腧也。手心主之本，在掌後兩筋之間二寸中，標在腋下下三寸也。凡候此者，下虛則厥，下盛則熱；上虛則眩，上盛則熱痛。故（石）〔實〕者絕而止之，虛者引而起之。

【譯文】

手太陽經脈之本，在手外踝之後的養老穴；其標在睛明穴的上方

一寸之處。手少陽經脈之本，在手小指次指之間上二寸的液門穴；其標在耳後上角的角孫穴，下外眥的絲竹空穴。手陽明經脈之本，在肘骨之中的曲池穴，上至臂臑之處；其標在額下，挾耳兩旁的頭維穴。手太陰經脈之本，在寸口之中的太淵穴；其標在腋下動脈天府穴。手少陰經脈之本，在掌後銳骨之端的神門穴；其標在背剖的心俞穴。手心主經脈之本，在掌後去腕二寸兩筋之間的內關穴，其標在其腋下三寸的天池穴。凡是觀察十二經標本上下的病變，諸本陽虛的就會發生厥逆；諸本陽盛的，就會發生熱厥。諸標陰虛的，就會發生眩暈；諸標陰盛的就會發生熱痛。因此對實症，就杜絕邪氣而止其發展；對虛症，就導引正氣而使之充實。

【原文】

請言氣街：胸氣有街，腹氣有街，頭氣有街，脛氣有街。故氣在頭者，止之于腦。氣在胸者，止之膺與背腧。氣在腹者，止之背腧，與衝脈于臍左右之動脈者。氣在脛者，止之于氣街，與承山踝上以下。取此者用毫針，必先按而在久應于手，乃刺而予之。所治者，頭病眩仆，腹痛中滿暴脹，及有新積。痛可移者，易已也；積不痛，難已也。

【譯文】

我再說一下氣街吧。胸氣有它的道路，腹氣有它的道路，頭氣有它的道路，脛氣有它的道路。因此，氣在頭部的，要制止它的病變，當取治於腦之百會穴。氣在胸部的，要制止它的病變，當取治於膺部及肺俞穴。氣在腹部的，要制止它的病變，當取治於脾俞與衝脈的循行通路，以及肚臍左右動脈的肓俞、天樞等穴。氣在足脛的，要制止它的病變，當取治於氣衝穴和承山穴以及足踝上下處。取用這些治療穴位時，當採用毫針針刺，並一定先用較長時間按壓，等待氣至應手，才能施針分別給以補瀉手法。各部氣街所主的病症，有頭痛、眩仆、腹痛、中滿、暴脹以及初起的積聚等症。如果痛的部位是可移動

的，容易治癒；那積聚不痛，而痛的部位固定，就難以治好了。

論痛第五十三

提示：本篇主要說明人的體質，有筋骨強弱，肌肉堅脆，皮膚厚薄，腠理疏密的不同，因而對針灸的耐痛以及對藥物的耐受，各有差異，所以在治療時，要慎重地因人制宜，這樣，然後施針用藥，才能各得其當，避免發生事故。

【原文】

黃帝問于少俞曰：筋骨之強弱，肌肉之堅脆，皮膚之厚薄，腠理之疏密，各不同，其于針石火焫之痛何如？腸胃之厚薄堅脆亦不等，其于毒藥何如？願盡聞之。少俞曰：人之骨強、筋弱、肉緩、皮膚厚者耐痛，其于針石之痛、火焫亦然。

【譯文】

黃帝問少俞：人體筋骨的強和弱，肌肉的堅和脆，皮膚的厚和薄，腠理的疏鬆和致密，各不相同，他們對於針石和艾灸所感覺的疼痛，是怎樣呢？腸胃的厚薄堅脆也不相同，他們對於毒藥的刺激，又怎樣呢？我希望詳盡地聽一下。少俞說：人的體質，那骨強、筋弱、肉柔、皮膚厚的，能夠耐痛，他們對於針刺和艾灸的痛感，也同樣能夠忍耐。

【原文】

黃帝曰：其耐火焫者，何以知之？少俞答曰：加以黑色而美骨者，耐火焫。黃帝曰：其不耐針石之痛者，何以知之？少俞曰：堅肉薄皮者，不耐針石之痛，于火焫亦然。

【譯文】

　　黃帝說：有的人能夠耐受艾火灸燒的灼痛，怎樣可以知道呢？少俞回答：皮膚現黑色，並且骨骼強勁的人，能夠耐受艾灸。黃帝說：有的人不能耐受針刺的疼痛，又怎樣可以知道？少俞說：肌肉堅而皮薄的人，不能耐受針刺的疼痛，對於艾灸，也是同樣的怕痛。

【原文】

　　黃帝曰：人之病，或同時而傷，或易已，或難已，其故何如？少俞曰：同時而傷，其身多熱者易已，多寒者難已。

【譯文】

　　黃帝說：有些人生病，是同時害的病，有的就容易好，有的就很難好，這是什麼緣故？少俞說：同時害的病，那身體多熱的就容易好，多寒的就很難好。

【原文】

　　黃帝曰：人之勝毒，何以知之？少俞曰：胃厚、色黑、大骨及肥者，皆勝毒；故其瘦而薄胃者，皆不勝毒也。

【譯文】

　　黃帝說：有的人能夠耐受毒性藥物，怎樣可以知道呢？少俞說：胃厚、色黑、骨大、肉肥的人，就能夠耐受毒性藥物，如果體瘦而胃弱的人，就不能夠耐受毒性藥物。

天年第五十四

提示：本篇主要討論壽夭問題，系統地敘述了人的發育、生長、衰老、

死亡整個過程，由十歲的「五臟始定」，到百歲的「五臟皆虛」，扼要說明臟腑強弱與氣血盛衰，是壽夭的關鍵所在，因此「五臟堅固，血脈和調」才能健康永壽。

【原文】

黃帝問于岐伯曰：願聞人之始生，何氣築為基，何立而為楯，何失而死，何得而生？岐伯曰：以母為基，以父為楯，失神者死，得神者生也。黃帝曰：何者為神？岐伯曰：血氣已和，榮衛已通，五臟已成，神氣舍心，魂魄畢具，乃成為人。

【譯文】

黃帝問岐伯：人在生命開始的時候，是什麼為基礎，是怎樣豎起外衛，丟掉了什麼就會死亡，得到了什麼就會生存呢？岐伯說：以母為基礎，以父為外衛，沒了神氣就會死亡，有了神氣就能生存。黃帝說：什麼叫做神呢？岐伯說：血氣極其和調，榮衛極其通暢，五臟都已形成，神氣潛藏於心，思維意識具備，才成為人。

【原文】

黃帝曰：人之壽夭各不同，或夭壽，或卒死，或病久，願聞其道。岐伯曰：五臟堅固，血脈和調，肌肉解利，皮膚致密，營衛之行，不失其常，呼吸微徐，氣以度行，六腑化谷，津液布揚，各如其常，故能長久。

【譯文】

黃帝說：人的年歲、活的長短，各不相同，有的命短，有的壽長，有的突然死亡，有的患病日久，我希望聽到其中的道理。岐伯說：五臟形質堅固，血脈和順協調，肌肉滑潤，皮膚細密，營衛之氣的運行，不脫離它的正常情況，呼吸輕輕徐徐，氣行循著度數，不快不慢，六腑消化谷物，津液散播諸竅。所有以上的各點，分別按照正

常的活動，就能夠壽命長久。

【原文】

黃帝曰：人之壽百歲而死，何以致之？岐伯曰：使道隧以長，基牆高以方，通調營衛，三部三里，起骨高肉滿，百歲乃得終。

【譯文】

黃帝說：人有壽活百歲才死的，怎樣能夠這樣長壽呢？岐伯說：他的鼻孔深而且長，鼻的部位，高大方正，這說明能和營衛、三焦與三里的脈氣。因此起骨高而鼻肉豐滿的人，他活到百歲才會死啦。

【原文】

黃帝曰：其氣之盛衰，以至其死，可得聞乎？岐伯曰：人生十歲，五臟始定，血氣已通，其氣在下，故好走。二十歲，血氣始盛，肌肉方長，故好趨。三十歲，五臟大定，肌肉堅固，血脈盛滿，故好步。四十歲，五臟六腑十二經脈，皆大盛以平定，腠理始疏，榮華（頹）〔稍〕落，髮（頗）〔鬢〕斑白，平（盛）〔減〕不搖，故好坐。五十歲，肝氣始衰，肝葉始薄，膽汁始減，目始不明。六十歲，心氣始衰，苦憂悲，血氣懈惰，故好臥。七十歲，脾氣虛，皮膚枯。八十歲，肺氣衰，魄離，故言善誤。九十歲，腎氣焦，四臟經脈空虛。百歲，五臟皆虛，神氣皆去，形骸獨居而終矣。

【譯文】

黃帝說：關於人的體氣盛衰，從幼直到死亡，可以叫我聽聽嗎？岐伯說：人生到十歲，五臟才開始健全，血氣已經通暢，這時他的經氣，還在下肢，所以喜跑。到了二十歲，血氣開始旺盛，肌肉正在發達，所以走路喜快。到了三十歲，五臟完全健全，肌肉堅固，血脈盛滿，所以喜歡徐行。到了四十歲，五臟六腑和十二經脈之內已發育很好，並且穩定，腠理開始稀疏，面部華色開始衰落，髮鬢斑白，遇事

喜簡易，不好動作，所以好坐。到了五十，肝氣開始衰退，肝葉薄弱，膽汁逐漸減少，眼睛開始有不明的感覺。到了六十歲，心氣開始衰退，經常有憂慮悲傷之苦，血氣運行緩慢，所以喜歡躺臥。到了七十歲，脾氣虛弱，皮膚乾枯。到了八十歲，肺氣衰退，魂魄離散，所以言語常常錯誤。到了九十歲，腎氣焦竭。肝、心、脾、肺四臟和經脈都空虛了。到了百歲，五臟就都空了，神氣也都沒有了，這時，就僅留下形體而死亡了。

【原文】

黃帝曰：其不能終壽而死者，何如？岐伯曰：其五臟皆不堅，使道不長，空外以張，喘息暴疾，又卑基牆，薄脈少血，其肉不石，數中風寒，血氣虛，脈不通，真邪相攻，亂而相引，故中壽而盡也。

【譯文】

黃帝說：有的人，不能終其天年就死了，這是為什麼？岐伯說：那是五臟都不堅實，人中不長，鼻孔又向外張開，呼吸急速，明堂又低，脈小血少，肌肉不堅實，屢次中風，血氣虛，脈不通，正邪相攻，致使體內血氣失常，引邪深入。像這樣的人，中年就會死的。

逆順第五十五

提示：本篇首先提出「氣有逆順，脈有盛衰」，而決定病之可刺與不可刺，及已不可刺，是為刺之大法。

【原文】

黃帝問于伯高曰：余聞氣有逆順，脈有盛衰，刺有大約，可得聞乎？伯高曰：氣之逆順者，所以應天地、陰陽、四時、五行也；脈之

盛衰者,所以候血氣之虛實有余不足。刺之大約者,必明知病之可刺,與其未可刺,與其已不可刺也。

【譯文】

黃帝問伯高:我聽說氣機有逆有順,脈象有盛有衰,針刺也有大法,可以告訴我嗎?伯高說:人體氣行的逆順,和天地陰陽四時五行是相應的;脈象的盛衰,可以測知血氣的虛實和有餘不足的情況,針刺的大法,一定要正確知道哪些病可以針刺,或一時還不可針刺,或已不可施行針刺等三種類型。

【原文】

黃帝曰:候之奈何?伯高曰:兵法曰:無迎逢逢之氣,無擊堂堂之陣。刺法曰:無刺熇熇之熱,無刺漉漉之汗,無刺渾渾之脈,無刺病與脈相逆者。黃帝曰:候其可刺奈何?伯高曰:上工,刺其未生者也。其次,刺其未盛者也。其次,刺其已衰者也。下工,刺其方襲者也,與其形之盛者也,與其病之與脈相逆者也。故曰:方其盛也,勿敢毀傷,刺其已衰,事必大昌。故曰:上工治未病,不治已病。此之謂也。

【譯文】

黃帝說:測候疾病不宜針刺應怎樣呢?伯高說:在兵法上,不能迎擊前來的銳勢,不能出擊壯盛的陣容。刺法也說過,不可刺熱太盛的,不可刺大汗淋漓的,不可刺脈象混亂,病與脈相反的。黃帝說:測候疾病可以針刺應怎樣呢?伯高說:上工,能刺治還未顯露的病症;其次,是能刺治邪氣還未亢盛的病症;再其次,是能刺治病勢已漸衰退的病症;下工,是在正病重疊,病邪正盛,和病症與脈象相反的時候,不敢針刺,等待病邪衰敗,乘機刺治,收效一定很好。所以說,上工是能治未病的臟腑,並不是僅能治療已經有病的臟腑,就是這個意思。

五味第五十六

提示：本篇討論五味對五臟的所入，也就是申明「五臟六腑皆稟氣於胃，五味各走其所喜」的含義。並敘述了五穀、五畜、五果、五菜的五味屬性，以及對五臟病的宜禁。

【原文】

黃帝曰：願聞穀氣有五味，其入五臟，分別奈何？伯高曰：胃者，五臟六腑之海也，水穀皆入于胃，五臟六腑皆稟氣于胃。五味各走其所喜，穀味酸，先走肝，穀味苦，先走心，穀味甘，先走脾，穀味辛，先走肺，穀味鹹，先走腎。穀氣津液已行，營衛大通，乃化糟粕，以次傳下。

【譯文】

黃帝說：希望聽一下，穀氣有五味，它進入人體五臟後，是怎樣各走各的呢？伯高說：胃像是五臟六腑營養匯聚的大海，水穀都要進入胃中，因此，五臟六腑都受它所消化的精微之氣，飲食物的五味，分別進入它所喜受之臟。所以味酸的先趨向於肝；味苦的，先趨向於心；味甘的，先趨向于脾；味辛的，先趨向於肺；味鹹的，先趨向於腎。這穀氣精微化生的津液，已在體內運行，因而營衛通暢；其中廢物就化為糟粕，隨著二便由上而下的排出體外。

【原文】

黃帝曰：營衛之行奈何？伯高曰：穀始入于胃，其精微者，先出于胃之兩焦，以溉五臟，別出兩行，營衛之道。其大氣之搏而不行者，積于胸中，命曰氣海，出于肺，循喉咽，故呼則出，吸則入。天地之精氣，其大數常出三入一，故穀不入，半日則氣衰，一日則氣少矣。

【譯文】

　　黃帝說：營衛的運行是怎樣呢？伯高說：穀物剛入胃後，其中所化生精微，先從胃出於上中兩焦，以灌養五臟，另出兩行，就是營衛的兩條道路。又有大氣摶聚不散，積於胸中，叫做氣海。這種氣，從肺而出，沿著喉嚨，呼則氣出，吸則氣入。穀物的精氣，貯於氣海，大概是呼出三分，而吸入一分，所以半日不進穀物，就會感到氣衰，一日不進谷物，就會氣短了。

【原文】

　　黃帝曰：穀之五味，可得聞乎？伯高曰：請盡言之。五穀：秔米甘，麻酸，大豆鹹，麥苦，黃黍辛。五果：棗甘，李酸，栗鹹，杏苦，桃辛。五畜：牛甘，犬酸，豬鹹，羊苦，雞辛。五菜：葵甘，韭酸，藿鹹，薤苦，蔥辛。

【譯文】

　　黃帝說：穀物的五味，可以使我聽到嗎？伯高說：我願意詳盡的說一下：在五穀裡，秔米味是甘的，芝麻味是酸的，大豆味是鹹的，小麥味是苦的，黃黍味是辛的。在五果裡，棗味甘，李味酸，栗味鹹，杏味苦，桃味辛。在五畜裡，牛肉味甘，犬肉味酸，豬肉味鹹，羊肉味苦，雞肉味辛。在五菜裡，葵菜的味甘，韭菜的味酸，豆葉的味鹹，薤白的味苦，蔥的味辛。

【原文】

　　五色：黃色宜甘，青色宜酸，黑色宜鹹，赤色宜苦，白色宜辛。凡此五者，各有所宜。五宜：所言五色者，脾病者，宜食秔米飯牛肉棗葵；心病者，宜食麥羊肉杏薤；腎病者，宜食大豆黃卷豬肉栗藿；肝病者，宜食麻犬肉李韭；肺病者，宜食黃黍雞肉桃蔥。

【譯文】

　　五色與五味的關係：黃色屬土屬脾，宜食甘味，青色屬木屬肝，宜食酸味，黑色屬水屬腎，宜食鹹味，赤色屬火屬心，宜食苦味，白色屬金屬肺，宜食辛味。這五種色味，各有其相宜的關係。所言五宜，就是在五臟患病時，所應該選用的相適宜的五味。如患脾病者，宜食粳米飯、牛肉、棗子、葵菜，甘入脾，故宜用此甘味；心病者，宜食麥、羊肉、杏子、薤，苦入心，故宜用此苦味；腎病者，宜食大豆芽、豬肉、栗子、藿，鹹入腎，故宜用此鹹味；肝病者，宜食芝麻、犬肉、李、韭，酸入肝，故宜用此酸味；肺病者，宜食黃米、雞肉、桃、蔥，辛入肺，故宜用此辛味食物。

【原文】

　　五禁：肝病禁辛，心病禁鹹，脾病禁酸，腎病禁甘，肺病禁苦。肝色青，宜食甘，秔米飯牛肉棗葵皆甘。心色赤，宜食酸，犬肉麻李韭皆酸。脾色黃，宜食鹹，大豆豬肉栗藿皆鹹。肺色白，宜食苦，麥羊肉杏薤皆苦。腎色黑，宜食辛，黃黍雞肉桃蔥皆辛。

【譯文】

　　五臟之病對五味各有禁忌，肝病應禁忌辛味，心病應禁忌鹹味，脾病應禁忌酸味，腎病應禁忌甘味，肺病應禁忌苦味。肝主青色，肝病苦急，宜食粳米飯、牛肉、棗、葵等甘味食物以緩和之。心主赤色，心病苦緩，宜食犬肉、芝麻、李、韭等酸味的食物以收斂之。脾主黃色，脾病宜食大豆、豬肉、栗、藿等鹹味食物。肺主白色，肺病苦氣上逆，故宜食麥、羊肉、杏、薤等苦味食物以洩之。腎主黑色，腎病苦燥，故宜食黃黍、雞肉、桃、蔥等辛味食物以潤澤之。

水脹第五十七

提示：本篇論述了水脹、膚脹、鼓脹、腸覃、石瘕等症的病因和症狀，並且作了精細的鑑別，最後拘出膚脹鼓脹的針刺原則，應該先瀉血絡，後調其經。

【原文】

黃帝問于岐伯曰：水與膚脹、鼓脹、腸覃、石瘕、石水，何以別之。岐伯答曰：水始起也，目窠上微腫，如新臥起之狀，其頸脈動，時咳，陰股間寒，足脛瘇，腹乃大，其水已成矣。以手按其腹，隨手而起，如裹水之狀，此其候也。

【譯文】

黃帝問岐伯：腹部的水脹和膚脹、鼓脹、腸覃、石瘕等症，是怎樣鑑別呢？岐伯回答：水脹開始發病時，在眼瞼部位上，略微浮腫，像剛睡醒起床的樣子，頸部人迎脈搏動得快，常常咳嗽，大腿內側感覺寒冷，足脛部浮腫，如腹部再脹大，那水脹病就形成了。用手按他的腹上，放手後，隨即脹起，好像裡面裹著水液的樣子，這就是水脹病的診候方法。

【原文】

黃帝曰：膚脹何以候之？岐伯曰：膚脹者，寒氣客于皮膚之間，䕫䕫然不堅，腹大，身盡腫，皮厚，按其腹，窅而不起，腹色不變，此其候也。

【譯文】

黃帝說：腹脹，是怎樣診候呢？岐伯說：膚脹的成因，是由於寒氣留於皮膚之間，叩擊腹部，中空而不堅實，腹大，周身盡腫，皮

厚，用手按其腹部，深陷不能隨手脹起，腹部的皮色，沒有什麼變化，這就是膚脹病的診候方法。

【原文】

鼓脹何如？岐伯曰：腹脹身皆大，大與膚脹等也，色蒼黃，腹筋起，此其候也。

【譯文】

鼓脹，是怎樣診候呢？岐伯說：腹部脹滿，全身都顯出腫大，和膚脹的情況相同，膚色青黃，腹部之筋暴起，這就是鼓脹病的診候方法。

【原文】

腸覃何如？岐伯曰：寒氣客于腸外，與衛氣相搏，氣不得（榮）〔營〕，因有所繫，（癖）〔瘕〕而內著，惡氣乃起，瘜肉乃生，其始生也，大如雞卵，稍以益大，至其成如懷子之狀，久者離歲，按之則堅，推之則移，月事以時下，此其候也。

【譯文】

腸覃（古病名，指婦女腹部有塊狀物），是怎樣診候呢？岐伯說：寒氣留於腸外，和衛氣相搏結，正氣不得運行。由於寒氣和衛氣相互聯繫而不得散，腹中結塊逐漸從內顯露，汗穢之氣隨之而起，瘜肉開始生長，在初期的時候，其大像雞蛋一樣，逐漸就增大起來，等到病已成形，就好像懷孕一樣，病程長的要經歷好幾年，如用手去按患部是堅硬的，但用手去推又感覺有些移動，用經仍然按時來潮。這就是腸覃病的診候方法。

【原文】

石瘕何如？岐伯曰：石瘕生胞中寒，寒氣客于子門，子門閉塞，

氣不得通，惡血當瀉不瀉，衃以留止，日以益大，狀如懷子，月事不以時下。皆生于女子，可導而下。

【譯文】

　　石瘕（類似子宮腫瘤），是怎樣診候呢？岐伯說：石瘕生於子宮，寒氣侵入於子宮口，子宮口閉塞，因而氣不通暢，惡血當瀉而不瀉，敗血就留止裡面，而一天比一天增大，形狀好像懷孕一樣，月經不能按時來潮，這種病都生於婦女，可用通利的方法而去之。

【原文】

　　黃帝曰：膚脹鼓脹可刺邪？岐伯曰：先瀉其脹之血絡，後調其經，刺去其血絡也。

【譯文】

　　黃帝說：膚脹、鼓脹，可以用針刺治療嗎？岐伯說：首先針刺瀉除其脹大的血絡，然後根據虛實調理經脈，但應以針刺血絡為主。

賊風第五十八

　　提示：本篇雖以賊風命題，但其內容，涉及賊風傷人者，並無許多。而主要提出未遭賊風邪氣其他致病原因；此外並指出「志有所惡及有所慕」的精神因素，亦能發病。至於「可祝而已」的治療方法，只能存參罷了。

【原文】

　　黃帝曰：夫子言賊風邪氣之傷人也，令人病焉，今有其不離屏蔽，不出空（穴）〔室〕之中，卒然病者，非不離賊風邪氣，其故何也？

【譯文】

　　黃帝說：你說過四時不正之氣傷害了人體，會使人生病。可是現在有人不離開屏風，亦不出屋中，忽然生病，並不是一定遭到賊風邪氣，這是什麼緣故呢？

【原文】

　　岐伯曰：此皆嘗有所傷于濕氣，藏于血脈之中，分肉之間，久留而不去；若有所墮墜，惡血在內而不去。卒然喜怒不節，飲食不適，寒溫不時，腠理閉而不通。其開而遇風寒，則血氣凝結，與故邪相襲，則為寒痺。其有熱則汗出，汗出則受風，雖不遇賊風邪氣，必有因加而發焉。

【譯文】

　　岐伯說：這都是曾經為濕邪所傷，濕邪蘊藏在血脈裡面和分肉之間，長久留止而不能排除；或者有因墮墜，瘀血在內未散，忽然喜怒過度，飲食不適宜，寒溫不調節，致使腠理閉塞，壅而不通。或在腠理開發之時，恰巧遭遇風寒，就會使血氣凝結，以前濕邪和新感風寒相合，就成為寒痺。或有因熱出汗，出汗的時候而受了風。像以上所說的情況，雖然沒有遇到賊風邪氣，也會因為原有宿邪加上新感之邪而發生疾病的。

【原文】

　　黃帝曰：今夫子之所言者，皆病人之所自知也。其毋所遇邪氣，又毋怵惕之所志，卒然而病者，其故何也？唯有因鬼神之事乎？

【譯文】

　　黃帝說：像你所說的這些，都是病人自己所理解到的。但亦有沒遭到四時不正之氣，又沒有恐懼等情志上的刺激，忽然就發病了，那是什麼緣故？是真有鬼神作祟的事嗎？

【原文】

岐伯曰：此亦有故邪留而未發，因而志有所惡，及有所慕，血氣內亂，兩氣相搏。其所從來者微，視之不見，聽而不聞，故似鬼神。

【譯文】

岐伯說：這也是先有宿邪留在體內，還沒發作，由於情志上有膩煩的事，或有嚮往的事，都不能隨心，以致血氣不和，新病與宿邪相搏，所以突然發病。它的病因極為微妙，要看也看不見，聽也聽不到，所以像有鬼神作祟一樣。

【原文】

黃帝曰：其祝而已者，其故何也？岐伯曰：先巫者，因知百病之勝，先知其病知所從生者，可祝而已也。

【譯文】

黃帝說：那有用祝由的方法而治好病，這是什麼緣故呢？岐伯說：古代的巫醫，本來知道百病是有相互剋制的，但首先要了解疾病的發生原因，然後可以用祝由的方法治癒。

衛氣失常第五十九

提示：本篇首先討論衛氣失常所引起的病變，及針刺治療方法。另外敘述了皮肉氣血筋骨多部的病症，和根據病變取穴的針刺原則。最後並提出診治疾病要注意人的年齡大小和體質肥瘦。

【原文】

黃帝曰：衛氣之留于腹中，（搐）〔稸〕積不行，苑蘊不得常所，使人支脇胃中滿，喘呼逆息者，何以去之？伯高曰：其氣積于胸中

者，上取之；積于腹中者，下取之；上下皆滿者，傍取之。

【譯文】

黃帝說：衛氣留滯在腹中，積聚不能暢達，而鬱結又沒有固定部位，叫人挂脇，中滿，喘息氣逆，用什麼方法，可以消除這些病象呢？伯高說：氣積聚在胸中的，取上部穴位治療，氣積聚在腹部的，取下部穴位治療，胸腹部都氣聚脹滿的，取其附近穴位治療。

【原文】

黃帝曰：取之奈何？伯高對曰：積于上，瀉人迎、天突、喉中；積于下者，瀉三里與氣街；上下皆滿者，上下取之，與季脇之下一寸；重者，雞足取之。診視其脈大而弦急，及絕不至者，及腹皮急甚者，不可刺也。黃帝曰：善。

【譯文】

黃帝說：針刺取穴應怎樣呢？伯高回答：氣積聚在胸部的，當針瀉人迎、天突、喉中各穴；氣積聚在腹部的，當針瀉三里、氣街各穴；胸腹部都覺得脹滿的，當取在上的人迎、天突、喉中，在下的三里、氣街各穴；脹滿嚴重的，刺章門穴，與上下各穴，像雞足般刺之。如診視病人之脈大而弦急，以及脈絕不至，和肚皮堅硬太甚的，都不可以進行針刺。黃帝說：講得好。

【原文】

黃帝問于伯高曰：何以知皮肉、氣血、筋骨之病也？伯高曰：色起兩眉薄澤者，病在皮。唇色青黃赤白黑者，病在肌肉。營氣濡然者，病在血（氣）〔脈〕。目色青黃赤白黑者，病有筋。耳焦枯受塵垢，病在骨。

【譯文】

　　黃帝問伯高：怎樣可以知道皮肉氣血筋骨它有病呢？伯高說：白色出現在兩眉之間而沒有光澤的，病在皮膚；口唇之色出現青黃赤白黑的，病在肌肉；血氣怯弱的，病在血脈；目色出現青黃赤白黑的，病在筋；耳乾枯，多耳垢的，病在骨。

【原文】

　　黃帝曰：病形何如，取之奈何？伯高曰：夫百病變化，不可勝數，然皮有部，肉有柱，血氣有輸，骨有屬。黃帝曰：願聞其故。伯高曰：皮之部，輸于四末。肉之柱，在臂脛諸陽分肉之間，與足少陰分間。血氣之輸，輸于諸絡，氣血留居，則盛而起。筋部無陰無陽，無左無右，候病所在。骨之屬者，骨空之（所）〔間〕以受益而益腦髓者也。

【譯文】

　　黃帝說：病的情況怎樣，又怎樣取穴針治呢？伯高說：各種病的變化，不可能都計算出來，然而皮有分部，肉有突起之處，氣血有輸，骨有附屬，這都是它所主的部位。黃帝說：我希望聽到它的所以然。伯高說：皮之部，在於四肢。肉之柱，在於臂脛諸陽經分肉之間與足少陰分肉之間。氣血之輸，在於諸經的絡穴，若氣血留滯，就會使經氣壅盛不定。病在筋的，不必分其陰陽左右，但看病之所在部位進行針治。病在骨的，當取治於骨之所屬，骨節的間隙，是接受髓液而充實腦髓的所在。

【原文】

　　黃帝曰：取之奈何？伯高曰：夫病變化，浮沉深淺，不可勝窮，各在其處。病間者淺之，甚者深之，間者小之，甚者眾之，隨變而調氣，故曰上工。

【譯文】

　　如果取穴針治，一定先要觀察病的輕重。病輕的應淺刺、少刺，病重的應深刺、多刺，隨著病情的變化而進行調治，這叫做高明的醫生。

【原文】

　　黃帝問于伯高曰：人之肥瘦大小寒溫，有老壯少小，別之奈何？伯高對曰：人年五十已上為老，二十已上為壯，十八已上為少，六歲已上為小。

【譯文】

　　黃帝問伯高：人的肥瘦、大小、寒溫、及老壯少小，怎樣來區別呢？伯高回答：人的年齡到了五十歲以上叫做老，到了二十歲以上叫做壯，到了十八歲以上叫做少，到了六歲以上叫做小。

【原文】

　　黃帝曰：何以度知其肥瘦？伯高曰：人有肥有膏有肉。黃帝曰：別此奈何？伯高曰：（䐃）〔䐃〕肉堅，皮滿者，肥。（䐃）〔䐃〕肉不堅，皮緩者，膏。皮肉不相離者，肉。

【譯文】

　　黃帝說：怎樣揣度他的肥瘦差異呢？伯高說：人有肥的、有膏的、有肉的三種類型。黃帝說：對於這三種類型，怎樣區別呢？伯高說：䐃肉堅實，皮膚豐滿的人，屬於肥的類型；䐃肉不堅實，皮膚鬆緩的人，屬於膏的類型；皮肉緊連不相分離的人，屬於肉的類型。

【原文】

　　黃帝曰：身之寒溫何如？伯高曰：膏者其肉淖，而粗理者身寒，細理者身熱。脂者其肉堅，細理者熱，粗理者寒。

【譯文】

黃帝說：身體的寒溫，怎樣識別呢？伯高說：膏型的人，它的肌肉潤澤，紋理粗糙，身耐寒，紋理細密的，身耐熱。脂型的人，它的肌肉堅實，紋理細密的耐熱，紋理粗糙的耐寒。

【原文】

黃帝曰：其肥瘦大小奈何？伯高曰：膏者，多氣而皮縱緩，故能縱腹垂腴。肉者，身體容大。脂者，其身收小。

【譯文】

黃帝說：它的身體肥瘦大小是怎樣呢？伯高說：膏型的人，氣盛，皮膚鬆緩，因此腹肌放鬆，肚囊下垂。肉型的人，身體容積較大。脂型的人，肌肉緊密，身型較小。

【原文】

黃帝曰：三者之氣血多少何如？伯高曰：膏者多氣，多氣者熱，熱者耐寒。肉者多血則充形，充形則平。脂者，其血清，氣滑少，故不能大。此別於眾人者也。黃帝曰：眾人奈何？伯高曰：眾人皮肉脂膏不能相加也，血與氣不能相多，故其形不小不大，各自稱其身，命曰眾人。

【譯文】

黃帝說：膏、肉、脂三種類型人的氣血多少，是怎樣的呢？伯高說：膏型的人，多氣，氣多的，體質熱，熱就能夠耐寒。肉型的人，多血，血多者，就能使形體充實，形體充實則全身平和。脂型的人，它的血清，氣滑而少，所以形體不能壯大，這都是和一般人不同的地方。黃帝說：一般人的氣血、形體是怎樣的呢？伯高說：一般人的皮肉脂膏，不能夠偏加，血與氣平衡，也不可能偏多，所以他的形體不小不大，和全身的皮肉筋骨相稱，這叫做一般人。

【原文】

　　黃帝曰：善。治之奈何？伯高曰：必先別其三形，血之多少，氣之清濁，而後調之，治無失常經。是故膏人，縱腹垂腴；肉人者，上下容大；脂人者，雖脂不能大者。

【譯文】

　　黃帝說：講得好。怎樣進行治療呢？伯高說：首先必須分清膏、肉、脂的三種類型，血的多少，氣的清濁，然後調治，總要不脫離衛氣正常循行的道理。所以這裡再重覆說明一下，膏型的人，腹肌縱緩，肚囊下垂；肉型的人，身體上下容積都很大；脂型的人，雖然脂肪多，也不能像膏型、肉型的人那樣肥大。

玉版第六十

　　提示：本篇說明針的作用，能「上數天文，下度地紀，內別五臟，外次六腑」，但用之失宜，亦可傷人，並舉刺五里為例。「著之玉版」，是提示後人注意誤刺的嚴重後果。另外敘述了癰疽的病因，諸病的逆順。「積微之所生也」，不僅是治癰疽病為然，推之諸病，都應該早期診斷，早期治療。

【原文】

　　黃帝曰：余以小針為細物也，夫子乃言上合之于天，下合之于地，中合之于人，余以為過針之意矣，願聞其故。岐伯曰：何物大于天乎？夫大于針者，惟五兵者焉。五兵者，死之備也，非生之具。且夫人者，天地之鎮也，其（不）可不參乎？夫治民者，亦惟針焉。夫針之與五兵，其孰小乎？

【譯文】

黃帝說：我以為小針是小道了，先生卻說它的作用，上合於天，下合於地，在中又合於人，我以為超過針的原意了，希望聽到其中的緣故。岐伯說：什麼東西能夠比針更大呢？那大於針的，只有五種兵器，但兵器是備作殺人用的，不是活命的工具。人是天地寶貝的東西，哪可不和天地相參呢？就是治民之事，亦可從針道去推演它，像這樣，針和五種兵器，它們的作用，究竟哪個小呢？

【原文】

黃帝曰：病之生時，有喜怒不測，飲食不節，陰氣不足，陽氣有餘，營氣不行，乃發為癰疽。陰陽不通，（兩）〔而〕熱相搏，乃化為膿，小針能取之乎？岐伯曰：聖人不能使化者，為之邪不可留也。故兩軍相當，旗幟相望，白刃陳于中野者，此非一日之謀也。能使其民，令行禁止，士卒無白刃之難者，非一日之教也，須臾之得也。夫至使身被癰疽之病，膿血之聚者，不亦離道遠乎。夫癰疽之生，膿血之成也，不從天下，不從地出，積微之所生也。故聖人自治于未有形也，愚者遭其已成也。

【譯文】

黃帝說：在病發的時候，有因為喜怒無常，飲食不節，五臟的陰氣不足，六腑的陽氣有餘，以致營衛不行，於是發展成為癰疽。由於陰陽之氣不能暢通，而邪熱相聚，就化而為膿。像這樣的病，用小針能夠刺治嗎？岐伯說：聖人不能使邪氣立即消除，是因為病邪滯留在內已久了。好像兩軍對敵，旗幟相望，利刃排列在曠野之中，這絕不是一天所策畫的，又如能夠使人民奉行法令，不做非法的事，始終不受到斬殺之刑，也絕不是一天短期的教育，頃刻之間就能做得到的。像方才說的，致使身體上受到癰疽的病苦，膿血已聚，這不是和養生全形之道距離太遠嗎？那癰疽之發生，化成膿血，既不是從天上掉下來，也不是從地上長出來，而是由細微的病因，積累而發生的，因此

聖人注意防治是在病未顯著的時候，而愚人是到病已成形才治療的。

【原文】

黃帝曰：其已形，不（予）〔子〕遭，膿已成，不予見，為之奈何？岐伯曰：膿已成，十死一生，故聖人弗使已成，而明為良方，著之竹帛使能者踵而傳之後世，無有終時者，為其不予遭也。

【譯文】

黃帝說：癰疽已經形成，一般群眾不知道；膿已化成，一般群眾看不懂，這有什麼辦法呢？岐伯說：膿已化成，往往是十死一生，所以聖人不在癰疽成膿的時候，就明確地制定了很好藥方，書寫在竹帛之上，叫有才能的人繼承它，傳到後世，沒有終絕的時候，這是因為一般群眾不知道，才這樣做啊！

【原文】

黃帝曰：其已有膿血而後遭乎，不導之以小針治乎？岐伯曰：以小治小者其功小，以大治大者多害，故其已成膿血者，其唯砭石鈹鋒之所取也。

【譯文】

黃帝說：如果癰疽已成，有了膿血，不可以用小針刺治嗎？岐伯說：用小針刺治其小處，功效小，用大針刺治其大處，功效大，所以如已成膿血的，只有取用砭石或鈹針、鋒針去排膿了。

【原文】

黃帝曰：多害者其不可全乎？岐伯曰：其在逆順焉。黃帝曰：願聞逆順。岐伯曰：以為傷者，其白眼青黑眼小，是一逆也；內藥而嘔者，是二逆也；（腹）〔傷〕痛渴甚，是三逆也；肩項中不便，是四逆也；音嘶色脫，是五逆也。除此五者為順矣。

【譯文】

　　黃帝說：癰疽發病危害多的就不可救治嗎？岐伯說：那主要在病症的逆和順了。黃帝說：希望聽到逆順的情況。岐伯說：癰疽為害，有五種逆症，白眼青黑，眼小，是逆症之一；服藥而嘔吐的，是逆症之二；傷痛，渴得厲害，是逆症之三；肩項轉移不便，是逆症之四；聲音嘶啞，面無血色，是逆症之五。除掉這些逆症之外，就是順症的現象了。

【原文】

　　黃帝曰：諸病皆有逆順，可得聞乎？岐伯曰：腹脹，身熱，脈大，是一逆也；腹鳴而滿，四肢清，洩，其脈大，是二逆也；衄而不止，脈大，是三逆也；咳且溲血，脫形，其脈小勁，是四逆也；脫形身熱，脈小以疾，是謂五逆也。如是者，不過十五日而死矣。

【譯文】

　　黃帝說：各種疾病都有逆和順的症狀，我可以聽到嗎？岐伯說：腹脹，身熱，脈大，是逆症之一；腹肉腸鳴並且脹滿，四肢清冷，洩瀉，脈大，是逆症之二；鼻出血不止，脈大，是逆症之三；咳嗽，溺血，肌肉消瘦，脈小有力，是逆症之四；咳嗽，形體消瘦，身熱，脈小而數，是逆症之五。像這樣的病候，不超過十五年就會死的。

【原文】

　　其腹大脹，四末清，脫形，洩甚，是一逆也；腹脹便血，其脈大，時絕，是二逆也；咳溲血，形肉脫，脈搏，是三逆也；嘔血，胸滿引背，脈小而疾，是四逆也；咳嘔腹脹，且飧洩，其脈絕，是五逆也。如是者，不及一時而死矣。工不察此者而刺之，是謂逆治。

【譯文】

　　腹大發脹，四肢清冷，形體消瘦，洩瀉嚴重，是逆症之一；腹部

脹滿，大便下血，脈大，經常間歇，是逆症之二；咳嗽，小便溺血，形肉消瘦，脈應指有力，是逆症之三；嘔血，胸部滿悶牽引背部，脈小而數，是逆症之四；咳嗽嘔吐，腹脹並且洩瀉，脈伏欲絕，是逆症之五。像這些病候，不過一日就會死的。醫工如不細察這種危象而妄行針刺，這叫做逆治。

【原文】

黃帝曰：夫子之言針甚駿，以配天地，上數天文，下度地紀，內別五臟，外次六腑，經脈二十八會，盡有周紀，能殺生人，不能起死者，子能反之乎？岐伯曰：能殺生人，不能起死者也。黃帝曰：余聞之則為不仁，然願聞其道，弗行於人。岐伯曰：是明道也，其必然也，其如刀劍之可以殺人，如飲酒使人醉也，雖勿診，猶可知矣。

【譯文】

黃帝說：你曾說針的作用極大，從上說接近天文，從下說效法地理，在內是察別五臟，在外條分縷析六腑，各不相紊。全身經脈二十八脈的會合，都有循環周轉的規律，但亦能夠用針刺人，而不能使病人獲得起死回生，你能改變這種事故嗎？岐伯說：針治得不當，是能夠置人於死，而不能救活病人的。黃帝說：我聽到你這樣說，就認為這不是仁者所為，因此希望聽到其中的道理，不叫人們妄行針刺以加於人。岐伯說：這種道理很明顯，也是必然的結果。不善用針，就像用刀劍可以把人殺死，又像喝酒叫人醉倒一樣。通過以上的比喻，雖然沒有診察，也可理解其中的道理了。

【原文】

黃帝曰：願卒聞之。岐伯曰：人之所受氣者，穀也。穀之所注者，胃也。胃者，水穀氣血之海也。海之所行雲氣者，天下也。胃之所出氣血者，經隧也。經隧也，五臟六腑之大絡也，迎而奪之而已矣。

【譯文】

黃帝說：我希望詳盡地聽一下。岐伯說：人所有的精氣，是仰給於穀物，穀物所聚集的地方，就是胃。胃是水穀氣血之海。海水蒸發上升而為雲霧，布於太空，由胃化生的氣血，而流行於經隧，經隧就是五臟六腑之大絡。

【原文】

黃帝曰：上下有數乎？岐伯曰：迎之五里，中道而止，五至而已，五往而減之氣盡矣，故五五二十五而竭其輸矣，此所謂奪其天下者也，非能絕其命而傾其壽者也。黃帝曰：願卒聞之。岐伯曰：窺門而刺之者，死於家中；入門而刺之者，死於堂上。黃帝曰：善乎方，明哉道，請著之玉版，以為重寶，傳之後世，以為刺禁，令民勿敢犯也。

【譯文】

黃帝說：上下手足各經，有刺禁之術嗎？岐伯說：誤用迎而奪之的瀉法，針刺五里穴，必致臟氣運行到中途而止。臟氣，一般是五至而已，如果誤針五次，則一臟的氣盡，而五臟各有五至，所以誤刺到五五二十五次，就會使五臟輸注的臟氣都竭絕而死，這並非針能絕其生命，使他的壽盡而死。主要是施針者，不知刺禁所造成的。黃帝說：我再希望詳細聽一下。岐伯說：妄行針刺，若刺得淺，回家便會死亡；若刺得深，就會死於醫者的堂上。黃帝說：講得原則好極了，道理也極明確，把它刻寫在玉版上，作為重寶，傳於後代，當作刺禁，叫人不敢觸犯它。

五禁第六十一

提示：本篇重點論述針刺的五禁，說明逢其禁日，針刺應有不同的禁忌，並提出五奪不可用瀉法，另外指出五種脈症相反的逆象，不可率意針刺。

【原文】

黃帝問于岐伯曰：余聞刺有五禁？岐伯曰：禁其不可刺也。黃帝曰：余聞刺有五奪。岐伯曰：無瀉其不可奪者也。黃帝曰：余聞刺有五過。岐伯曰：補瀉無過其度。黃帝曰：余聞刺有五逆。岐伯曰：病與脈相逆，命曰五逆。黃帝曰：余聞刺有九宜。岐伯曰：明知九針之論，是謂九宜。

【譯文】

黃帝問岐伯：我聽說針刺有叫做五禁的。岐伯說：那就是逢到五個禁日對某些部位，不可針刺。黃帝說：我聽說針刺的禁忌有叫做五奪的。岐伯說：那就是不可針瀉五種精氣已經虧損的病症。黃帝說：我聽說針刺的禁忌有叫做五過的。岐伯說：那就補瀉不可過度。黃帝說：我聽說針刺有五逆的病症。岐伯說：那是有五種病症與脈象相反的，叫做五逆。黃帝說：我聽說針刺有九宜的規定。岐伯說：那就是明確了解九針的理論，才叫做九宜。

【原文】

黃帝曰：何謂五禁？願聞其不可刺之時。岐伯曰：甲乙日自乘，無刺頭，無發蒙于耳內。丙丁日自乘，無振埃于肩喉廉泉。戊己日自乘四季，無刺腹去爪瀉水。庚辛日自乘，無刺關節于股膝。壬癸日自乘，無刺足脛。是謂五禁。

【譯文】

　　黃帝說：什麼叫做五禁？希望聽到那不可針刺的禁日。岐伯說：逢到甲乙日，不刺頭部，也不要用「發蒙」的針法刺其耳內。逢到丙丁日，不要用「振埃」的針法刺肩和喉部。逢到戊己日，和辰戌丑未之日，不刺腹部，也不要用「去爪」的針法瀉水。逢到庚辛日，不刺關節和股膝部。逢到壬癸日，不刺足脛部。這就是所謂五禁。

【原文】

　　黃帝曰：何謂五奪？岐伯曰：形肉已奪，是一奪也；大奪血之後，是二奪也；大汗出之後，是三奪也；大洩之後，是四奪也；新產及大血之後，是五奪也。此皆不可瀉。

【譯文】

　　黃帝說：什麼叫做五奪？岐伯說：久病形肉消瘦已極，是為一奪；大出血之後，是為二奪；大汗以後，是為三奪；大洩瀉，是為四奪；新產的產婦或在大出血之後，是為五奪。這五奪的病人，都不可用瀉法。

【原文】

　　黃帝曰：何謂五逆？岐伯曰：熱病脈靜，汗已出，脈盛躁，是一逆也；病洩，脈洪大，是二逆也；著痺不移，䐃肉破，身熱，脈偏絕，是三逆也；淫而奪形，身熱，色夭然白，及後下血衃，血衃篤重，是謂四逆也；寒熱奪形，脈堅博，是謂五逆也。

【譯文】

　　黃帝說：什麼叫做五逆？岐伯說：熱病，而脈反靜，在出汗以後，脈反見大而躁動的，是為一逆；患洩瀉的病，脈反見洪大，是為二逆；患著痺，其病不去，日久，肘膝高起處的肌肉破潰，身體發熱，而脈現偏絕的，是為三逆；患腸澼遺精等症，身體消瘦，面色晦

暗蒼白，並且大便中雜有赤黑色血塊，病情極重，是為四逆；患寒熱病，形體消瘦，脈反見堅實有力，是為五逆。

動輸第六十二

提示：本篇首先闡述十二經脈中，為什麼手太陰、足少陰、陽明三條經脈「獨動不休」的原因。另外說明營衛運行，上下貫通，其交會之處，是在四肢，「四末陰陽之會者」，正簡要地揭示這個道理。

【原文】

黃帝曰：經脈十二，而手太陰、足少陰、陽明獨動不休，何也？岐伯曰：是明胃脈也。胃為五臟六腑之海，其清氣上注于肺，肺氣從太陰而行之，其行也，以息往來，故人一呼脈再動，一吸脈亦再動，呼吸不已，故動而不止。

【譯文】

黃帝說：十二經脈之中，只有手太陰肺經、足少陰腎經、足陽明胃經獨有動脈搏動不已，為什麼？岐伯說：這是足陽明胃脈與脈搏跳動的關係，胃是五臟六腑匯聚之處，其飲食精微所化的清氣，向上流注於肺，氣從手太陰開始，運行全身。肺氣上下運行，呼吸往來，所以人一呼脈跳動兩次，一吸脈也跳動兩次，呼吸不停，所以寸口脈跳動不止。

【原文】

黃帝曰：氣之過于寸口也，上（十）焉息？下（八）焉伏？何道從還？不知其極。岐伯曰：氣之離臟也，卒然如弓弩之發，如水之下岸，上于魚以反衰，其余氣衰散以逆上，故其行微。

【譯文】

　　黃帝說：手太陰脈氣過於寸口，上入肺而息，下至手指端而藏。它是從哪裡還到本脈，我不知道所以然的道理。岐伯說：脈氣內離臟腑而外達於經脈，好像突然弓弩發機，又好像急流下衝堤岸一樣的不可阻擋。待脈氣上於手魚部，卻反呈現衰象，它的餘氣，因為衰散而向上逆行，所以它的氣行也比較微弱。

【原文】

　　黃帝曰：足之陽明何因而動？岐伯曰：胃氣上注于肺，其悍氣上衝頭者，循咽，上走空竅，循眼系，入絡腦，出顑，下客主人，循牙車，合陽明，並下人迎，此胃氣別走于陽明者也。故陰陽上下，其動也若一。故陽病而陽脈小者為逆，陰病而陰脈大者為逆。故陰陽俱靜俱動，若引繩相傾者病。

【譯文】

　　黃帝說：足陽明胃經，因為什麼有動脈呢？岐伯說：胃氣上注入於肺臟，它的本經幹氣，是上衝於頭部的。沿咽喉，走七竅，再沿著眼球深處的脈絡，內入絡於腦，又出於顑部，下會客主人穴，沿頰車，合於足陽明本經，下行至人迎部位，這就是胃氣別行而走向足陽明經，使人迎脈跳動不休的原因。因此，太陰的動脈寸口，與陽明的動脈人迎，其搏動是一致的。所以陽病而陽脈反小的，叫做逆，陰病而陰脈反大的，也叫做逆。在正常情況下，寸口和人迎脈的動靜是平衡的，假如「引繩相傾」，這脈就有了偏象，是一定生病的。

【原文】

　　黃帝曰：足少陰何因而動？岐伯曰：衝脈者，十二經之海也，與少陰之大絡，起于腎下，出于氣街，循陰股內廉，邪入膕中，循脛骨內廉，並少陰之經，下入內踝之後，入足下；其別者，邪入踝，出屬跗上，入大指之間，注諸絡，以溫足脛，此脈之常動者也。

【譯文】

　　黃帝說：足少陰腎經為什麼有動脈？岐伯說：衝脈是十二經之海，它和足少陰的絡脈，都起於會陰，出於氣衝，沿大腿內側，斜入膝膕窩中，再沿脛骨內側，與足少陰腎經相並，下入足內踝的後面，進入腳下。它的另一支脈，斜內內踝，出外側近踝之處，進入足大趾之間，滲注少陰經足脛的絡脈，以和潤足脛部，這就是足少陰經脈經常搏動的原因。

【原文】

　　黃帝曰：營衛之行也，上下相貫，如環之無端，今有其卒然遇邪氣，及逢大寒，手足懈惰，其脈陰陽之道，相輸之會，行相失也，氣何由還？岐伯曰：夫四末陰陽之會者，此氣之大絡也。四街者，氣之徑路也。故絡絕則徑通，四末解則氣從合，相輸如環。黃帝曰：善。此所謂如環無端，莫知其紀，終而復始，此之謂也。

【譯文】

　　黃帝說：營衛之氣的運行，在全身上下貫通，像圓環一樣無頭尾端。現在有人突然遇到邪氣，或遭逢嚴寒，手足懈惰無力，那麼經脈陰陽之道，氣血相輸之會，將相互失掉正常運行，則氣又將從哪裡回還，而仍能往來不絕呢？岐伯說：人體的四肢，是陰陽會合的所在，也是脈氣循行的大絡。頭、胸、腹、脛是脈氣的道路，所以絡脈即使被外邪侵入而阻絕，而經脈仍能通行，等待四末邪解，脈氣隨和，就會相互轉輸而如環了。黃帝說：好，有了這種絡絕則徑通的協調作用，才能保持營衛之氣環周運輸，往來不息，道理就在於此了。

五味論第六十三

提示：本篇主要論述五味入口，各有所走，各有所病。飲食，藥物之五味，可以養人，亦可以傷人，命篇「五味」，所以示人注意也。

【原文】

黃帝問于少俞曰：五味于口也，各有所走，各有所病。酸走筋，多食之，令人癃；鹹走血，多食之，令人渴；辛走氣，多食之，令人洞心；苦走骨，多食之，令人變嘔，甘走肉，多食之，令人悗心。余知其然也，不知其何由，願聞其故。

【譯文】

黃帝問少俞：五味入到口中，各有它喜走的臟器，各有它所發生的病變。例如酸味走筋，多食酸味，會使人小便不通；鹹味走血，多食鹹味，會使人發渴；辛味走氣，多食辛味，會使人熏心；苦味走骨，多食苦味，會使人嘔吐；甘味走肉，多食甘味，會使人心悶。我已知道五味食之過度，能發生這些病症，但不理解為什麼會發生這些病症，希望聽到其中的緣故。

【原文】

少俞答曰：酸入于胃，其氣澀以收，上之兩焦，弗能出入也，不出即留于胃中，胃中和溫，則下注膀胱，膀胱之胞薄以懦，得酸則縮綣，約而不通，水道不行，故癃。陰者，積筋之所終也，故酸入而走筋矣。

【譯文】

少俞回答：酸味入胃以後，它的氣味澀滯，並有收斂作用，不能隨著氣化運行往來出入，既然不出，就流於胃裡，胃裡溫和，就向下

滲注到膀胱，由於膀胱之脖，皮薄而軟，受到酸味，就會縮屈，使膀胱出口處約束不通，以致小便不暢，因此發生癃閉症狀，再人體的陰器，是周身諸筋終聚之處，如酸味入胃是走於筋的。

【原文】

黃帝曰：鹹走血，多食之，令人渴，何也？少俞曰：鹹入于胃，其氣上走中焦，注于脈，則血氣走之，血與鹹相得則凝，凝則胃中汁注之，注之則胃中竭，竭則咽路焦，故吞本乾而善渴。血脈者，中焦之道也，故鹹入而走血矣。

【譯文】

黃帝說：鹹味走血分，多食鹹味，使人口渴，是為什麼？少俞說：鹹味入胃以後，它所化之氣向上走於中焦，再由中焦流注到血脈，脈，就是血流的反應，如和鹹相和，脈就要凝澀，脈凝澀則胃的水液也要凝澀，胃的水液凝澀則胃裡乾竭，由於胃液乾竭，咽路感到乾燥，因而吞乾多渴。主要就是血脈從中焦而起，在鹹味入胃以後，就走向血液去了。

【原文】

黃帝曰：辛走氣，多食之，令人洞心，何也？少俞曰：辛入于胃，其氣走于上焦，上焦者，受氣而營諸陽者也，薑韭之氣熏之，營衛之氣不時受之，久留心下，故洞心。辛與氣俱行，故辛入而與汗俱出。

【譯文】

黃帝說：辛味走氣分，多食辛味，使人感覺如煙熏心，是為什麼？少俞說：辛味入胃以後，其氣走向上焦，上焦有受納飲食精氣以運行周身陽氣的作用，薑韭之氣，熏至營衛，不時受到了辛味的刺激，如久留在胃中，所以有如煙熏心的感覺。辛走衛氣，與衛氣同

行，所以辛味入胃以後，就會和汗液發散出來。

【原文】

黃帝曰：苦走骨，多食之，令人變嘔，何也？少俞曰：苦入於胃，五穀之氣，皆不能勝苦，苦入下脘，三焦之道皆閉而不通，故變嘔。齒者，骨之所終也，故苦入而走骨，故入而復出，知其走骨也。

【譯文】

黃帝說：苦味走骨，多食苦味，使人牙齒變色，是為什麼？少俞說：苦味入胃以後，胃中五穀之氣，都不能敵住苦味。苦味進入下脘，三焦的氣行之路，就會閉塞不通，因此牙齒變色。牙齒，是骨之所終，所以苦味入胃，必先走骨，而又出於齒，以致齒色變為黑黃，所以知道苦味是走骨的。

【原文】

黃帝曰：甘走肉，多食之，令人悗心，何也？少俞曰：甘入於胃，其氣弱小，不能上至於上焦，而與穀留於胃中〔甘〕者，令人柔潤者也，胃柔則緩，緩則蟲動，蟲動則令人悗心。其氣外通於肉，故甘走肉。

【譯文】

黃帝說：甘味走肉，多食甘味，使人發生心悶，是為什麼？少俞說：甘味進入胃中，其氣弱小。不能上達於上焦，只能和穀物同留在胃裡。甘味能使人胃裡發生柔潤作用，胃氣柔和就弛緩，氣行弛緩，便會引起腸胃中的寄生蟲蠕動，蟲動就使人心悶，又甘的氣味，外通於肉，因此有甘走肉的說法。

陰陽二十五人第六十四

提示：本篇根據陰陽五行理論，結合五色，五音，歸納分述了二十五人的不同特性，「別而以候，從外知內」。因此說二十五人，其態不同，其筋骨氣血各不等。所以在臨症時，觀察患者的不同體質表現，可以了解它的內在臟腑，氣血之功能狀態，對於他們的針刺原則，除掌握疾病一般情況而外，主要在注意體質特徵。

【原文】

黃帝曰：余聞陰陽之人何如？伯高曰：又地之間，六合之內，不離于五，人亦應之。故五五二十五人之（政）〔形〕，而陰陽之人不與焉。其態又不合于眾者五，余已知之矣。願聞二十五人之形，血氣之所生，別而以候，從外知內何如？岐伯曰：悉乎哉問也，此先師之秘也，雖伯高猶不能明之也。黃帝避席遵循而卻曰：余聞之，得其人弗教，是謂重失，得而洩之，天將厭之。余願得而明之，金櫃藏之，不敢揚之。岐伯曰：先立五形金木水火土，別其五色，異其五形之人，而二十五人具矣。黃帝曰：願卒聞之。岐伯曰：慎之慎之，臣請言之。

【譯文】

黃帝說：我聽說人體有屬陰屬陽，是怎樣的？伯高說：天地之間，四方上下之內，離不開五行，人也和它相應。所以在五五二十五種的類型內，那屬陰屬陽兩類的人，是不在內的。那陰陽之人的形態和一般人不同，有太陽、少陽、太陰、少陰、和平等五種，這些我已經知道了。現在希望聽到一下二十五種人的形態，血氣所生的特徵，分別觀察，從外表能夠了解內臟的變化，怎樣使我明白呢？岐伯說：你問得詳細啊！這是先師的秘傳，就是伯高還不能徹底理解它。黃帝離開坐席，謙退地說：我聽說，遇到相當的人而不教給他，這叫做重

大錯誤，得到真傳，毫不重視，天要厭惡這種人的。我希望得到以後，加以闡明，藏在金櫃裡，不敢棄掉它。岐伯說：首先確立金、木、水、火、土五種形態，區別五色，分開五聲，二十五種人的形態特徵，就具備了。黃帝說：我希望盡聽到它。岐伯說：審慎啊！審慎啊！我詳盡地說一下吧！

【原文】

木形之人，比于上角，似于蒼帝。其為人蒼色，小頭，長面，大肩〔平〕背，直身，小手足，好有才，勞心，少力，多憂勞于事。能春夏不能秋冬，感而病生，足厥陰佗佗然。大角之人，比于左足少陽，少陽之上遺遺然。左角之人，比于右足少陽，少陽之下隨隨然。釱角之人，比于右足少陽、少陽之上推推然。判角之人，比于左足少陽，少陽之下栝栝然。

【譯文】

木形的人，和五音裡的上角比類，好像東方地區的人。這樣人的特徵，蒼色，小頭，長面，大肩，平背，直身，手足小，有才幹，勞心，體力差，經常憂勞工作。經受得住春夏，經受不住秋冬，感受不成之氣就成了病。這一類型的人，屬於足厥陰肝經，他們形之於外的態度，總是雍容自適的。在木音中，屬於太角一類人，可比類於左足少陽，少陽的上部，它表現是自得的。屬於左角的一類人，可比類於右足少陽，少陽的下部，它表現是和順的。屬於釱角的一類人，可比類於右足少陽，少陽的上部，它表現是前進的。屬於判角的一類人，可比類於左足少陽，少陽的下部，它表現是正直的。

【原文】

火形之人，比于上徵，似于赤帝。其為人赤色，廣（朋）〔䯒〕，銳面小頭，好肩背髀腹，小手足，行安地，疾（心）行搖肩，背肉滿，有氣輕財，少信，多慮，見事明，好顏，急心，不壽暴死。能春

夏不能秋冬，秋冬感而病生，手少陰核核然。質徵之人比于左手太陽，太陽之上肌肌然。少徵之人，比于右手太陽，太陽之下慆慆然。右徵之人，比于右手太陽，太陽之上鮫鮫然。質判（一曰質徵）之人，比于左手太陽，太陽之下支支頤頤然。

【譯文】

　　火形的人，和五音裡的上徵比類，好像南方地區的人。這樣人的待徵，齒本寬，面尖銳，頭小，肩背脾腹各部發育都好，手足小，步履穩重，走得快，行路搖肩，背部肌肉豐滿，有氣魄，輕錢財，說話少信，多疑慮，見事明白，心急，不能享受高齡，容易暴亡。經受得住春夏，經受不住秋冬，感受秋冬不止之氣就會生病。這上徵的人，屬於手少陰心經，他們的為人，是謙虛的。在火音中，屬於太徵的一類人，可比類於左手太陽小腸經，太陽的上部，它表現是光明的。屬於少徵的一類人，可比類於右手太陽小腸經，太陽的下部，它表現是充滿喜悅的，屬於右徵的一類人，可比類於右手太陽小腸經，太陽的上部，它表現是前進光明的。屬於質判的一類人，可比類於左手太陽，太陽的下部，它表現是樂觀而自得的。

【原文】

　　土形之人，比于上宮，似于上古黃帝。其為人黃色，圓面，大頭，美肩背，大腹，美股脛，（小）〔大〕手足，多肉，上下相稱，行安地，舉足（浮）〔孚〕，安心，好利人，不喜權勢，善附人也。能秋冬不能春夏，春夏感而病生，足太陰敦敦然。太宮之人，比于左足陽明，陽明之上婉婉然。加宮之人（一曰眾之人），比于左足陽明，陽明之下坎坎然。少宮之人，比于右足陽明，陽明之上樞樞然。左宮之人（一曰眾之人，一曰陽明之上），比于右足陽明，陽明之下兀兀然。

【譯文】

　　土形的人，和五音裡的上宮比類，好像上古的黃帝一般（掌管中央）的人。這樣人的特徵，膚色黃，面圓，頭大，肩背發育好，腹大，大腿和足脛部都健壯，手足大，肌肉豐滿，身體上下，均勻相稱。步履穩重，做事足以取信於人，心安，好作有益於人的事情，不喜歡有權勢，而想去依附人。經受得住秋冬，經受不住春夏，感受春夏不正之氣，就會生病。這上宮的人，屬於足太陰脾經，他們的為人，是誠懇的。在土音中，屬於大宮的一類人，可比類於左足陽明，陽明的上部，它表現是和順的。屬於加宮的一類人，可比類於左足陽明，陽明的下部，它表現是喜悅而愉快。屬於少宮的一類人，可比類於右足陽明，陽明的上部，它表現是圓滑的。屬於左宮的一類人，可比類於右足陽明，陽明的下部，它表現是善良的。

【原文】

　　金形之人，比于上商，似于白帝。其為人方面，白色，小頭，小肩背，小腹，小手足，如骨發踵外，骨輕，身清廉，急心，靜悍，善為吏。能秋冬不能春夏，春夏感而病生，手太陰敦敦然。釱商之人，比于左手陽明之上廉廉然。右商之人，比于左手陽明，陽明之下脫脫然。右商之人，比于右手陽明，陽明之上監監然。少商之人，比于右手陽明，陽明之下嚴嚴然。

【譯文】

　　金形的人，和五音裡的上商比類，好像白帝一般（掌管西方）的人，這樣人的特徵，面方，色白，頭小，肩背小，腹小，手足小，動作時，身體輕捷，精悍瘦小，心急躁，能靜能動，性情喜歡作官吏職分。經受得住秋冬，經受不住春夏，感受春夏不正之氣就會生病。這上商的人，屬於手太陰肺經，他們的為人，是有決斷的。在金音中，屬於大商的一類人，可比類於左手陽明，陽明的上部，它表現是不隨和的。屬於右商的一類人，可比類於左手陽明，陽明的下部，它表現

是舒緩而動作較慢的。屬於右商的一類人，可比類於右手陽明，陽明的上部，它表現是明察的。屬於少商的一類人，可比類於右手陽明，陽明的下部，它表現是莊重而有威嚴的。

【原文】

水形之人，比于上羽，似于黑帝。其為人黑色，面不平，大頭，（廉）〔廣〕頤，小肩，大腹，動手足，發行搖身，下尻長，背延延然，不敬畏，善欺紿人，戮死。能秋冬不能春夏，春夏感而病生，足少陰汗汗然。大羽之人，比于右足太陽，太陽之上頰頰然。少羽之人，比于左足太陽，太陽之下紆紆然。眾之為人比于右足太陽，太陽之下潔潔然。桎之為人，比于左足太陽，太陽之上安安然。是故五形之人二十五變者，眾之所以相欺者是也。

【譯文】

水形的人，和五音裡的上羽比類，好像是黑帝一般（掌管北方）的人，這樣人的特徵，膚色黑，面部不平正，大頭，寬腮，肩小，腹大，手足大，行動身體搖擺，自腰至尻距離比較長，背部也比較長。他們既不敬人，也不怕人，經常欺騙人，有的要被殺而死。經受得住秋冬，經受不住春夏，感受春夏不正之氣就會生病。這上羽的人，屬於足少陰腎經，他們的為人，是卑下的。在羽音中，屬於大羽的人，可比類於右足太陽，太陽的上部，它表現是得意的。屬於少羽的人，可比類於左足太陽，太陽的下部，它表現是紆曲而不直爽的。屬於眾羽的人，可比類於右足太陽，太陽的下部，它表現是沉靜的。屬於桎羽的人，可比類於左足太陽，太陽的上部，它表現是舒緩而徐和的。由此來看，五形之人有二十五種變化，這是一般人所以不同的緣故。

【原文】

黃帝曰：得其形，不得其色何如？岐伯曰：形勝色，色勝形者，至其勝時年加，感則病形，失則憂矣。形色相得者，富貴大樂。黃帝

曰：其形色相勝之時，年加可知乎？岐伯曰：凡年忌下上之人，大忌常加〔九歲〕七歲，十六歲，二十五歲，三十四歲，四十三歲，五十二歲，六十一歲，皆人之大忌，不可不自安也，感則病（行），失則憂矣。當此之時，無為奸事，是謂年忌。

【譯文】

黃帝說：人體適合五行的體形，而不適合應有的膚色，那將怎樣呢？岐伯說：形體的五行屬性剋膚色的五行屬性，或者膚色的五行屬性剋形體的五行屬性，再遇到勝時年加，稍有感受，就會生病，如果失治，就要發生可憂慮的事。如果形色相適合，那就要極大愉快了。黃帝說：在那形體和膚色如有剋制的時候，所謂年忌，可以使我了解它嗎？岐伯說：總括說人的大忌，通加是加九歲，從七歲起始，十六歲、二十五歲、三十四歲、四十三歲、五十二歲、六十一歲，這都是人的大忌之年，不可自身疏忽，如有所感受，就會生病，失治就要令人憂慮。在這些年歲裡，不做奸邪的事，這就叫做年忌。

【原文】

黃帝曰：夫子之言，脈之上下，血氣之喉，以知形氣奈何？岐伯曰：足陽明之上，血氣盛則髯美長，血（少）〔多〕氣（多）〔少〕則髯短；故氣（少）〔多〕血（多）〔少〕則髯少；血氣皆少則無髯，兩吻多畫。足陽明之下，血氣盛則下毛美長至胸；血多氣少則下毛美短至臍，行則善高舉足，足〔大〕指少肉，足善寒；血少氣多則肉而善瘃；血氣皆少則無毛，有則稀枯悴，善痿厥足痹。

【譯文】

黃帝說：你所說在手足三陽經脈的上部和下部，從血氣方面去測候，就可以知道形氣的強弱，是怎樣的？岐伯說：足陽明經的形體特徵在上部的，如血氣充盛，則鬚美而長；血多氣少，則鬚短；氣多血少，則雖有鬚而稀少；血氣皆少，則兩頰無鬚，口角兩旁皺紋很多。

足陽明經的形體特徵在下部的,如血氣盛,則陰毛美而長,甚至胸部生毛;血多氣少,則陰毛美而短,僅至臍部;步行時,經常高舉兩足,足大趾的肉少,兩足常覺寒冷;血少氣多,則下肢肌肉容易發生凍瘡;血氣皆少,就無陰毛,有也是稀少、乾燥,並且經常發生足軟無力,或足部痺痛。

【原文】

　　足少陽之上,氣血盛則通髯美長;血多氣少則通髯美短;血少氣多則少髯;血氣皆少則無（鬚）〔髯〕,感于寒濕則善痺,骨痛爪枯也。足少陽之下,血氣盛則脛毛美長,外踝肥;血多氣少則踝毛美短,外踝皮堅而厚;血少氣多則（胻）〔脛〕毛少,外踝皮薄而軟;血氣皆少則無毛,外踝瘦無肉。

【譯文】

　　足少陽經的形體特徵在上部的,如氣血充盛,則兩頰連鬢之髯美而且長;血多氣少,則兩頰連鬢之髯美而且短;血少氣多,則髯顯少;血氣皆少,就無髯了。感受寒濕,就會經常發生痺痛、骨痛、爪甲乾枯等症。足少陽經的形體特徵在下部的,如血氣充盛,則小腿毫毛美而且長,足外踝肥大;血多氣少,則小腿毫毛美而且短;足外踝的皮堅而厚;血少氣多,則小腿毫毛較少,足外踝的皮薄而軟;血氣都少,則小腿無毛,足外踝瘦薄而無肌肉。

【原文】

　　足太陽之上,血氣盛則美眉,眉有毫毛;血多氣少則惡眉,面多（少）〔小〕理;血少氣多則面多肉;血氣和則美色。足太（陰）〔陽〕之下,血氣盛則跟肉滿,踵堅;氣少血多則瘦,跟空,血氣皆少則喜轉筋,踵下痛。

【譯文】

　　足太陽經的形體特徵在上部的,如血氣盛,則兩眉美好,眉裡夾有長毛;血多氣少,則兩眉枯悴而不潤澤,並在面部有許多小的紋理;血少氣多,則面部多肉;血氣調和,則面色美好。足太陽經的形體特徵在下部的,如血氣盛,則腳後跟的肌肉豐滿,並且堅實;氣少血多,則腳後跟瘦而無肉;血氣都少,就會經常發生轉筋,和腳後跟疼痛。

【原文】

　　手陽明之上,血氣盛則髭美;血少氣多則髭惡;血氣皆少則無髭。手陽明之下,血氣盛則腋下毛美,手魚肉以溫;氣血皆少則手瘦以寒。

【譯文】

　　手陽明經的形體特徵在上部的,如血氣盛則嘴上邊的鬍子就好;血少氣多,則嘴上邊的鬍子就不好;血氣都少,嘴上邊就沒有鬍子。手陽明經的形體特徵在下部的,如血氣盛,則腋下之毛美盛,手魚部的肌肉溫暖;氣血都少,則兩手的肌肉瘦薄而時覺涼。

【原文】

　　手少陽之上,血氣盛則眉美以長,耳色美;血氣皆少則耳焦惡色。手少陽之下,血氣盛則手(卷)〔拳〕多肉以溫;血氣皆少則寒以瘦;氣少血多則瘦以多脈。

【譯文】

　　手少陽經形體特徵在上部的,如血氣盛,則眉毛秀美而長,耳色美好;血氣皆少,則耳焦、色晦。手少陽經形體待徵在下部的,如血氣盛,則手拳多肉,並且溫暖;血氣皆少,則手冷,瘦而少肉;氣少血多,則皮肉瘦薄,脈絡都顯現在外面。

【原文】

　　手太陽之上，血氣盛則有多鬚，面多肉以平；血氣皆少則面瘦（惡）〔黑〕色。手太陽之下，血氣盛則掌肉充滿；血氣皆少則掌瘦以寒。

【譯文】

　　手太陽經形體特徵在上部的，如血氣盛，則嘴上下多鬚，面部肉多，並且平正；血氣皆少，則面部無肉，色黑。手太陽經形體特徵在下部的，如血氣充盛，則手掌的肌肉充滿；血氣皆少，則手掌的肌肉瘦薄而寒。

【原文】

　　黃帝曰：二十五人者，刺之有約乎？支伯曰：美眉者，足太陽之脈，氣血多；惡眉者，血氣少；其肥而澤者，血氣有余；肥而不澤者，氣有余，血不足；瘦而無澤者，氣血俱不足。審察其形氣有余不足而調之，可以知逆順矣。

【譯文】

　　黃帝說：對於二十五體形的人，針刺有標準嗎？岐伯說：眉毛秀美的，是由於足太陽之經脈，氣血都多；眉毛不秀美的，是由於足太陽之經脈，血氣都少；如肌肉肥而膚色潤澤的，是屬於血氣有餘，肌肉肥而膚色不潤澤的，是屬於氣有餘，血不足；肌肉瘦薄，膚色顯著不光澤的，是屬於氣血都不足。審察這些形氣有餘不足的情況，而用補虛瀉實的原則去調和它，就可以知道逆與順的區別了。

【原文】

　　黃帝曰：刺其（諸）陰陽奈何？岐伯曰：按其寸口人迎，以調陰陽，切循其經絡之凝澀，結而不通者，（此）〔在〕于身皆為痛痹，甚則不行，故凝澀。凝澀者，致氣以溫之，血和乃止。其結絡者，脈

結血不（和）〔行〕，決之乃行。故曰：氣有餘于上者，導而下之；氣不足于上者，推而（休）〔往〕之；甚稽留不至者，因而迎之；必明于經隧，乃能持之。寒與熱爭者，導而行之；其宛陳血（不）結者，側而予之。必先明知二十五人，（則）〔別〕血氣之所在，左右上下，刺約畢也。

【譯文】

　　黃帝說：針刺陰經陽經，應怎樣呢？岐伯說：按其寸口脈和人迎脈，以察其陰陽的盛衰，並循沿著經絡，按之有無凝滯不利現象，如有凝結不通，在形體上，都會出現痛痹，嚴重的，就不能走路，所以血氣凝澀。對於凝澀的病人，當導致其陽氣，以溫通血氣的凝澀。待血脈調和就停止這種療法。由於凝結，以致脈中鬱結，血不暢行，像這樣的病，決之使通，血就暢行了。所以說，邪氣亢盛在上部的，應該導之下行；如在上部有正氣不足的病象，則應取上部腧穴，揉按肌膚，以發其氣；若留針已久而氣仍未至，應該採用多種手法，迎導其氣。這些必首先明確經脈的通路，才能掌握治療方法。如有寒熱相爭的現象，應宣導以行其氣血；若有血分宛陳，日久鬱結的，就在所在腧穴針刺。總之，必須先了解二十五種人的類型，分別它在氣在血，左右上下各方面的特徵，那麼針刺的標準，就盡在其中了。

五音五味第六十五

　　提示：本篇首先論述了五音所屬各種類型的人，以及同類相應的關係；其次介紹了婦人、宦者、天宦不能生鬚的道理；另外論列了三陰三陽經脈氣血多少的規律。

【原文】

　　右徵與少徵，調右手太陽上。左商與左徵，調左手陽明上。
　　少徵與大宮，調左手陽明上。右角與大角，調足少陽下。
　　大徵與少徵，調左手太陽上。眾羽與少羽，調右足太陽下。
　　少商與右商，調右手太陽下。桎羽與眾羽，調右足太陽下。
　　少宮與大宮，調右足陽明下。判角與少角，調右足少陽下。
　　鈦商與上商，調右足陽明下。鈦商與上角，調右足太陽下。

【譯文】

　　屬於五音中的右徵和少徵之類的人，應當調治右側手太陽經的上部。屬於左商和左徵之類的人，應當調治左側手陽明經的上部。

　　屬於少徵和大宮之類的人，應當調治左側手陽明經的上部。屬於右角與大角之類的人，應當調治右側足少陽經下部。

　　屬於大徵和少徵之類的人，應當調治左側手太陽經的上部。屬於眾羽和少羽之類的人，應當調治右側足太陽經的下部。

　　屬於少商和右商一類的人，應當調治右側手太陽經下部。屬於桎羽和眾羽之類的人，應當調治右側足太陽經下部。

　　屬於少宮和大宮之類的人，應當調治右側足陽明經下部。屬於大角和少角之類的人，應當調治右側足少陽下部。

　　屬於大商和上商之類的人，應當調治右側足陽明經下部。屬於大商和上角之類的人，應當調治左側足太陽經下部。

【原文】

　　上徵與右徵同，穀麥，畜羊，果杏，手少陰，臟心，色赤，味苦，時夏。上羽與大羽同，穀大豆，畜彘，果栗，足少陰，臟腎，色黑，味鹹，時冬。上宮與大宮同，穀稷，畜牛，果棗，足太陰，臟脾，色黃，味甘，時季夏。上商與右商同，穀黍，畜雞，果桃，手太陰，臟肺，色白，味辛，時秋。上角與大角同，穀麻，畜犬，果李，足厥陰，臟肝，色青，味酸，時春。

【譯文】

上徵和右徵同屬火音之人，在五穀為麥，在五畜為羊，在五果為杏，在經脈為手少陰經，在五臟為心，在五色為赤，在五味為苦，在四時為夏。上羽和大羽同屬水音之人，在五穀為大豆，在五畜為豬，在五果為栗，在經脈為足少陰經，在五臟為腎，在五色為黑，在五味為鹹，在四時為冬。上宮和大宮同屬土音之人，在五穀為穀子，在五畜為牛，在五果為棗，在經脈為足太陰經，在五臟為脾，在五色為黃，在五味為甘，在四時為季夏。上商和右商同屬金音之人，在五穀為黍，在五畜為雞，在五果為桃，在經脈為手太陰經，在五臟為肺，在五色為白，在五味為辛，在四時為秋。上角和大角同屬木音之人，在五穀為芝麻，在五畜為犬，在五果為李，在經脈為足厥陰經，在五臟為肝，在五色為青，在五味為酸，在四時為春。

【原文】

大宮與上角，同右足陽明上。左角與大角，同左足陽明上。
少羽與大羽，同右足太陽下。左商與右商，同左手陽明上。
加宮與大宮，同左足少陽上。質判與大宮，同左手太陽下。
判角與大角，同左足少陽下。大羽與大角，同右足太陽上。
大角與大宮，同右足少陽上。

【譯文】

屬於五音中的大宮與上角的人，都可以調治右側足陽明胃經的上部。屬於左角與大角的人，都可以調治左側足陽明胃經的上部。

屬於少羽與大羽的人，都可以調治右側足太陽膀胱經的下部。屬於左商與右商的人，都可以調治左側手陽明大腸經的上部。

屬於加宮與大宮的人，都可以調治左側足少陽膽經的上部。屬於質判與大宮的人，都可以調治左側手太陽小腸經的下部。

屬於判角與大角的人，都可以調治左側足少陽膽經的下部。屬於大羽與大角的人，都可以調治右側足太陽膀胱經的上部。

屬於大角與大宮的人，都可以調治右側足少陽膽經的上部。

【原文】

右徵、少徵、質徵、上徵、判徵。
右角、鈦角、上角、大角、判角。
右商、少商、鈦商、上商、左商。
少宮、上宮、大宮、加宮、左（角）宮。
眾羽、桎羽、上羽、大羽、少羽。

【譯文】

右徵、少徵、質徵、上徵、判徵等五種，都屬於火音的不同類型。
右角、鈦角、上角、大角、判角等五種，都屬於木音的不同類型。
右商、少商、鈦商、上商、左商等五種，都屬於金音的不同類型。
少宮、上宮、大宮、加宮、左宮等五種，都屬於土音的不同類型。
眾羽、桎羽、上羽、大羽、少羽等五種，都屬於水音的不同類型。

〔按〕此節總結上文，指出五音每音中，又分為五，以合二十五人之數，但核與《陰陽二十五人》亦不盡符。至於醫理有何作用，向無明確之說，孫鼎宜謂《類經》隸此於臟象類，題曰《五音五味分配臟腑》，義亦未安。其說似有見。

【原文】

黃帝曰：婦人無鬚者，無血氣乎？岐伯曰：衝脈、任脈，皆起于胞中，上循（背）〔脊〕裡，為經（絡）〔脈〕之海。其浮而外者，循腹右上行，會于咽喉，別而絡唇口。血氣盛則充膚熱肉，血獨盛則（澹）〔灌〕滲皮膚，生毫毛。今婦人之生，有餘于氣，不足于血，以其數脫血也，衝任之脈，不榮口唇，故鬚不生焉。

【譯文】

黃帝說：婦人沒有鬍鬚，是無血氣嗎？岐伯說：衝脈和任脈，都

是從胞中起始，向上循行於脊椎裡邊，是經脈之海，那浮行於體表的，沿腹部分別上行，會於咽喉部，別行而纏繞唇口。氣盛，就皮膚熱，血獨盛，就滲漬皮膚，生長毫毛。這婦人生理呢，是氣有餘，血不足，因為她月月要排出經血，衝任之脈，不能榮養口唇，因此不能夠長鬍鬚。

【原文】

黃帝曰：士中有傷于陰，陰（氣）〔器〕絕而不起，陰不用，然其鬚不去，其故何也？宦者獨去何也？願聞其故。岐伯曰：宦者去其宗筋，傷其衝脈，血瀉不復，皮膚內結，唇口不榮，故鬚不生。

【譯文】

黃帝說：有人損傷了陰器，陰器萎而不起，喪失了作用，但它的鬍鬚不去，而宦者閹割後，獨獨不長鬍鬚，這是什麼緣故？岐伯說：宦者是割掉睪丸以後，損傷了衝脈，血被瀉出後不能恢復正常，氣鬱結在皮膚裡，唇口得不到氣血的榮養，所以不能生長鬍鬚。

【原文】

黃帝曰：其有天宦者，未嘗被傷，不脫于血，然其鬚不生，其故何也？岐伯曰：此天之所不足也，其任衝不盛，宗筋不成，有氣無血，唇口不榮，故鬚不生。

【譯文】

黃帝說：又有一種天宦的人，未嘗被閹割之傷，也不逐月排出月經，但是他不能生長鬍鬚，這是什麼緣故？岐伯說：這當然是先天性的發育不足，他的任衝之脈既不充盛，宗筋亦不全備，有氣無血，不能上以榮養口唇，所以不生長鬍鬚。

【原文】

　　黃帝曰：善乎哉！聖人之通萬物也，若日月之光影，音聲鼓響，聞其聲而知其形，其非夫子，孰能明萬物之精。是故聖人視其顏色，黃赤者多熱氣，青白者少熱氣，黑色者多血少氣。美眉者太陽多血，通髯極鬚者少陽多血，美鬚者陽明多血，此其時然也。夫人之常數，太陽常多血少氣，少陽常多氣少血，陽明常血多氣，厥陰常多氣少血，少陰常多血少氣，太陰常多血少氣，此（天）〔人〕之常數也。

【譯文】

　　黃帝說：你說得好極了。聖人明白一切事物的道理，好像日月的光影，音聲的鼓響，聽到他的聲音就可知道他的形狀，如果不是夫子你，誰能夠說明這一切事物的精義。所以聖人觀察人的面部顏色，可以了解他的氣血多少。如面現黃赤色的，多血氣；面現青白色的，少血氣；面現黑色的，多血少氣；兩眉美好的，屬於太陽經多血；通髯和鬚鬢相連的，屬於少陽經多血；顏色美好的，屬於陽明經多血，這是常常這樣的。人身經脈，有一定的比數，手足太陽經常多血少氣；手足少陽經常多氣少血；手足陽明經常多血多氣；手足厥陰經常多氣少血；手足少陰經常多血少氣；手足太陰經常多血少氣，這就是人身經脈氣血多少的一定比數。

百病始生第六十六

　　提示：本篇論述疾病發生的原因，主要是由於風雨寒暑，清濕喜怒。並指出邪之傷人「必因虛邪之風與其身形，兩虛相得，乃客其形」。否則，就不會引起疾病。另外敘述了外邪侵入體內，是由皮膚、經絡、衝脈、腸胃，由表及裡，以致形成積、脹、痛等病變。最後說明內外三部之所生病、病因及治療原則。

【原文】

黃帝問于岐伯曰：夫百病之始生也，皆生于風雨寒暑，清濕喜怒。喜怒不節則傷臟，風雨則傷上，清濕則傷下。三部之氣，所傷異類，願聞其會。岐伯曰：三部之氣各不同，或起于陰，或起于陽，請言其方。喜怒不節，則傷臟，臟傷則病起于陰也；清濕襲虛，則病起于下；風雨襲虛，則病起于上，是謂三部。至（于）其淫泆，不可勝數。

【譯文】

黃帝問岐伯：各種疾病在開始發生，都是由於風雨寒暑，清濕喜怒內外各因所致。喜怒沒有節制，就會傷及內臟；外感風雨，就會傷及人體的上部；感受濕冷，就會傷及人部的下部；上中下三部之氣，所傷於人，各不相同，希望你講一下其中相通的道理。岐伯說：三部之氣各不相同，有的病起於臀脐及尻，有的病起於面膺背胁，我願意講講它的道理。喜怒沒有節制，則病起於內部；清濕乘虛襲人筋骨，則病起於下部；風雨乘虛襲人肌表，則病起上部，這就是百病始生的三個主要部位，待至病邪漫衍深入，那麼發生的症狀，就不可以數計了。

【原文】

黃帝曰：余固不能數，故問（先）〔天〕師，願卒聞其道。岐伯曰：風雨寒熱，不得虛邪，不能獨傷人。卒然逢疾風暴雨而不病者，蓋無虛，故邪不能獨傷人，此必因虛邪之風，與其身形，兩虛相得，乃客其形。兩實相逢，眾人肉堅。其中于虛邪也，因于天時，與其身形，參以虛實，大病乃成，氣有定舍，因此為名，上下（中）〔內〕外，分為三（員）〔貞〕。

【譯文】

黃帝說：我因為不能計其病名，所以請問天師。希望詳盡地聽到

其中的道理。岐伯說：風雨寒暑，如不得虛邪之氣，也不能夠單獨傷人，有人突然遇到疾風暴雨，但沒發生什麼病，這大多是沒有虛邪，因此不能傷人。疾病的形成，必因虛邪的賊風，與人形體素虛，兩虛相感，病邪才能侵入人體為害。若氣候正常，體質強健，這「兩實相逢」，多數人又皮肉堅實，虛邪是不能侵害的。如為虛邪所傷，那一定由於天時不正之氣以及形體衰弱，形虛邪實，兩相結合，才成了大病。氣有主裡主表之處，按著邪氣留止部分，給以名稱，有上下內外，分為三部。

【原文】

是故虛邪之中人也，始于皮膚，皮膚緩則腠理開，開則邪從毛髮入，入則抵深，深則毛髮立，毛髮立則淅然，故皮膚痛。留而不去，則傳舍于絡（脈），在絡之時，痛于肌肉，其痛（之）〔止〕時（息），大經乃代。留而不去，傳舍于經，在經之時，灑淅喜驚。留而不去，傳舍于輸，在輸之時，六經不通，四肢則肢節痛，腰脊乃強。留而不去，傳舍于伏衝之脈，在伏衝〔脈〕時，體重身痛。留而不去，傳舍于腸胃，在腸胃之時，賁響腹脹，多寒則腸鳴飧泄，食不化，多熱則溏出糜。留而不去，傳舍于腸胃之外，募原之間，留著于脈，稽留而不去，息而成積。或者孫（脈）〔絡〕，或者絡脈，或著輸脈，或著于伏衝之脈，或著于膂筋，或著于腸胃之募原，（上連）〔或著〕于緩筋，邪氣淫泆，不可勝論。

【譯文】

所以虛邪的傷害人體，開始時侵入皮膚，皮膚弛緩則腠理開洩，腠理開洩，則邪氣從毛髮侵入，侵入後，到達深部，就會促使毛髮豎起，毛髮豎起，感覺寒慄，皮膚痛；邪氣留而不除，就會傳入於絡，邪在於絡，就會肌肉作痛，如疼痛止時，經脈就要代受其邪；滯留不除，就會傳入於經，邪在於經，寒慄惡冷，多驚；滯留不除，就會傳入於輸脈，邪在於輸脈，手之六經不通，四肢感到疼痛，腰脊不能屈

伸；滯留不除，就會傳入伏衝之脈，邪在於伏衝之脈，會發生體重身痛；滯留不除，就會傳入於腸胃，邪在腸胃，腹部虛起發脹，多寒就要發生腸鳴洩瀉，食物不化，多熱就要便溏，赤白相兼，滯留不除，就會傳入於腸胃之外，募原之間，留著於募原細絡之中；如仍滯留不除，就會停在這裡成為積塊。總而言之，邪氣侵入人體，或留著於孫絡，或留著於絡脈，或留著於經脈，或留著於輸脈，或留著於伏衝之脈，或留著於脊膂之筋，或留著於腸胃之募原，或留著於宗筋，邪氣放濫在體內，變化多端，不可能說得很完全。

【原文】

黃帝曰：願盡聞其所由然。岐伯曰：其著孫絡之脈而成積者，其積往來上下，（臂）〔擘〕手孫絡之居也，浮而緩，不能句（積）〔稽〕而止之，故往來移行腸胃之間，水，湊滲注灌，濯濯有音，有寒則（䐜）〔腹〕䐜滿雷引，故時切痛。其著于陽明之經，則挾臍而居，飽食則（益）〔脈〕大，飢則（益）〔脈〕小。其著于緩筋也，似陽明之積，飽食則痛，飢則安。其著于腸胃之募原也，痛而外連于緩筋，飽食則安，飢則痛。其著于伏衝之脈者，揣之應手而動，發手則熱氣下于兩股，如湯沃之狀。其著于膂筋在腸後者，飢則積見，飽則積不見，按之不得。其著于輸（之）脈者，閉塞不通，津液不下，孔竅乾壅。此邪氣之從外入內，從上下也。

【譯文】

黃帝說：希望聽到成積的詳細原因。岐伯說：邪氣留著孫絡的小絡而成為積症的，那積塊能夠上下移動，因它聚在孫絡，絡浮而緩，不能勾留其積而固定它，所以它往來移入而慢慢進入腸胃之間，有水的，就會聚滲注灌於內，像有水聲；若有寒的，就會腹部脹滿雷鳴，相互牽引，並經常急痛。如邪氣留著於陽明之經，那積就會夾在臍部周圍，飽食後，脈絡現粗大，飢餓時，脈絡現細小。如邪氣留著於宗筋的，就像陽明經的積症一樣，飽食後，就感覺脹痛，飢餓時，反感

覺舒適。如邪氣留著腸胃募原之間的，其疼痛會向外連及宗筋，飽食後，感覺舒適，飢餓時，會感疼痛。如邪氣留著於伏衝之脈的，其脈揣揣觸手有動的感覺，手離開後，就似有熱氣向兩股下行，好像熱湯澆著一樣。如邪氣留著于膂筋的，飢餓時，則積可以看明，飽食後，積聚就不易看得清楚，用手按摸也找不到。如邪氣留著於輸脈的，就會使脈道閉塞不通，津液不能布散，而孔竅感到乾燥。這些都是邪氣自外而內，從上而下的一般症狀。

【原文】

　　黃帝曰：積之始生，至其已成奈何？岐伯曰：積之始生，得寒乃生，厥乃成積也。黃帝曰：其成積奈何？岐伯曰：厥氣生足悗，悗生脛寒，脛寒則血脈凝澀，血脈凝澀則寒氣上入於腸胃，入於腸胃則䐜脹，䐜脹則腸外之汁沫迫聚不得散，日以成積。卒然多食飲則腸滿，起居不節，用力過度，則絡脈傷，陽絡傷則血外溢，血外溢則衄血，陰絡傷則血內溢，血內溢則後血，腸胃之絡傷，則血溢于腸外，腸外有寒汁沫與血相搏，則並合凝聚不得散而積成矣。卒然外中于寒，若內傷于憂怒，則氣上逆，氣上逆則六輸不通，（溫）〔衛〕氣不行，凝血蘊裡而不散，津液〔凝〕澀（滲），著而不去，而積皆成矣。

【譯文】

　　黃帝說：積症從開始發生到了成病，是怎樣的？岐伯說：積症的開始發生，是由於受到了寒氣，侵入到足部，寒厥邪氣，上行於腸胃，就是形成積症的主要因素。黃帝說：那形成積症的過程，是怎樣的？岐伯說：由於寒厥之氣，使足部發生疼痛和行走不便，因此引起脛部寒冷，由於脛部寒冷，以致血脈凝澀，血脈凝澀，則寒氣自下而上，漸入腸胃之中，寒氣入於腸胃後，就引起腹部䐜脹，腹部䐜脹，則腸胃之外的汁沫，為寒邪所迫而聚留不散，日久就形成積症。又有的：突然多食多飲，使腸裡食物充滿，運化困難，又加上起居無節，用力過度，就會使絡脈受傷。如陽絡傷，就導致血向外溢，血向外

溢，就會發生鼻出血；如陰絡受傷，就導致血向內溢，血向內溢，就會發生大便出血。如腸胃的絡脈受傷，血就溢出腸外，倘腸外適有寒氣，汁沫和溢出的血相搏聚，那就並合凝聚散不開了，也可成為積症。又有的：突然在外傷於寒邪，如並在情緒上傷於憂怒，就會使氣向上逆，氣向上逆，則六經的經氣，就會壅滯不通，衛氣不行，血液凝結，蘊鬱於裡，不能散開，津液因而凝澀，像這樣，久留不除，而積症也就形成了。

【原文】

黃帝曰：其生于陰者奈何？岐伯曰：憂思傷心；重寒傷肺；忿怒傷肝；醉以入房，汗出當風，傷脾；用力過度，若入房汗出浴，則傷腎。此內外三部之所生病者也。

【譯文】

黃帝說：病發生於內臟，是怎樣的？岐伯說：憂思會傷心臟；重寒會傷肺臟；憤怒會傷肝臟；醉甚行房，出汗之後，當風受涼，會傷脾臟；用力過多，及房事後，汗出浴於水中，會傷腎臟。這都是身體內外上中下三部所發生的病症。

【原文】

黃帝曰：善。治之奈何？岐伯曰：察其所痛，以知其應，有餘不足，當補則補，當瀉則瀉，毋逆天時，是謂至治。

【譯文】

黃帝說：講得好。這些病怎樣進行治療呢？岐伯說：觀察它的致病之由，藉以了解發生的相應症狀，對於邪盛有餘和正虛不足，當補的就補，當瀉的就瀉，不違反四時氣候和人體的關係，這就是最好的治療原則。

行針第六十七

【提示】本篇主要說明「百姓之血氣，各不同形」，由於體質不同，在針刺時，就有六種反應，對於這種問題的原因和機理，做了比較深刻的探討。

【原文】

黃帝問于岐伯曰：余聞九針于夫子，而行之于百姓，百姓之血氣各不同形，或神動而氣先針行，或氣與針相逢，或針已出氣獨行，或數刺乃知，或發針而氣逆，或數刺病益劇，凡此六者，各不同（形）〔行〕，願聞其方。

【譯文】

黃帝問岐伯：我聽了你所講的九針用法，就在民間使用，由於百姓的血氣有盛有衰，體質各不相同，所以針下的反應也不一致。有的心神激動，反應先針而來；有的針感與針適時而至；有的已經出針而針感猶存；有的經過數次針刺才有反應；有的下針後反應很遲；有的經過數次針刺，病更嚴重。關於這六種情況，行針後各不相同，希望聽一下其中的道理。

【原文】

岐伯曰：重陽之人，其神易動，其氣易往也。黃帝曰：何謂重陽之人？岐伯曰：重陽之人，（熇熇高高）〔矯矯蒿蒿〕，言語善疾，舉足善高，心肺之臟氣有餘，陽氣滑盛而揚，故神動而氣先行。

【譯文】

岐伯說：重陽的人，他的心神易動，針下的反應是容易產生的。黃帝說：什麼叫做重陽的人？岐伯說：重陽的人，他的氣概，勇武氣

盛，說話很快，走路舉足高，表示得意，心肺兩臟的臟氣有餘，陽氣運行、滑利、充實、揚溢，所以心神稍為觸動，就會先出現反應。

【原文】

黃帝曰：重陽之人而神不先行者，何也？岐伯曰：此人頗有陰者也。黃帝曰：何以知其頗有陰也？岐伯曰：多陽者多喜，多陰者多怒，數怒者易解，故曰頗有陰，其陰陽之（離）合難，故其神不能先行也。

【譯文】

黃帝說：重陽的人，在心神上不能預先表現過敏，是什麼緣故？岐伯說：像這樣的人，是略微有陰氣在內的。黃帝說：怎麼知道他是略微有陰氣在內呢？岐伯說：多陽的人多喜，多陰的人多怒，屢次發怒卻很容易消除，這屬於陽中有陰，所以說它是略微有陰氣在內。這樣的人，陽多陰少，陰陽之合較難，因此他的心神是不能預先表示過敏的。

【原文】

黃帝曰：其氣與針相逢奈何？岐伯曰：陰陽和調（而）血氣淖澤滑利，故針入而氣出，疾而相逢也。

【譯文】

黃帝說：針感和針適時而至，是怎樣的？岐伯說：陰陽和諧的人，血氣的運行濕潤滑利，所以進針以後，就出現反應，很快的隨針適時而至。

【原文】

黃帝曰：針已出而氣獨行者，何氣使然？岐伯曰：其陰（氣）多而陽（氣）少，陰氣沉而陽氣浮者內藏，故針已出，氣乃隨其後，故

獨行也。

【譯文】
　　黃帝說：已經出針，而仍有反應，這是什麼氣促使這樣的呢？岐伯說：這是多陰少陽的人，陰氣沉緩，陽氣浮騰，沉緩則其氣就內藏於裡，所以開始很難取得反應，在針已出，其反應才隨後出現，因此說這是獨行。

【原文】
　　黃帝曰：數刺乃知，何氣使然？岐伯曰：此人（之）多陰而少陽，其氣沉而氣往難，故數刺乃知也。

【譯文】
　　黃帝說：頻加針刺，病才見好，是什麼氣使它這樣呢？岐伯說：這種人是多陰少陽的，他的陽氣沉伏在內，出現針感是比較難的，所以需要頻加針刺，病才可以見好。

【原文】
　　黃帝曰：針入而氣逆者，〔其數刺病益甚者，〕何氣使然？岐伯曰：其氣逆與其數刺病益甚者，非陰陽之氣，浮沉之勢也，此皆粗之所敗，上之所失，其形氣無過焉。

【譯文】
　　黃帝說：進針後而發生氣逆，或頻加針刺，病更嚴重的，這是什麼氣促使它這樣呢？岐伯說：針後發生氣逆和頻加針刺而病情更趨嚴重的，絕不是陰陽之氣的盛衰和浮沉之勢所致，這都是粗率治療的不良後果，也是醫工的錯誤，與病人的形氣是無關的。

上膈第六十八

提示：本篇首先對上膈和下膈做了鑑別分析，上膈是因於氣，表現為食已即吐；下膈是因於蟲，表現為食晬時乃出。其次闡述病因，並介紹治療下膈的刺法，及精神、藥物療法。篇中內容，側重下膈，而題曰上膈，以其首出故，並無他意。

【原文】

黃帝曰：氣為上膈者，食飲入而還出，余已知之矣。蟲為下膈，下膈者，食晬時乃出，余未得其意，願卒聞之。岐伯曰：喜怒不適，食飲不節，寒溫不時，則寒汁（流）〔留〕于腸中，（流）〔留〕于腸中則蟲寒，蟲寒則積聚，守于下管，則腸胃充郭，衛氣不營，邪氣居之。人食則蟲上食，蟲上食則下管虛，下管虛則邪氣勝之，積聚以留，留則癰成，癰成則下管約。其癰在管內者，即而痛深；其癰在外者，則癰外而痛浮，癰上皮熱。

【譯文】

黃帝說：因為氣機鬱結而形成上膈症的，吃進穀物去，隨即吐出，我已經知道它的情況了。因為有蟲而成為下膈症的，這種病的特徵，是吃了東西後，經過一日一夜才吐出來，我不明了它的原因，希望詳盡地聽一下。岐伯說：這種病的形成，主要是喜怒不合適，飲食無規律，寒溫隨意，不依氣候，以致損傷了胃氣，使寒汁留於腸裡，寒流腸裡則寄生蟲感覺寒冷，就會積聚守伏在下脘的部位，因而使腸胃充大，脾氣不能營運，而邪氣就留住了。人在吃飯時則蟲亦上食，蟲上食則下脘虛空，下脘虛空，則邪氣乘虛侵入，因邪氣的積留，便形成了內癰，內癰已成，就會使下脘拘束不利。那癰在下脘之內的，就沉而痛深；癰在下脘之外的，就淺而痛浮，癰的部位上，皮膚是發熱的。

【原文】

　　黃帝曰：刺之奈何？岐伯曰：微接其癰，視氣所行，先淺刺其傍，稍內益深，還而刺之，毋過三行，察其沉浮，以為深淺。已刺必熨，令熱入中，日使熱內，邪氣益衰，大癰乃潰。（伍）以參〔伍〕禁，以除其內，恬憺無為，乃能行氣，後以（鹹）〔酸〕苦，化谷乃下〔膈〕矣。

【譯文】

　　黃帝說：刺治這種病症應怎樣呢？岐伯說：輕微按著癰的部位，觀察它的氣行方向，先在其旁淺刺，慢慢進針漸深，然後再與針刺，別過三次，看癰之淺深，以考慮針刺的深淺，針刺以後，一定加用溫熨法，使熱氣直達內部，每天都使熱氣入內，則以前所受的寒邪之氣自然日益衰退，大癰就會出了膿血而減輕。並且要用三五禁法，以除去他的體內病因。同時還必須恬淡無為，才能使正氣運行暢達，隨後用酸苦的藥、食調養，能夠消化谷物則下膈症就消去了。

憂恚無言第六十九

　　提示：本篇敘述咽、喉嚨、會厭、口唇、舌、頏顙等發音器官的功能。至於突然失音，不外由於情志憂恨之內因，和寒氣客厭之外因，針刺治療，當取天突。

【原文】

　　黃帝問于少師曰：人之卒然憂恚而言無音者，何道之塞，何氣（出）〔不〕行，使音不彰？願聞其方。少師答曰：咽（喉）者，水穀之道也。喉嚨者，氣之所以上下者也。會厭者，音聲之戶也。口唇者，音聲之扇也。舌者，音聲之機也。懸雍（垂）者，音聲之關也。頏顙者，分氣之所洩也。橫骨者，神氣〔之〕所使，主發舌者也。故

人之鼻洞涕出不收者，頏顙不（開）〔閉〕，分氣失也。是故厭小而（疾）薄，則發氣疾，其開闔利，其出氣易；其厭大而厚，則開闔難，其（氣）出〔氣〕遲，故重言也。人卒然無音者，寒氣客于厭，則厭不能發，發不能下至，其開闔不致，故無音。

【譯文】

　　黃帝問少師：人有突然因憂愁恨怒而失音的，是哪一條氣血通路阻塞，又是什麼氣不通暢，以致音聲不能響亮，希望聽一下其中的道理。少師回答：咽部，是水穀入胃的必經道路。喉嚨，是使呼吸能夠上下出入的。會厭，是像發聲的戶。口唇，是像發聲的門。舌，是像發聲的機關。懸雍，是像發聲的關隘。頏顙，是氣從此而分出於口鼻的。橫骨，是受神氣支配而主發聲以組成語言的。所以人有鼻淵出鼻涕不止的，是頏顙不閉，分氣失職所致。至於會厭小而薄的，則出氣快，開闔便利，由於出氣容易，語言也就爽利；如會厭大而厚的，則開闔不利，出氣比較遲緩，所以有口吃的現象。有的人突然發生失音，那是寒邪中於會厭，則會厭不能活動，活動也不正常，開闔已經失去作用，所以就失音了。

【原文】

　　黃帝曰：刺之奈何？岐伯曰：足之少陰，上繫于舌〔本〕，絡于橫骨，終于會厭。兩瀉其血脈，濁氣乃辟。會厭之脈，上絡任脈，取之天突，其厭乃發也。

【譯文】

　　黃帝說：針治失音，應怎樣呢？岐伯說：足少陰腎經，上繫於舌根，聯繫於橫骨，終止於會厭。當治療時，可在足少陰和任脈兩經，分別瀉其血脈，寒邪的濁氣就排除了。那會厭之脈，向上過任脈，再取用天突穴，這會厭就發音了。

寒熱第七十

提示：本篇討論瘰癧病因，是由於寒熱之毒氣留於經脈所致。並指出在鼠瘻尚未著於肌肉而化膿血時，治療較易。另外舉出察目之法，以預測此病之可治與否。篇內所論皆為瘰癧之病，題名曰「寒熱」者，是所以著其因耳。

【原文】

黃帝問于岐伯曰：寒熱瘰癧在于頸腋者，皆何氣使生？岐伯曰：此皆鼠瘻寒熱之毒氣也，留于脈而不去者也。

【譯文】

黃帝問岐伯：惡寒發熱的瘰癧，生在頸項腋下，這是什麼氣使其所發生的呢？岐伯說：這都是鼠瘻症，是寒熱的毒氣稽留在經脈裡而不能排除所致的。

【原文】

黃帝曰：去之奈何？岐伯曰：鼠瘻之本，皆在于臟，其末上出于頸腋之（間）〔下〕，其浮于脈中，而未內著于肌肉，而外為膿血者，易去也。

【譯文】

黃帝說：治療鼠瘻，應怎樣呢？岐伯說：鼠瘻的病機，都開始於內臟，它的標部，循脈而上，發於頸項和腋下。如果毒氣浮於經脈之中，而在內未深入肌肉，只是外面化為膿血的，這種病是十分容易除去的。

【原文】

黃帝曰：去之奈何？岐伯曰：請從其本引其末，可使衰去而絕其寒熱。審按其道以予之，徐往徐來以去之，其小如麥者，一刺知，三刺而已。

【譯文】

黃帝說：去了這病，應怎樣呢？岐伯說：可以內臟充實正氣，然後引導鼠瘻邪毒外出，這樣，可使邪毒之勢逐漸消退，而停止寒熱的發作。要審察瘻的部位，按照經脈通路，給予適當的針刺，運用徐往徐來的針法以去瘻毒。如鼠瘻小如麥粒的，針刺一次見效，針刺三次就可完全好了。

【原文】

黃帝曰：決其生死奈何？岐伯曰：反其目視之，其中有赤脈，上下貫瞳子，見一脈，一歲死；見一脈半，一歲半死；見二脈，二歲死；見二脈半，二歲半死；見三脈，三歲（而）死。見赤脈不下貫瞳子，可治也。

【譯文】

黃帝說：診斷它的生死，應怎樣呢？岐伯說：撥開眼皮看，如果這個人的眼裡，由上而下貫瞳子的，見有一條赤脈，過了一年死；見有一條半脈，過了一年半死；見有兩條赤脈，過了兩年死；見有兩條半赤脈，過了兩年半死；見有三條赤脈，過了三年死。如果赤脈沒有下貫瞳子，那還是可以醫治的。

邪客第七十一

提示：本篇首先以邪氣客人，能令人發生不眠之症，來說明衛氣、營氣、宗氣的運行，並提出治療不眠症的有效方劑。此外用取類比象方法，將人之身形肢節，與日月星辰、山川草木相互比擬，說明了天人相應的道理；敘述了手太陰、手厥陰之屈折循行及手少陰無腧的道理；最後並詳述持針縱舍及針刺宜忌等等。

【原文】

黃帝問于伯高曰：夫邪氣之客人也，或令人目不瞑，不（臥）〔汗〕出者，何氣使然？伯高曰：五穀入于胃也，其糟粕、津液、宗氣分為三隧。故宗氣積于胸中，出于喉嚨，以貫心（脈）〔肺〕，而行呼吸焉。營氣者，泌其津液，注之于脈，化以為血，以榮四末，內注五臟六腑，以應刻數焉。衛氣者，出其悍氣之慓疾，而先行于四末分肉皮膚之間而不休者也。晝曰行于陽，夜行于陰，〔其入于陰也〕，常從足少陰之分間，行于五臟六腑。今（厥）〔邪〕氣客于五臟六腑，則衛氣獨衛其外，（行于陽，不得入于臟。）行于陽則陽氣盛，陽氣盛則陽蹻（陷）〔滿〕；不得入于陰，陰〔氣〕虛，故目不瞑。

【譯文】

黃帝問伯高：邪氣侵入人體，或使人不能合目而眠，一直出汗，這是什麼原因？伯高說：當五穀進入胃口以後，其中的糟粕、津液、宗氣，分為三條道路。宗氣積於胸中，出於喉嚨，以貫通心肺，而流通呼吸之氣。營氣分泌津液，滲注到經脈裡，化為血液，外則營養四肢，內則流注臟腑，以與晝夜百刻的時計算相應。衛氣卻是秉著悍疾之氣，首先運行在四肢的分肉，皮膚之中，毫無休止地。白天行於陽分，夜間行於陰分，它入於陰分，經常從足少陰腎經的分間開始，以次行於五臟六腑。如有邪氣侵入五臟六腑，則衛氣就會單獨捍衛著體

表，捍衛著體表，就會使陽氣盛，陽氣盛就會使陽蹻的脈氣充滿，不得入於陰分，陰氣虛，所以不能合目而眠。

【原文】

黃帝曰：善。治之奈何？伯高曰：補其不足，瀉其有餘，調其虛實，以通其道而去其邪，飲以半夏湯一劑，陰陽已通，其臥立至。黃帝曰：善。此所（謂）〔以〕決瀆壅塞，經絡大通，陰陽〔得〕和（得）者也。願聞其方。伯高曰：其湯方以流水千里以外者八升，揚之萬遍，取其清五升煮之，炊以葦薪火，沸置秫米一升，治半夏五合，徐炊，令竭為一升半，去其滓，飲汁一小杯，日三稍益，以知為度。故其病新發者，覆杯則臥，汗出則已矣。久者，三飲而已也。

【譯文】

黃帝說：講得好，治療這不眠症應怎樣呢？伯高說：補其陰的不足，瀉其陽的有餘，調和它的虛實之偏，就可以使衛氣行陰之道通暢，而排除干擾的邪氣，同時再飲半夏湯一劑，像這樣，陰陽之氣已通，躺下便立即入睡了。黃帝說：你講得好。這種治法，是所以決開水道的壅塞，使經絡非常通暢，陰陽之氣得到調和的。希望聽一下半夏方的情況。伯高說：半夏湯方用長流水八升，攪到萬遍，取它沉澱後的清水五升去煮，燒以葦薪，等到大沸，再放入秫米一升，制半夏五合，慢慢地燒，使水藥濃縮為一升半，然後去掉藥滓，每次飲服一小杯，每天服三次，或稍為增加，以見效為度。如果病是初起，服藥後去睡眠，出了汗就會好的。如病程較長的，服三劑後也會好的。

【原文】

黃帝問于伯高曰：願聞人之肢節，以應天地奈何？伯高答曰：天圓地方，人頭圓足方以應之。天有日月，人有（兩）〔眼〕目。（地有九州）〔天有九星〕，人有九竅。天有風雨，人有喜怒。天有雷電，人有音聲。天有四時，人有四肢。天有五音，人有五臟。天有六律，

人有六腑。天有冬夏，人有寒熱。天有十日，人有手十指。辰有十二，人有足十指、莖、垂以應之；女子不足二節，以抱人形。天有陰陽，人有夫妻。歲有三百六十五日，人有三百六十〔五〕節。地有高山，人有肩膝。地有深谷，人有腋膕。地有十二經水，人有十二經脈。地有泉脈，人有衛氣。地有草蓂，人有毫毛。天有晝夜，人有臥起。天有列星，人有牙齒。地有小山，人有小節。地有山石，人有高骨。地有林木，人有募筋。地有聚邑，人有䐃肉。歲有十二月，人有十二節。地有四時不生草，人有無子。此人與天地相應者也。

【譯文】

黃帝問伯高：希望聽一下人的四肢百節能和天地相應，是怎樣的？伯高回答：天體是圓的，地面是方的；人頭是圓的，足是方的，這是天地與人相應的。又如天有日月，人有眼目；天有九星，人有九竅；天有風雨，人有喜怒；天有雷電，人有音聲；天有四時，人有四肢；天有五音，人有五臟；天有六律，人有六腑；天有冬夏，人有寒熱；天有十天干，人有手十指；天有十二地支，人有足十趾和陰莖、睪丸，這是天人相應的。女子缺少陰莖和睪丸，但可以懷胎受孕。天有陰陽，人有夫妻；一年有三百六十五日，人身有三百六十五個穴位；地面上有高山，人體上有肩膝；地面上有深谷，人體上有腋膕；地面上有十二條較大河流，人體上有十二條主要經脈；地面上有雲氣，人體裡有衛氣；地面上有眾草叢生，人身上有毫毛生；天有晝夜，人有臥起；天有列星，人有牙齒；地面上有小山，人體上有小骨節；地面上有山石，人體上有高骨；地面上有林木，人體上有膜筋；地面上有群聚的都邑，人體上有隆起的肌肉；一年裡有十二月，人體的四肢有十二節；地面上有時不生草，人有終身不生子女的，這些都是人與天地相應的情況。

【原文】

黃帝問于岐伯曰：余願聞持針之數，內針之理，縱舍之意，扞皮

開腠理，奈何？脈之屈折，出入之處，焉至而出，焉至而止，焉至而徐，焉至而疾，焉至而入？六腑之輸于身者，余願盡聞。少序別離之處，離而入陰，別而入陽，此何道而從行？願盡聞其方。岐伯曰：帝之所問，針道畢矣。

【譯文】

　　黃帝問岐伯：我希望聽聽運用針刺的技巧，進針的原理，迎隨的意義，分平皮膚以發腠理的針法，這都是怎樣的？關於經脈的屈折以及出入的地方，脈氣到哪裡而出，到哪裡而止，到哪裡而慢，到哪裡而快，到哪裡而入，六腑輸注於全身的情況，我希望詳盡地聽到它的次第，其中有關支別離合的地方，或離陽而入陰，或別陰而入陽，這種運行，是從什麼通路而進行的？我也希望聽聽它的原因。岐伯說：你所問的問題，針刺的道理，都包括其中了。

【原文】

　　黃帝曰：願卒聞之。岐伯曰：手太陰之脈，出于大指之端，內屈，循白肉際，至本節之後太淵留以澹，外屈，上于本節下，內屈，與陰諸絡會于魚際，數脈並注，其氣滑利，伏行壅骨之下，外屈，出于寸口而行，上至于肘內廉，入于大筋之下，內屈，上行臑陰，入腋下，內屈走肺，此順行逆數之屈折也。心主之脈，出于中指之端，內屈，循中指內廉以上留于掌中，伏行兩骨之間，外屈，出兩筋之間，骨肉之際，其氣滑利，上（二）〔三〕寸，外屈，出行兩筋之間，上至肘內廉，入于小筋之下，留兩骨之會，上入于胸中，內絡於心脈。

【譯文】

　　黃帝說：希望詳盡地聽一下。岐伯說：手太陰肺經的脈氣，出於拇指的尖端，由此屈向內行，沿著白肉際，到本節之後的太淵穴，略留而呈搏動的現象，再屈向外行，上於本節以下，又屈而向內，和諸陰絡會合在魚際部，手太陰、手少陰、手心主幾條經脈合並流注，它

的氣行滑利，伏行在手魚的起骨之下，屈而向外，出於寸口循經上行，至於肘內側，進入大筋的下方，屈而向內，上行於上膊內側，進入腋窩部，又屈向內行，走到肺臟。這就是手太陰肺經順行走向，而逆數的屈折運行情況。心主手厥陰經的脈氣，出於中指尖端，屈向內行，沿著中指內側，上行留於掌中，伏行在兩骨之間，屈而向外，出前臂掌側兩筋之間，腕關節骨肉之際，它的氣行滑利，去腕上行三寸，又屈而向外，出行於兩筋之間，上至肘的內側，入於小筋的下方，留在兩骨會合的地方，上入於胸中，在內連絡著心臟的經脈。

【原文】

黃帝曰：手少陰之脈獨無腧，何也？岐伯曰：少陰，心脈心。心者，五臟六腑之大主也，精神之所舍也，其臟堅固，邪弗能（容）〔客〕也。（容）〔客〕之則心傷，心傷則神去，神去則死矣。故諸邪之在于心者，皆在于心之包絡，包絡者，心主之脈也，故獨無腧焉。

【譯文】

黃帝說：手少陰經脈，獨無腧穴，為什麼？岐伯說：手少陰，是心臟的經脈，也是五臟六腑的大主宰，心神之所潛藏，它的器質堅固，外邪不能侵入，如外邪侵入，就會損傷心臟，心臟受傷則神散去，神散就死了。因此各種外邪留滯在心臟的，都在心臟的包絡部位上，心包絡，是心臟所主宰的經脈，既然有它代替心臟受邪，所以手少陰獨無腧穴。

【原文】

黃帝曰：少陰（獨）無腧者，不病乎？岐伯曰：其外經〔脈〕病而臟不病，故獨取其經於掌後銳骨之端。其余脈出入屈折，其行之徐疾，皆如手（少）〔太〕陰心主之脈行也。故本腧者，皆因其氣之虛實疾徐以取之，是謂因衝而瀉，因衰而補，如是者，邪氣得去，真氣堅固，是謂因天之序。

【譯文】

黃帝說：手少陰心經沒有腧穴，它不發生病嗎？岐伯說：它經脈以外有病，而心臟無病，當在外的心經有病時，可以獨取心經在掌後銳骨之端的神門穴。其餘各條經脈的出入屈折，以及脈氣運行得慢快，都像手太陰、心包經那樣。因此，這神門穴，就應該根據脈氣的虛實疾徐來取用它，也就是說亢盛就用瀉法，衰弱就用補法。像這樣的治療，邪氣能夠排除，正氣因之堅實，這就是所謂因天之序。

【原文】

黃帝曰：持針縱舍奈何？岐伯曰：必先明知十二經（脈）之本末，皮膚之寒熱，脈之盛衰滑澀。其脈滑而盛者，病日進；虛而細者，久以持；大以澀者，為痛痹；陰陽如一者，病難治。其本末尚熱者，病尚在；其熱已衰者，其病亦去矣。持其尺，察其肉之堅脆、大小、滑澀、寒（溫）〔熱〕、燥濕。因視目之五色，以知五臟而決死生。視其血脈，察其〔五〕色，以知其寒熱痛痹。

【譯文】

黃帝說：持針有縱舍之法，是怎樣的呢？岐伯說：一定要先知道十二經的起出，皮膚的屬寒屬熱，脈象的盛衰滑澀。如果脈象滑而盛的，病就日漸嚴重；脈象虛而細者，病就日久不癒，脈象大而澀的，是痛痹的病。脈象陰陽如一，不可辨別，病則難治，如胸腹四肢還有熱象，則病還存在；如胸腹四肢熱已消退，那麼病也就痊癒了。察看它的皮膚，藉以觀察病者的肌肉堅實和脆薄，脈象的大小滑澀，以及病的屬寒、屬熱、屬燥、屬濕。另外，觀察眼目的五色，因而了解五臟的內在變化而決定死生；再看它的血絡，細審膚色的青黑黃赤白，以測候寒熱痛痹的病症。

【原文】

黃帝曰：持針縱舍，余未得其意也。岐伯曰：持針之道，欲端以

正，安以靜，先知虛實，而行疾徐，左（手）〔指〕執骨，右手循之，無與肉果，瀉欲端以正，補必閉膚，（輔）〔轉〕針導氣，邪〔氣不〕得淫泆，真氣得居。黃帝曰：扞皮開腠理奈何？岐伯曰：因其分肉，（左）〔在〕別其膚，微內而徐端之，適神不散，邪氣得去。

【譯文】

　　黃帝說：關於持針縱舍，我還不懂得它的意思呢？岐伯說：針刺操作的方法，要端正安靜，首先了解病情的虛實，然後考慮進針的快慢。在進針時，用左手手指握住患者的骨骼，右手按著穴位，使針別被肌肉纖維纏裹住。瀉法要端正，直刺而下；補法必須封閉皮膚上的針眼，又當採用轉針手法，以導引其氣，使邪氣不得泛濫，而真氣得以安定。黃帝說：捍衛皮膚，開發腠理，是怎樣的呢？岐伯說：順著分肉的紋理，在分開肌肉時，輕輕刺入，而使針正確不偏，如針師再精神專一，病邪是一定可以排除的。

【原文】

　　黃帝問于岐伯曰：人有八虛，各何以候？岐伯答曰：以候五臟。黃帝曰：候之奈何？岐伯曰：肺心有邪，其氣留于兩肘；肝有邪，其氣留于兩腋；脾有邪，其氣留于兩髀；腎有邪，其氣留于兩膕。凡此八虛者，皆機關之室，真氣之所過，血絡之所游，邪氣惡血，固不得住留，住留則傷（筋）〔經〕絡，骨節機關不得屈伸，故（疴）〔拘〕攣也。

【譯文】

　　黃帝問岐伯：人身有八虛，怎樣能夠分別測候疾病呢？岐伯說：可以測候五臟的疾病。黃帝說：怎樣測候呢？岐伯說：肺心有邪氣的，其氣必留於兩肘；肝有邪氣的，其氣必留於兩腋；脾有邪氣的，其氣必留於兩髀；腎有邪氣的，其氣必留於兩膕。這肘腋髀膕稱為八虛的部位，都是關節樞紐所在，也是真氣所往還，血絡所游行的要會

之處，邪氣和惡血，一定不得駐留，如住留這些地方，就會傷了經絡，因而骨節機關不得屈伸，所以會形成拘攣的症狀。

通天第七十二

提示：本篇主要的內容，是把人分為五種類型，並分別敘述了每一類型的性情、體質和形態等，同時根據它們的生理特點，提出針灸時注意的問題。

【原文】

　　黃帝問于少師曰：余嘗聞人有陰陽，何謂陰人，何謂陽人？少師曰：天地之間，六合之內，不離于五，人亦應之，非徒一陰一陽而已也，而略言耳，口弗能遍明也。黃帝曰：願略聞其意，有賢人聖人，（心）〔必〕能備而（行）〔衡〕之乎？少師曰：蓋有太陰之人，少陰之人，太陽之人，少陽之人，陰陽和平之人。凡五人者，其態不同，其筋骨氣血各不等。

【譯文】

　　黃帝問少師：我曾聽說人有屬陰的屬陽的，什麼叫屬陰的人？什麼叫屬陽的人？少師說：天地之間，四方上下之內，都離不開五行的範疇，人體也是和五行相應的，並不是僅有相對的一陰一陽而已，這不過是大概一說，至於其中複雜情況，簡單的語言是難以講明白的。黃帝說：希望聽到大致的意思，有賢人聖人，他們是否能夠盡到陰陽平衡呢？少師說：一般人的類型，有屬於太陰的人，有屬於少陰的人，有屬於太陽的人，有屬於少陽的人，有屬於陰陽和平的人。總而言之，這五種類型的人，他們的形態不同，他們的筋骨強弱，氣血盛衰，也各不相同。

【原文】

　　黃帝曰：其不等者，可得聞乎？少師曰：太陰之人，貪而不仁，下齊湛湛，好內而惡出，心（和）〔抑〕而不發，不務于時，動而後之，此太陰之人也。

【譯文】

　　黃帝說：那不同的情況，可以講給我聽嗎？少師說：屬於太陰的人，性情貪而不仁厚，向下等於貪濁，好進惡出，過制內心活動而不外露，不注意做好事，看風使舵，隨著人家後面跑，這就是屬於太陰一類的人。

【原文】

　　少陰之人，小貪而賊心，見人有亡，常若有得，好傷好害，見人有榮，乃反慍怒，心（疾）〔嫉〕而無恩，此少陰之人也。

【譯文】

　　屬於少陰的人，貪圖小利，而有害人之心，看到別人有了損失，就像撿到便宜一樣的高興，好傷人，好害人，看到別人的光榮，就表現出惱怒的樣子，心懷嫉妒，毫無同情別人的心，這就是屬於少陰一類的人。

【原文】

　　太陽之人，居處于于，好言大事，無能而虛說，志發于四野，舉措不顧是非，為事如常自用，事雖敗而常無悔，此太陽之人也。

【譯文】

　　屬於太陽的人，平時自鳴得意，好講大事，無能卻空說大話，有志於四方。舉動措置不顧是非，做出事來，經常自以為是，事情失敗了，又經常沒有悔改之心，這就是屬於太陽一類的人。

【原文】

　　少陽之人，諟諦好自貴，有小小官，則高自（宜）〔宣〕，好為外交而不內附，此少陽之人也。

【譯文】

　　屬於少陽的人，對於事務審慎，好抬高自己，有了微小官職，就以為了不起啦，向外宣揚，好對外交際，而不能靠近應該親近的人。這就是屬於少陽一類的人。

【原文】

　　陰陽和平之人，居處安靜，無為懼懼，無為欣欣，婉然從物，或與不爭，與時變化，尊則謙謙，譚而不治，是謂至治。古之善用針艾者，視人五態乃治之，盛者瀉之，虛者補之。

【譯文】

　　屬於陰陽和平的人，居處安靜，沒有意外的恐懼，也沒有過分的喜樂，和順地服從一切工作，偶爾有便宜，也不計較爭取，順著事物的變化，有尊貴的地位，卻很謙讓，即使地位低下，也不媚上。以上所說五種人的類型就是所謂至真妙理啊！古代善用針灸療法的醫工，觀察五類人的形態，才分別給以進行治療。對氣盛的用瀉法，氣虛的用補法。

【原文】

　　黃帝曰：治人之五態奈何？少師曰：太陰之人，多陰而無陽，其陰血濁，其衛氣澀，陰陽不和，緩筋而厚皮，不之疾瀉，不能移之。少陰之人，多陰少陽，小胃而大腸，六腑不調，其陽明脈小而太陽脈大，必審調之，其血易脫，其氣易敗也。

【譯文】

　　黃帝說：針治五種不同形態的人，是怎樣的？少師說：屬於太陰的人，陰偏多，卻無陽，它們的陰血重濁，衛氣澀滯，陰陽不能調和，形體顯現出筋緩皮厚的特徵，像這樣的人，如果不用急瀉針法，就不能夠去掉他的病。屬於少陰的人，陰多陽少，他們的胃小而腸大，六腑的功能不相協調，因為他的足陽明經脈氣偏小，而手太陽經脈氣偏大，一定要審慎調治，由於他的血容易耗脫，他的氣也是容易傷的。

【原文】

　　太陽之人，多陽而少陰，心謹調之，無脫其陰，而瀉其陽，(陽)〔陰〕重脫者(易)〔陽〕狂，陰陽皆脫者，暴死不知人也。少陽之人，多陽少陰，經小而絡大，血在中而氣外，實陰而虛陽，獨瀉其絡脈，則強氣脫而疾，中氣不足，病不起也。

【譯文】

　　屬於太陽的人，陽多陰少，一定謹慎地進行調治，不能再耗脫其陰，只可瀉其陽。陰大脫的，就會陽盛而狂；如果陰陽都耗脫的，就會突然死亡，或不知人事。屬於少陽的人，陽多陰少，經脈小而絡脈大，血脈在中而氣絡在外，在治療時，應當充實陰經而瀉陽絡，但是單獨過度地瀉其陽絡，就會迫使陽氣很快地耗脫，以致中氣不足，病也就難以痊癒了。

【原文】

　　陰陽和平之人，其陰陽之氣和，血脈調，謹診其陰陽，視其邪正，安〔其〕容儀，審有餘不足，盛則瀉之，虛則補之，不盛不虛，以經取之。此所以調陰陽，別五態之人者也。

【譯文】

　　屬於陰陽和平的人,他們的陰陽之氣和諧,血脈調順。在治療時,應當謹慎地觀察它的陰陽變化。了解它的邪正盛衰,看明它的容貌儀表,然後細審它是哪一方面有餘,哪一方面不足。邪盛就用瀉法,正虛就用補法,如果不盛不虛,就取治於病症所在的本經,這就是調和陰陽,辨別五種不同形態人的標準。

【原文】

　　黃帝曰:夫五態之人者,相與毋故,卒然新會,未知其行也,何以別之?少師答曰:眾人之屬,不(如)〔知〕五態之人者,故五五二十五人,而五態之人不與焉。五態之人,尤不會於眾者也。黃帝曰:別五態之人奈何?少師曰:太陰之人,其狀黮黮然黑色,(念)〔儼〕然下意,臨臨然長大,(䐃)〔膕〕然未僂,此太陰之人也。

【譯文】

　　黃帝說:關於五種形態的人,彼此沒有故舊的情誼,突然新會面,不知道他們平日的行為如何怎樣來進行辨別呢?少師回答:在許多人的所屬中,不了解五種形態之人的特徵,所以有陰陽二十五人的類型,但是五種形態的人,是未摻入其中的,這五種形態的人,是很和一般人不相同的。黃帝說:分別五種形態的人,應怎樣呢?少師說:屬於太陰的人,他們的形狀,膚色是深黑的,表現像莊嚴,意念卻謙下,身體很長大,項肉隆起,好像駝背,其實並非傴僂,這就是太陰之人顯現在外的樣子。

【原文】

　　少陰之人,其狀清然竊然,固以陰賊,立而躁(嶮)〔險〕,行而似伏,此少陰之人也。

【譯文】

屬於少陰的人,他們的外貌是清淺的,特以陰險害人,立而躁險,像站不穩,行而似伏,不能直立,這就是少陰之人顯現在外的樣子。

【原文】

太陽之人,其狀軒軒儲儲,反身折膕,此太陽之人也。

【譯文】

屬於太陽的人,他們的外貌寬悅,褒然自得,挺胸凸肚,就像膝膕曲折,這就是太陽之人顯現在外的樣子。

【原文】

少陽之人,其狀立則好仰,行則好搖,其兩臂兩肘則常出于背,此少陽之人也。

【譯文】

屬於少陽的人,他們的形狀,立著就好仰頭,行路時就好搖擺,他的兩臂兩肘又經常挽在背後,這就是少陽之人顯現在外的樣子。

【原文】

陰陽和平之人,其狀委委然,隨隨然,顒顒然,愉愉然,暶暶然,豆豆然,眾人皆曰君子,此陰陽和平之人也。

【譯文】

屬於陰陽和平的人,他們的狀態美好,表現得順從,態度溫恭,顏色和悅,目光和善,慈祥和樂,大家都稱他為君子,這就是陰陽和平之人顯現在外的樣子。

官能第七十三

提示：本篇首言用針之理，並言學習針灸，必須「上視天光，下司八正」，還必須「法於往古，驗於來今」；另外講述了針刺具體補瀉方法；最後提出「官能」。就是說，根據每一個人的能力、性情、志趣和特點，分別傳授不同的技術，使之「各得其能」，故以「官能」名篇。

【原文】

黃帝問于岐伯曰：余聞九針于夫子，眾多矣不可勝數，余推而論之，以為一紀。余（司）〔試〕誦之，子聽其理，非則語余，請其正道，令可久傳，後世無患，得其人乃傳，非其人勿言。岐伯稽首再拜曰：請聽聖王之道。

【譯文】

黃帝問岐伯：我聽你講解九針之學，已經很多，簡直不能以數計了，我推尋討論，業已十有二年，我試誦讀一下，你聽聽其中的道理，有不對的就告訴我，請指正裡面的錯誤。使它可以永久傳於後世而沒有害處，得到有志於此的，就傳授給它，無志於此的，就不必和他說。岐伯叩頭再拜說：我希望聽一下聖王所講的針道。

【原文】

黃帝曰：用針之理，必知形氣之所在，左右上下，陰陽表裡，血氣多少，行之逆順，出入之合，謀伐有過。知解結，知補虛瀉實，上下〔之〕氣（門），明通于四海，審其所在，寒熱淋露，（以）〔榮〕輸導處，審于調氣，明于經隧，左右肢絡，盡知其會。寒與熱爭，能合而調之，虛與實鄰，知決而通之，左右不調，（把）〔爬〕而行之，明于逆順，乃知可治，陰陽不奇，故知起時，審于本末，察其寒熱，得邪所在，萬刺不殆，知官九針，刺道畢矣。

【譯文】

　　黃帝說：用針治病的道理，一定要知道形氣所在的部位，左右上下的區別，陰陽表裡的關係，血氣的或多或少，以及脈氣在全身的逆行和順行，和由裡出表或由表入裡的會合處所等等。這樣，才能鏟除邪惡氣血。更要懂得解其結聚，並了解補瀉上下氣的虛實，明確通曉氣海、血海、髓海、水穀之海的作用，知道虛實的所在。如果寒熱病久不癒，那是由於腧穴部位不同，就須要詳慎調和脈氣，弄明經與絡，以及散在左右的支絡，都要知道它的關鍵所在。若有寒與熱爭的現象，必須參合各種情況進行調治；對於虛實相似的症狀，應當決斷而明其是非；左右不相協調的疾病，應用爬而行之的手法。明白病的屬逆屬順，才可進行治療。不偏於陰，不偏於陽，才知病起與時令的關係。觀察寒熱變化，就可得到病邪所在部位，然後進行針刺治療，就是刺一萬遍，也不會發生事故。能夠知道用九針的原則，針刺的道理也就說盡了。

【原文】

　　明于五輸，徐疾所在，屈伸出入，皆有條理，言陰與陽，合于五行，五臟六腑，亦有所藏，四時八風，盡有陰陽，各得其位，合于明堂，各處色部，五臟六腑，察其所痛，左右上下，知其寒溫，何經所在，審（皮）〔尺〕膚之寒溫滑濇，知其所苦，膈有上下，知其氣所在。先得其道，稀而疏之，稍深以留，故能徐入之。大熱在上，推而下之，從下上者，引而去之，視前（痛）〔病〕者，常先取之。大寒在外，留而補之，入于中者，從合瀉之。針所不為，灸之所宜，上氣不足，推而揚之，下氣不足，積而從之，陰陽皆虛，火自當之，厥而寒甚，骨廉陷下，寒過于膝，下陵三里，陰絡所過，得之留止，寒入于中，推而行之，經陷下者，火則當之，結絡堅緊，火所治之。不知所苦，兩蹻之下，男陰女陽，良工所禁，針論畢矣。

【譯文】

　　明白五腧穴的徐疾手法所在，和經脈往來的屈伸出入，都有一定的條理。講人體的陰陽，是和五行相合的。五臟六腑，分別有藏神藏谷的功能，四時八風的變化，全有陰陽的關係，人身的面部，也各有它的所屬陰陽五行的部位，而會合在鼻部，並在各部顯現出不同的色澤，可以測候五臟六腑的疾病。觀察它的疼痛部位，結合它的面部左右上下所顯現的顏色，就可知道疾病的屬寒屬溫，在哪條經脈有病了。審察尺膚所表現的寒溫滑澀，知道它的疾病屬於哪種病苦，再診察膈膜上下，可以知道病氣所在。首先掌握經脈的通路，然後取穴，要少而精專，或深刺，或留針，因此使正氣徐徐內入。病人上部出現大熱，當用推而下之的針法；如病邪從下向上發展，就引病邪向下而排除之；同時注意病人以前的病史，應該先按以前情況取穴，以治其因。體表出現寒象的，在針刺時，採用留針而補之使熱的針法；如寒邪深入於裡，隨即採用留針使瀉的針法。凡針刺不適應的病，就用灸法較為適宜。對上氣不足的病，當用『推而揚之』的針法；對下氣不足的病，當採用『積而從之』的針法；若陰陽皆虛的病，可以採用灸法治療。厥逆而寒象嚴重的，或骨側的肌肉下陷，或寒冷過於兩膝，都當在三里穴施灸。又如陰絡所過之處，受了寒邪留滯在內，寒邪深入到了內臟，就當用『推而行之』的針法；經脈陷下的，就用艾灸治療；絡脈結而堅緊的，也當用艾灸治療。如果病是不痛不仁，不感覺什麼苦痛，就採用陽蹻脈申脈、陰蹻脈照海二穴治療；如果男子誤用陰蹻，女子誤用陽蹻，這是高明針師所禁忌的。以上針法的主要理論講的已詳盡了。

【原文】

　　用針之服，必有法則，上視天光，下司八正，以辟奇邪，而觀百姓，審于虛實，無犯其邪。是得天之露，遇歲之虛，救而不勝，反受其殃，故曰：必知天忌，乃言針意。法于往古，驗于來今，觀于窈冥，通于無窮，粗之所不見，良工之所貴，莫知其形，若神髣髴。

【譯文】

　　關於學習用針，一定要有法則。上要觀察日月星辰之運行規律，下要了解八個節氣之正常情況，為的是避免四時不正之氣，而提示百姓知道，使它審察虛實，能夠預防，不致為虛邪實邪侵襲。如天之風雨不時，或遇到時令不正，醫工救護，不能掌握氣候變化的情況，就反會使病情趨於危險，所以說必須知道天時的宜忌，然後才可以談到針法的意義。取法於古人的學術，用現實來檢驗，觀察人體不可見的東西，通曉變化無窮的疾病。這些，是粗工所認識不到，而良工卻認為是寶貴的。它之所以難知，是由於看不到形迹，它的神妙好像若有若無。

【原文】

　　邪氣之中人也，灑淅動形。正邪之中人也微，先見于色，不知于其身，若有若無，若亡若存，有形無形，莫知其情。是故上工之取氣，乃救其萌芽；下工守其已成，因敗其形。

【譯文】

　　邪氣侵入到人體後，便有寒栗怕冷的現象。正邪侵入到人體，略微先表現在氣色方面，在身體上沒有什麼感覺，像有病又像無病，像病邪消失，又像病邪還留存，像有病形，又像無病形，不易知道真實的病情。所以高明的醫生可以根據脈氣的微小變化，治療疾病於萌芽狀態；低劣的醫生在疾病形成後才進行治療，會使病人的形體受到嚴重損害。

【原文】

　　是故工之用針也，知氣之所在，而守其門戶，明于調氣，補瀉所在，徐疾之意，所取之處。瀉必用員，切而轉之，其氣乃行，疾（而）〔入〕徐出，邪氣乃出，伸而迎之，（遙）〔搖〕大其穴，氣出乃疾。補必用方，外引其皮，令當其門，左引其樞，右推其膚，微旋

而徐推之，必端以正，安以靜，堅心無解，欲微以留，氣下而疾出之，推其皮，蓋其外門，真氣乃存。用針之要，無忘其神。

【譯文】

所以醫工的用針，應該知道脈氣的運行所在，按照相應的孔穴治療。同時明白調和氣行的關鍵，什麼應補，什麼應瀉，進針或快或慢，以及所當取用穴位等等。瀉法須用流利圓活的手法，直迫病所而轉針，正氣就可正常運行。進針快些，出針慢些，邪氣就會隨針散出，進針時，屈伸而迎其氣之來，出針時，搖大針孔，就更促使邪氣極快外出。補法須用端正從容的手法，外引皮膚，使正當其穴，左手引針，右手推針進入皮膚，輕微捻轉，緩緩進針，針身一定端正，並且精神安靜，心堅不懈的進行刺治，待氣至以後，要略微留針，等到氣已下流，就要急快出針，隨即按壓穴位的皮膚，捫住針孔，真氣就內存不洩。用針的關鍵，別忘了得神。

【原文】

雷公問于黃帝曰：針論曰：得其人乃傳，非其人勿言。何以知其可傳？黃帝曰：各得其人，任之其能，故能明其事。雷公曰：願聞官能奈何？黃帝曰：明目者，可使視色。聰耳者，可使聽音。捷疾辭語者，可使傳論語。徐而安靜，手巧而心審諦者，可使行針艾，理血氣而調諸逆順，察陰陽而兼諸方。緩節柔筋而心和調者，可使導引行氣。疾毒言語輕人者，可使唾癰呪病。爪苦手毒，為事善傷者，可使按積抑痺。各得其能，方乃可行，其名乃彰。不得其人，其功不成，其師無名。故曰：得其人乃（言）〔傳〕，非其人勿（傳）〔言〕，此之謂也。手毒者，可使試按龜，置龜于器下而按其上，五十日而死矣；手甘者，復生如故也。

【譯文】

雷公問黃帝：《針論》所說：「得其人乃傳，非其人勿言」，怎樣

知道他是可以傳授的人呢？黃帝說：傳授學術，分別要得到適當的人才，教他可以勝任的工作，所以能夠明達其事。雷公說：希望聽一下怎樣才能量材取用呢？黃帝說：目明的人，可以使他看色澤；耳聰的人，可以使他聽聲音；口齒流利，善於言辭的人，可以使他傳達言論；語言徐緩安靜，手巧，心又仔細，可以使他操作針灸，以疏通血氣，調治一切逆順反常病症，觀察陰陽變化而兼有許多治療方法；手緩筋柔，心性和順的人，可以使他導引行氣；嫉妒、刻薄，說話輕視人的人，可以使他做「唾癰呪病」的事；爪甲粗，手下狠，做事愛傷人的人，可以使他按揉積聚，治療痺症。總之，使每個人，各盡其能，各種治療方法，才可以推行，名聲才可以顯揚。如果傳授的不得其人，不僅沒有功效，其師也就沒有名譽。所以說「得其人乃傳，非其人勿言」，也就是這個意思。至於手毒的方法，可叫手狠的人試按烏龜，放烏龜於器具的下面，而在上按壓，到五十天烏龜就死了，如果手善的，按壓五十天則烏龜仍然照舊活著。

論疾診尺第七十四

提示：本篇論述診尺膚的緩急、大小、滑澀及肌肉的堅脆，可以測候內臟盛衰和病變情況；另外觀察眼的顏色，可以測候病在何經或預斷死期遠近；最後，論述了「四時之變，寒暑之勝」，其規律是「重陰必陽，重陽必陰」，並指出四季伏邪，可能發生的疾病。所以題曰「論疾診尺」者，以本篇側重論診尺膚故也。

【原文】

黃帝問于岐伯曰：余欲無視色持脈，獨（調）〔診〕其尺，以其其病，從外知內，為之奈何？岐伯曰：審其尺之緩急、小大、滑澀、肉之堅脆，而病形定矣。

【譯文】

黃帝問岐伯：我想不要經過望色診脈，僅是診查尺膚的部位，就可以說明這病的原因，從外面能知道內在的變化，怎樣才能夠做到呢？岐伯說：審察那尺膚的緩急、小大、滑澀和肌肉的堅實脆弱，什麼病形就可以確定了。

【原文】

視人之目窠上微癰，如新臥起伏，其頸脈動，時咳，按其手足上，窅而不起者，風水膚脹也。

【譯文】

看到病人的眼臉，略微浮腫，像剛睡起的樣子，而且頸脈明顯的搏動，時作咳嗽，用手指按在病人手足上，被按的凹陷處，深而不能隨手而起，這就是風水膚脹的病症。

【原文】

尺膚滑其淖澤者，風也。尺肉弱（者），解㑊，安臥脫肉者，寒熱，不治。（尺膚滑而澤脂者，風也。）尺膚澀者，風痺也。尺膚粗如枯魚之鱗者，水（洙）〔淡〕飲也。尺膚熱甚，脈盛躁者，病溫也，其脈盛而滑者，（病）〔汗〕且出也。尺膚寒，其脈小者，洩、少氣。尺膚炬然，先熱後寒者，寒熱也。尺膚先寒，久（大）〔持〕之而熱者，亦寒熱也。

【譯文】

尺膚滑而柔潤光澤的，是風病。尺部的肌肉脆弱，身體倦怠，愛睡眠，肌肉消瘦的，是寒熱虛勞之症，不易治癒。尺膚澀而無滑潤之感的，是風痺。尺膚粗糙像乾魚鱗似的，是水濕和痰飲的病。尺膚很熱，脈現盛大而躁動的，是溫病；如脈強盛而現滑利的，是汗將出的徵象。尺膚很寒，脈現細小的，是洩利或氣虛的病。尺膚熱得像火，

先熱而後寒的,是寒熱病;尺膚捫之先寒,久持之而逐轉熱的,也是寒熱病。

【原文】

肘所獨熱者,腰以上熱;手所獨熱者,腰以下熱。肘前獨熱者,膺前熱;肘後獨熱者,肩背熱。臂中獨熱者,腰腹熱;肘後(粗)〔廉〕以下三四寸熱者,腸中有(蟲)〔熱〕。掌中熱者,腹中熱;掌中寒者,腹中寒。魚上白肉有青血脈者,胃中有寒。

【譯文】

肘部皮膚單獨發熱的,主腰以上發熱;手部單獨發熱的,主腰以下發熱;肘的前方單獨發熱的,主胸前發熱;肘的後方單獨發熱的,主肩背發熱;臂中單獨發熱的,主腰腹有熱;肘後廉以下三四寸發熱的,主腸中有熱;掌心發熱的,主腹中有熱;掌心發冷的,主腹中有寒。手魚際白肉部有青色脈絡的,主胃中有寒。

【原文】

尺炬然熱,人迎大者,當奪血。尺堅大,脈小甚,少氣,悗有加,立死。

【譯文】

尺膚灼手發熱,人迎脈大的,主失血;尺膚緊,人迎脈很小的,就是氣虛,如面色再現青白,會立即死亡。

【原文】

目赤色者病在心,白在肺,青在肝,黃在脾,黑在腎。黃色不可名者,病在胸中。

【譯文】

眼睛赤紅色的疾病在心經，發白色的疾病在肺經，發青色的疾病在肝經，發黃色的疾病在脾經，發黑色的疾病在腎經。發黃且兼雜其他顏色不可名狀的，疾病在胸中。

【原文】

診目痛，赤脈從上下者，太陽病；從下上者，陰陽病；從外走內者，少陽病。

【譯文】

診察眼病，眼裡有赤脈從上向下的，屬於足太陽經的病；如眼裡赤脈從下向上的，屬於足陽明經的病；若眼裡赤脈從外角走向內的，屬於足少陽經的病。

【原文】

診寒熱〔瘰癧〕，赤脈上下（至）〔貫〕瞳子，見一脈一歲死，見一脈半一歲半死，見二脈二歲死，見二脈半二歲半死，見三脈三歲死。

【譯文】

診察寒熱瘰癧的病，眼裡有赤脈，從上下貫向瞳子的，見有一條赤脈，過了一年死；見有一條半赤脈，過了一年半死；見有兩條赤脈，過了兩年死；見有兩條半赤脈，過了兩年半死；見有三條赤脈，過了三年死。

【原文】

診齲齒痛，按其陽之來，有過者獨熱，在左左熱，在右右熱，在上上熱，在下下熱。

【譯文】

　　診察齲齒痛，可按它的手足陽明經的來路，如其經脈太過，就會有熱，在左的左熱；在右的右熱；在上的上熱；在下的下熱。

【原文】

　　診血脈者，多赤多熱，多青多痛，多黑為久痺，多赤、多黑、多青皆見者，寒熱。

【譯文】

　　診察絡脈，多赤色的多熱，多青色的多痛，多黑色的是久痺的病，如果多赤、多黑、多青三色都見的，就屬於寒熱相兼的病。

【原文】

　　身痛而色微黃，齒垢黃，爪甲上黃，黃膽也，安臥，小便黃赤，脈小而澀者，不嗜食。

【譯文】

　　身痛，面色略微黃些，齒垢黃，指甲上也出現黃色，這就是黃膽病。好安臥，小便顏色黃赤，脈小並雖澀的，就會成為不嗜食的症狀。

【原文】

　　人病，其寸口之脈，與人迎之脈小大等及其浮沉等者，病難已也。

【譯文】

　　有病的人，它的寸口脈與人迎脈，其搏動力量小大，以及浮沉現象相等的，像這樣，病是難以好的。

【原文】

女子手少陰脈動甚者,妊子。

【譯文】

診察女子的脈,如發現手少陰心脈動甚的,主懷孕的徵象。

【原文】

嬰兒病,其頭毛皆逆上者,必死。耳間青脈起者,掣痛。大便（赤）〔青〕瓣,飧洩,脈小者,手足寒,難已;飧洩,脈少,手足溫,洩易已。

【譯文】

嬰兒有了病,如頭髮都向上逆的,一定死亡。若耳間有青脈隆起的,主筋肉抽搐,腹痛。若大便裡,排出有青瓣的東西,消化不良,脈大,手足寒冷的,這就難以治癒;消化不良,脈小,但手足溫暖的,那洩瀉就容易治癒。

【原文】

四時之變,寒暑之勝,重陰必陽,重陽必陰,故陰主寒,陽主熱,故寒甚則熱,熱甚則寒,故曰:寒生熱,熱生寒,此陰陽之變也。故曰:冬傷于寒,春生癉熱;春傷于風,夏生（後）〔飧〕洩腸澼;夏傷于暑,秋生痎瘧;秋傷于濕,冬生咳嗽。是謂四時之序也。

【譯文】

四時氣候的變化,寒暑的更勝,是陰過盛一定轉變為陽,陽過盛一定轉變為陰,由於陰主寒,陽主熱,所以寒過甚就會變熱,熱過甚就會變寒,因此也可以說:寒極能生熱,熱極能生寒,這就是陰陽相對變化的道理。所以說:冬被寒氣所傷,到春天就會發生溫熱的病。春被風氣所傷,到夏天就會發生飧洩、痢疾。夏天被暑氣所傷,到秋

天就會發生瘧疾。秋被濕氣所傷，到冬天就會發生咳嗽。這就是說由於四時氣候變化因而生病的規律。

刺節真邪第七十五

提示：本篇包括刺節、五邪、解結、推引、真邪四個部分，首先討論了振埃、發蒙、去爪、徹衣、解惑等五節的病症，介紹了五節針法；及對五邪的治療原則與針刺方法；另外敘述解結，舉出「治厥」、「一經上實下虛而不通」的施治原則，指出推引有推而上之、引而下之、推而散之，三種不同的應用方法。最後對真氣和邪氣的區別，加以闡解。

【原文】

黃帝問于岐伯曰：余聞刺有五節奈何？岐伯曰：固有五節：一曰振埃，二曰發蒙，三曰去爪，四曰徹衣，五曰解惑。黃帝曰：夫子言五節，余未知其意。岐伯曰：振埃者，刺外經，去陽病也。發蒙者，刺腑輸，去腑病也。去爪者，刺關節（肢）〔之支〕絡也。徹衣者，盡刺諸陽之奇輸也。解惑者，盡知調陰陽，補瀉有餘不足，相傾移也。

【譯文】

黃帝問岐伯：我聽說刺法有五節的說法，它是怎樣的？岐伯說：是確有五節的，一叫做振埃，二叫做發蒙，三叫做去爪，四叫做徹衣，五叫做解惑。黃帝說：你所說的五節，我不知道它的意義。岐伯說：振埃的刺法，就是針刺四肢和皮膚的經穴，治療陽病；發蒙的針法，就是針刺六腑的腧穴，治療六腑的病；去爪的針法，就是針刺關節的支絡；徹衣的刺法，就是針刺六腑的別絡；解惑的針法，就是完全了解調和陰陽的作用，補不足，瀉有餘，相互反復變化。

【原文】

黃帝曰：刺節言振埃，夫子乃言刺外經，去陽病，余不知其所謂也，願卒聞之。岐伯曰：振埃者，陽氣大逆，上滿于胸中，憤（瞋）〔䐜〕肩息，大氣逆上，喘喝坐伏，病惡埃煙，餲不得息，請言振埃，尚疾于振埃。黃帝曰：善。取之何如？岐伯曰：取之天容。黃帝曰：其咳上氣，窮詘胸痛者，取之奈何？岐伯曰：取之廉泉。黃帝曰：取之有數乎？岐伯曰：取天容者，無過一里，取廉泉者，血變而止。帝曰：善哉。

【譯文】

黃帝說：刺節針法中所說的振埃，你說是刺外經，以治療陽病，我不知道所指的是什麼，希望詳盡地聽一下。岐伯說：振埃的刺法，是治療陽氣大逆，積滿胸中，發脹，聳肩呼吸，胸中之氣逆上，或喘或喝，坐伏不安，感覺咽喉噎塞，呼吸困難。所謂振埃的命名，是比喻針刺捷效，比振落灰塵還要快。黃帝說：講得好。應取什麼穴位呢？岐伯說：當取天容穴。黃帝說：如果咳逆上氣，氣不舒暢，胸痛，應取什麼穴位呢？岐伯說：當取廉泉穴。黃帝說：取用這兩個穴，有一定常規嗎？岐伯說：針刺天容穴，不要過了一寸，針刺廉泉穴，看到病人面部血色改變就止針。黃帝說：講得好。

【原文】

黃帝曰：刺節言發蒙，余不得其意。夫發蒙者，耳無所聞，目無所見。夫子乃言刺腑輸，去腑病，何輸使然？願聞其故。岐伯曰：妙乎哉問也！此刺之（大）約，針之極也，神明之類也，口說書卷，猶不能及也，請言發蒙耳，尚疾于發蒙也。黃帝曰：善。願卒聞之。岐伯曰：刺此者，必于日中，刺其聽宮，中其眸子，聲聞于耳，此其輸也。黃帝曰：善。何謂聲聞于耳？岐伯曰：刺邪以手堅按其兩鼻竅而疾偃，其聲必應于針也。黃帝曰：善。此所謂弗見為之，而無目視，見而取之，神明相得者也。

【譯文】

　　黃帝說：針刺針法中所說的發蒙，我得不到其中的意義。關於發蒙的作用，是治療耳無所聞，目無所見的病變，你卻說是刺腑腧，以治療六腑的病，那是什麼腧穴才會叫它這樣呢？希望聽到其中的緣故。岐伯說：你問得妙極了。這是刺法中的要點，用針妙處的頂端，是屬於神明一類的。口裡說過，記之於卷，還是不能表達出來。所謂發蒙的命名，是比喻它的療效，比啟發蒙瞶還要快。黃帝說：講得好，希望詳盡地聽一下。岐伯說：針刺這耳無所聞、目無所見的病，必須在中午的時候，刺聽宮穴，使針感直應瞳子，還要使耳內聽到作響的聲音，這就是治療本病的主要腧穴。黃帝說：講得好，什麼使耳內有聲音可以聽到呢？岐伯說：針已刺入後，就叫病人用手緊按兩個鼻孔，而快仰臥，這樣，必然有聲音，應針而響的。黃帝說：講得好，這真所謂沒有看見怎樣去作，眼看不到別的，但像看見經脈往來而去取穴操作，像這樣的得心應手，真達到神明相得的程度了。

【原文】

　　黃帝曰：刺節言去爪，夫子乃言刺關節（肢）〔之支〕絡，願卒聞之。岐伯曰：腰脊者，身之大關節也。肢脛者，人之管以趨翔也。莖垂者，身中之機，陰精之候，津液之道也。故飲食不節，喜怒不時，津液內溢，乃下留于睪，（血）〔水〕道不通，日大不休，俯仰不便，趨翔不能，此病（榮）〔滎〕然有水，不上不下，鈹石所取，形不可匿，常不得蔽，故命曰去爪。帝曰：善。

【譯文】

　　黃帝說：刺節針法中所說的去水，你說就是針刺關節之支絡，希望詳盡地聽一下。岐伯說：腰脊是人身較大的關節；下肢和足脛部，是人行走的器官；陰莖是身中的生育機能，有排出陰精的活動，也是津液輸出的道路。所以飲食不節，喜怒不時，引起津液內溢，就會下流於陰囊裡，因為水道不通，陰囊水腫日益增大不止，俯仰困難，行

走不能。這種病，是由於有水蓄聚，上氣不通，下又不能從小便排泄，可用鈹針或砭石去水。陰囊水腫之形不能藏匿，下裳不能掩蔽，治療這種病，主要在於瀉水，因此名曰去水。黃帝說：講得好。

【原文】

　　黃帝曰：刺節言徹衣，夫子乃言盡刺諸陽之奇輸，未有常處也，願卒聞之。岐伯曰：是陽氣有餘而陰氣不足，陰氣不足則內熱，陽氣有余則外熱，內熱相搏，熱于懷炭，外畏綿帛近，不可近身，又不可近席，腠理閉塞，則汗不出，舌焦唇槁，臘乾嗌燥，飲食不讓美惡。黃帝曰：善。取之奈何？岐伯曰：取之于其天府、大杼三痏，又刺中膂，以去其熱，補足手太陰以去其汗，熱去汗稀，疾于徹衣。黃帝曰：善。

【譯文】

　　黃帝說：刺節針法中所說的徹衣，你說就是都刺在六腑的別絡，是沒有固定部位的。希望詳盡地聽一下。岐伯說：這是陽氣有餘，陰氣不足的病，陰氣不足，就會發生內熱，陽氣有餘，就會發生外熱，兩熱互相搏擊，就感到比懷著炭火還要熱。體外怕綿綢一類的東西，衣服不能貼身，身熱不可接近草席。同時因為腠理閉塞，而不出汗，舌乾唇槁，肌肉乾，喉嚨燥，內熱盛極，飲食無味，分不出好壞來。黃帝說：講得好。怎樣取穴治療呢？岐伯說：取手太陰的天府穴，足太陽的大杼穴，各刺三次，再針刺足太陽的中膂俞，以去其熱，補足太陰脾經，手太陰肺經使它出汗，等到熱去，汗漸少了，病也就痊癒，奏效比徹衣還要快。黃帝說：講得好。

【原文】

　　黃帝曰：刺節言解惑，夫子乃言盡知調陰陽，補瀉有餘不足，相傾移也，惑何以解之？岐伯曰：大風在身，血（脈）〔氣〕偏虛，虛者不足，實者有餘，輕重不得，傾側宛伏，不知東西，不知南北，乍

上乍下，乍反乍復，顛倒無常，甚于迷惑。黃帝曰：善。取之奈何？岐伯曰：瀉其有餘，補其不足，陰陽平復，用針若此，疾于解惑。黃帝曰：善。請藏之靈蘭之室，不敢妄出也。

【譯文】

　　黃帝說：刺節針法中所說的解惑，你說就是完全了解調和陰陽的作用，補不足，瀉有餘，使虛實相互改變，這樣的病理現象，怎麼才可以了解呢？岐伯說：人身中了大風，血氣就要偏虛，屬虛的必正氣不足，屬實的就邪盛有餘，因而四肢輕重不能相稱，身體傾斜，宛轉俯伏，不知東西南北，病症忽上忽下，忽輕忽重，起止不定，比一般神志迷惑還要重些。黃帝說：講得好，怎樣取穴治療呢？岐伯說：瀉其有餘，補其不足，使陰陽平調如常，運用針法像這樣，很快就將疑惑解除了。黃帝說：講得好，讓我把這些理論藏在靈蘭之室，不敢輕易洩露出去。

【原文】

　　黃帝曰：余聞刺有五邪，何謂五邪？岐伯曰：病有（持）〔時〕癰者，有容大者，有狹小者，有熱者，有寒者，是謂五邪。黃帝曰：刺五邪奈何？岐伯曰：凡刺五邪之方，不過五章，癉熱消滅，腫聚散亡，寒痺益溫，小者益陽，大者必去，請道其方。

【譯文】

　　黃帝說：我聽說有刺五邪的針法，什麼叫做五邪？岐伯說：病有是癰腫的，有屬實的，有屬虛的，有屬熱的，有屬寒的，這就叫做五邪。黃帝說：刺治五邪的病是怎樣的？岐伯說：一般針刺五邪的方法，不過五條，癉熱的病症應該消滅熱邪；腫和積聚的病應該消散；寒痺的病應該益氣溫通；虛邪的病應該益其陽氣；實邪的病應該排除邪氣；讓我再說明它的方法。

【原文】

凡刺癰邪，無迎隴，易俗移性不得膿，（脆）〔詭〕道更行，去其鄉，不安處，所乃散亡。諸陰陽過癰者，取之其輸瀉之。

【譯文】

凡是針刺癰邪，不能迎著癰邪盛勢輕用瀉法，應該和緩的像改變風俗、轉移性情一樣地耐心施治。如果不得膿，就應改換不同的方法去進行針刺，脫離固定部位，不可留在一定處所，這樣，病邪就會消失。主要是在各條陰經陽經經過的癰毒部位，取用它的本經輸穴以瀉之。

【原文】

凡刺大邪，（日）〔曰〕以小，洩（奪）其有餘，乃益處。剽其通，針其邪，肌肉親，視之毋有反其真。刺諸陽分肉間。

【譯文】

凡是針刺實邪，是使實邪減小。瀉其有餘，就可由亢進變為平和。在進行針刺時，要急於疏通病邪，刺中病邪的所在，使肌肉相附，觀察邪氣已經排除，真氣恢復乃止針。所應注意的，因實邪多在三陽，當以針刺諸陽經的分肉為主。

【原文】

凡刺小邪，（日）〔曰〕以大，補其不足乃無害，視其所在迎之界，遠近盡至，其不得外，侵而行之乃自費。刺分肉間‧

【譯文】

凡是針刺虛邪，是使正氣充實。補其不足，虛邪就會不至為害。補的方法是觀察虛的所在部位，迎著氣行的界域，使遠近的經氣盡至。如果補法用得太過就會有損，當針刺分肉之間。

【原文】

凡刺熱邪，越而（蒼）〔滄〕，出游不歸乃無病，為開通辟門戶，使邪得出病乃已。

【譯文】

凡是針刺熱邪，是使熱邪由熱轉涼，邪被疏散後，不再發熱，就可以沒有病。在施術時，當開辟針孔，使熱邪得以排出，病就可以痊癒。

【原文】

凡刺寒邪，日以溫，徐往（徐來）〔疾去〕致其神，門戶已閉氣不分，虛實得調其氣存也。

【譯文】

凡是針刺寒邪，是使人氣溫和，用針應該徐往疾去，以導致其神。出針後，針孔已閉，氣不分散，虛實得以調和，真氣也就可內存而固密了。

【原文】

黃帝曰：官針奈何？岐伯曰：刺癰者用鈹針，刺大者用鋒針，刺小者用員利針，刺熱者用鑱針，刺寒者用毫針也。

【譯文】

黃帝說：針刺五邪，怎樣選用針具呢？岐伯說：刺癰邪的病當用鈹針；刺實邪的病當用鋒針；刺虛邪的病當用員利針；刺熱邪的病當用鑱針；刺寒邪的病當用毫針。

【原文】

請言解論，與天地相應，與四時相副，人參天地，故可為解。下

有漸洳，上生葦蒲，此所以知形氣之多少也。陰陽者，寒暑也，熱則滋雨而在上，根荄少汁。人氣在外，皮膚緩，腠理開，血氣減（汁）〔汗〕大洩，皮淖澤。寒則地凍水冰，人氣在中，皮膚致，腠理閉，汗不出，血氣強，肉堅澀。當是之時，善行水者，不能往冰；善穿地者，不能鑿凍；善用針者，亦不能取四厥；血脈凝結，堅搏不往來者，亦未可即柔。故行水者，必待天溫冰釋凍解，而水可行，地可穿也。人脈猶是也，治厥者，必先熨調和其經，掌與腋、肘與腳、項與脊以調之，火氣已通，血脈乃行，然後視其病，脈淖澤者刺而平之，堅緊者，破而散之，氣下乃止，此所謂以解結者也。

【譯文】

讓我再談談解結的理論吧！它和天地相適應，又和四時相副合，由於人體與天地相配合，所以可用來說明什麼是解結。例如下有濕潤的地方，上面生長蒲葦，從蒲葦的茂悴，想見水澤面積的多少，因此，從人體外形的強弱，也就可知道血氣的多少了。至於陰陽變化，就是比喻四時的寒暑，炎熱蒸發於上，草木的根荄，缺少水分，人的體氣受了熏蒸，皮膚弛緩，腠理開發，汗液大洩，血氣衰減，皮膚有濕潤的現象。在寒冷的氣候中，地凍水冰，人的陽氣沉伏於內，皮膚致密，腠理閉塞，汗不出，血氣強，肌肉堅澀。在這嚴寒的時候，善於航行的人，不能在冰上行舟，善於穿地的人，也不能鑿開凍的地層。由此可知善於用針的人，也不能取四肢厥逆的脈，脈如因寒凝結，堅聚不能往來流暢的，也未可就加以按摩。所以航行的人，一定等待氣候溫和，冰消凍解，才開始行舟；在解凍以後，才能穿地。人體的經脈也和這種情況一樣，治療厥逆，一定先用熨法，調和經脈，在兩掌、兩腋、兩肘、兩腳以及項和背脊等關節交會之處，施行熨灸，溫熱之氣到達，血脈就恢復運行，然後再觀察他的病情，如脈過於滑潤的，就針刺使它平復；如脈現堅緊的，就針刺以破散鬱滯，待厥逆之氣下行，就可止針。像這樣，就是解結的方法。

【原文】

　　用針之類，在于調氣，氣積于胃，以通營衛，各行其道。宗氣留于海，其下者注于氣街，其上者走于息道。故厥在于足，宗氣不下，脈中之血，凝而留止，弗之火調，弗能取之。

【譯文】

　　用針的法則，主要是在於調氣。水穀精氣，積聚在於胃中，以交通營衛，使之各循其道運行周身。宗氣留積在胸中的氣海，它下行就流注到氣衝穴，它上行，就走向呼吸道裡。所以足部發生厥冷現象，是由於宗氣不能循經下行，因而脈中的血液，凝滯留止，如果不先用溫熨調和血行，就不能夠進行針刺。

【原文】

　　用針者，必先察其經絡之實虛，切而循之，按而彈之，視其應動者，乃後取（之）而下之。六經調者，謂之不病，雖病，謂之自已也。一經上實下虛而不通者，此必有橫絡盛加于大經，令之不通，視而瀉之，此所謂解結也。

【譯文】

　　用針治療，一定首先仔細察看經絡的虛實，循摸按切，揉按皮膚，彈動穴位，觀察它的變動情況，然後取適當穴位，針刺以去其病。如果手足六經脈氣調和，就可說是沒有病的徵象，即使有些小病，也可以說是能夠自癒的。若在某一經脈，出現上實下虛而不通的現象，這必是橫絡受邪，多加於正經之中，使它壅滯不通。看透了，而施用瀉法，這就是所謂解結的方法。

【原文】

　　上寒下熱，先刺其項太陽，久留之，已刺則熨項與肩胛，令熱下合乃止，此所謂推而上之者也。

【譯文】

腰以上寒，腰以下熱，應該首先針刺項間足太陽穴位，並作較長時間的留針，針刺後，就在項與肩胛部施行溫熨，使熱氣向下相合才可止針，這所謂推熱而使之上的針法。

【原文】

上熱下寒，視其虛脈而陷之于經絡者取之，氣下乃止，此所謂引而下之者也。

【譯文】

腰以上熱，腰以下寒，當觀察哪一條虛脈陷於經絡，取適當穴位治療，陽氣下達乃止。這所謂引熱下行的針法。

【原文】

大熱遍身，狂而妄見、妄聞、妄言，視足陽明及大絡取之，虛者補之，血而實者瀉之，因其偃臥，居其頭前，以兩手四指挾按頸動脈，久持之，卷而切推，下至缺盆中，而復止如前，熱去乃止，此所謂推而散之者也。

【譯文】

周身高熱，熱極發狂而妄見、妄聞、妄言，觀察足陽明胃經的正經和絡脈而取穴治療，如看陽明經絡屬虛的，就用補法；如有瘀血而屬實的，就用瀉法。另外使病人仰臥，醫者居其頭部的前面，用兩手的拇指食指挾按病人的頸部人迎動脈，作較長時間挾按，再屈指切按，從上下推到缺盆之中，再重覆從上下推連續進行，一直待熱去才止，這就是所謂推而散之的方法。

【原文】

黃帝曰：有一脈生數十病者，或痛、或癰、或熱、或寒、或癢、

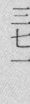

或痹、或不仁，變化無窮，其故何也？岐伯曰：此皆邪氣之所生也。黃帝曰：余聞氣者，有真氣，有正氣，有邪氣，何謂真氣？岐伯曰：真氣者，所受于天，與谷氣並而充身也。正氣者，正風也，從一方來，非實風，又非虛風也。邪氣者，虛風之賊傷人也，其中人也深，不能自去。正風者，其中人也淺，合而自去，其氣來柔弱，不能勝真氣，故自去。

【譯文】

　　黃帝說：有在一經之中會發生幾十種病的，或痛、或為癰、或發熱、或發冷、或癢、或為痹、或麻木不仁，變化無窮，這是什麼原因呢？岐伯說：這都是由於邪氣所生的。黃帝說：我聽說氣呀，有真氣，有正氣，有邪氣的不同，這又怎樣講呢？岐伯說：真氣就是所受先天的精氣，和飲食後的谷氣合併而充養周身的；正氣，也稱為正風，它是從符合四時的變化一方面而來，不是與四時相反的虛風；邪氣，就是虛風，虛風是能夠傷害人的，它傷人身體比較深，不能自行消散。正風的中人淺，合體內的真氣後，就會自去，因為正風之氣，其勢柔弱，不能夠傷害體內真氣，所以會自行消散的。

【原文】

　　虛邪之中人也，灑淅動形，起毫毛而發腠理。其入深，內搏于骨，則為骨痹。搏于筋，則為筋攣。搏于脈中，則為血閉不通，則為癰。搏于肉，與衛氣相搏，陽勝者則為熱，陰勝者則為寒，寒則真氣去，去則虛，虛則寒。搏于皮膚之間，其氣外發，腠理開，毫毛搖，氣往來行，則為癢。留而不去，則痹。衛氣不行，則為不仁。

【譯文】

　　虛邪的中傷人體，表現於外的，會出現寒粟，毫毛豎起，腠理開發等現象。如果邪氣深入，向內而傷於骨，就會成為骨痹；有傷於筋，就會成為筋攣；有傷於脈，就會成為血痹，因為血行不通，以致

發展成癭；傷於肌肉，和衛氣相搏擊，陽邪偏勝就出現熱症，陰邪偏勝就出現寒症。寒邪會迫使正氣離去，從而造成陽虛，陽氣已虛，則陰寒之氣，就會傷及皮膚。如邪氣外發於膚表的，就腠理開發，毫毛脫落；邪氣往來，就會發癢。邪氣滯留不去，就會成為痺症；衛氣流行不暢，就會成為麻木不仁的病。

【原文】

虛邪偏客于身半，其入深，內居榮衛，榮衛稍衰，則真氣去，邪氣獨留，發為偏枯。其邪氣淺者，脈偏痛。

【譯文】

虛邪偏中於人體的一半，如果邪氣深入，內犯榮衛，使榮衛功能衰減，則正氣離去，邪氣獨留在裡面，就發為半身不遂的症狀。如果邪氣輕的，就發生半身偏痛。

【原文】

虛邪之入于身也深，寒與熱相搏，久留而內者，寒勝其熱，則骨疼肉枯，熱勝其寒，則爛肉腐肌為膿，內傷骨，內傷骨為骨蝕。有所疾前筋，筋屈不得伸，邪氣居其間而不反，發於筋（溜）〔瘤〕。有所結，氣歸之，衛氣留之，不得反，津液久留，合而為腸（溜）〔瘤〕，久者數歲乃成，以手按之柔。已有所結，氣歸之，津液留之，邪氣中之，凝結日以易甚，連以聚居，為昔瘤，以手按之堅。有所結，深中骨，氣因于骨，骨與氣并，日以益大，則為骨（疽）〔瘤〕。有所結，中于肉，宗氣歸之，邪留而不去，有熱則化而為膿，無熱則為肉（疽）〔瘤〕。凡此數氣者，其發無常處，而有常名也。

【譯文】

　　虛邪如深入到人的體內，寒邪與熱氣相互搏擊，久留不去，而居於內，若寒勝過熱，就會引起骨疼肉枯；熱勝過寒，就會肌肉腐爛而化為膿，向內侵傷到骨，就成為骨蝕。至於邪氣結聚，中於筋，使筋居不得伸展，邪氣再久留其間而不退，就會發生筋瘤。如邪有所結，氣一定鬱於內，因而衛氣也留滯不能正常循行，以致津液久留於腸胃之間，聚結成為腸瘤，這種病，有的時間較長，要隔好幾年才會形成，用手按摸是柔軟的。邪有所結，氣鬱於內，津液留滯，邪氣中傷，血氣凝結一天比一天嚴重，接連地積聚起來，就成為昔瘤，用手按摸是堅硬的。邪有所結，深入到了骨骼，由於邪氣傷骨，骨與邪氣相併合，一天比一天增大，就成為骨瘤。邪有所結，入到肌肉，氣鬱於內，邪氣留結不去，在內有熱，就腐爛肌肉而化為膿，沒有熱象的，就可成為肉瘤。上述的幾種邪氣，它的發作沒有一定的部位，但是都有一定的病名。

衛氣行第七十六

　　提示：本篇主要介紹衛氣在人體內的運行情況以及與針刺的關係。其中所謂「病在於三陽，必候其氣在於陽而刺之，病在於三陰，必候其氣在陰分而刺之」。如果「失時反候，不病不治」，像這樣的針法，是應仔細研究而加以運用的。

【原文】

　　黃帝問于岐伯曰：願聞衛氣之行，出入之合，何如？岐伯曰：歲有十二月，日有十二辰，子午為經，卯酉為緯。天周二十八宿，而一面七星，四七二十八星，房昂為緯，虛張為經。是故房至畢為陽，昂至心為陰，陽主晝，陰主夜。故衛氣之行，一日一夜五十周于身，晝日行于陽二十五周，夜行于陰二十五周，周于五臟。

〔按〕二十八宿，分為陰陽兩個方面，各十四宿。從房星至畢星，其中有畢觜參井鬼柳星張翼軫角亢氐房十四星，其經過是從早晨至傍晚之時，故稱陽。從昴星至心星，也各十四宿，其中有心尾箕斗牛女虛危室壁奎婁胃昴十四星，其經過是從黃昏至黎明之時，故稱陰。

【譯文】

黃帝問岐伯：我希望聽到衛氣的運行，和陰經陽經出入之機，是怎樣的？岐伯說：一年有十二個月，一天有十二個時辰，子午分在南北，成為直線的經，卯酉分在東西，成為橫線的緯。天體環行於二十八宿之間，每一方面有七個星宿，東西南北四方合共二十八個星宿。自東至西，從房宿到昴宿為緯，自北至南，從虛宿到張宿為經。因此，房宿到畢宿為陽，昴宿到心宿為陰。陽主白天，陰主夜間，所以衛氣的運行，在一日一夜裡，循行全身五十周次，白天循行於陽二十五周，夜間循行於陰二十五周，環周於五臟之間。

【原文】

是故平旦陰〔氣〕盡，陽氣出于目，目張則氣上行于頭，循項下足太陽，循背下至小指之端。其散者，別于目銳眥，下手太陽，下至手小指之間外側。其散者，別于目銳眥，下足少陽，注小指次指之間。以上循手少陽之分，側下至小指之間。別者以上至耳前，合于頷脈，注足陽明，以下行至跗上，入五指之間。其散者，從耳下下手陽明，入（大指）〔次指〕之間。入掌中。其至于足也，入足心，出內踝下，行陰分，復合于目，故為一周。

【譯文】

因此到黎明的時候，陰氣已盡，陽氣就浮出於目，眼目張開，氣就上行於頭，沿項部下行足太陽經，再循背部向下到足小趾之端（至陰穴）。其分支，從目外眥別出，向下沿著手太陽經，下行到手小指外側端（少澤穴）。另一條分支，也從目銳眥別出，沿足少陽經下行，注入足小趾和四趾之間（竅陰穴）。又從足少陽經進入手少陽之分支，下行到手小指之間（關衝穴）。其中別行的上行至耳前，聚於頷脈，注入足陽明經，下行到足背上，入於足中趾之間（厲兌穴）。它的另一分支，又從耳下循手陽明經，進入手次指之間（商陽穴），再入掌中。衛氣至於足部，入足心，出於內踝，下行陰分後，再向上會合於目內眥，這就是衛氣運行的一周。

【原文】

是故日行一舍，人氣行一周與十分身之八；日行二舍，人氣行三周于身與十分身之六；日行三舍，人氣行于身五周與十分身之四；日行四舍，人氣行于身七周與十分身之二；日行五舍，人氣行于身九周；日行六舍，人氣行于身十周與十分身之八；日行七舍，人氣行于身十二周在身與十分身之六；日行十四舍，人氣二十五周于身有奇分與十分身之二，陽盡于陰，陰受氣矣。其始入于陰，常從足少陰注于腎，腎注于心，心注于肺，肺注于肝，肝注于脾，脾復注于腎為周。是故夜行一舍，人氣行于陰臟一周與十分臟之八，亦如陽行之二十五周，而復合于目。陰陽一日一夜，合有奇分十分身之四，與十分臟之二，是故人之所以臥起之時有早晏者，奇分不盡故也。

【譯文】

因此，日行一宿，衛氣就在人體運行一周又十分之八；日行二宿，衛氣就在人體運行三周又十分之六；日行三宿，衛氣就在人體運行五周又十分之四；日行四宿，衛氣就在人體運行七周又二；日行五宿，衛氣就在人體運行九周；日行六宿，衛氣就在人體運行十周又十

分之八；日行七宿，衛氣就在人體運行十二周又十分之六；日行十四宿，衛氣就在人體運行二十五周又有餘數十分之二。至於衛氣在白天行盡陽分之後，屬於夜間的陰分，便承受其氣。在開始注入陰分時，一般是從足少陰經傳注到腎臟；由腎傳注到心臟；由心傳注到肺臟；由肺傳注到肝臟；由肝傳注到脾臟；由脾又傳注到腎臟而成為一周。所以夜行一宿的時間，衛氣在人身的陰臟運行了一周又十分之八，也像白天在陽分運行二十五周，而重會合於目內眥。陰分和陽分在一日一夜裡，當有餘數十分之二和陰臟的十分之二。人的臥起有早有晚，所以在計算上就有了奇零的餘數。

【原文】

黃帝曰：衛氣之在于身也，上下往來不以期，候氣而刺之奈何？伯高曰：分有多少，（日）〔至〕有長短，春秋冬夏，各有分理，然後常以平旦為紀，以夜盡為始。是故一日一夜，水下百刻，二十五刻者，半日之度也，常如是毋已，日入而止，隨日之長短，各以為紀而刺之。

謹候其時，病可與期，失時反候者，百病不治。故曰：刺實者，刺其來也；刺虛者，刺其去也。此言氣存亡之時，以候虛實而刺之。是故謹候氣之所在而刺之，是謂逢時。病在于三陽，必候其氣在于陽而刺之；病在于三陰，必候其氣在陰分而刺之。

【譯文】

黃帝說：衛氣它在人身之中，或上、或下、或往、或來的運行不已，如候氣而進行針刺，應怎樣呢？伯高說：春分、秋分日有長短，夏至、冬至也有長短，春秋冬夏的晝夜長短各有一定規律，然後以平旦作為標準，以夜盡為衛氣行於陽分的開始。一日一夜之中，漏水下盡了一百刻，二十五刻，就是白日半天的度數，經常像這樣環周不已，到日入的時候，才算是白晝終止，隨著日出日入的長短，分別作為標準而進行針刺。

如能謹慎地候其氣行時機而行針，就可以預知疾病將癒的日期；若失掉氣行時機，或違反了候氣，就會百病難以治癒。所以說，針刺邪實之症，當刺其來勢而瀉之；針刺氣虛之症，當刺其去勢而補之。這就是說在氣行盛衰之時，以觀察虛實而進行針刺。因此，謹慎地候氣所在部位而及時針刺的，叫做逢時。病在三陽經的，一定候其氣在陽分的時候而刺之；病在三陰經的，一定候其氣在陰分的時候而刺之。

【原文】

水下一刻，人氣在太陽；水下二刻，人氣在少陽；水下三刻，人氣在陽明；水下四刻，人氣在陰分。水下五刻，人氣在太陽；水下六刻，人氣在少陽；水下七刻，人氣在陽明；水下八刻，人氣在陰分。水下九刻，人氣在太陽；水下十刻，人氣在少陽；水下十一刻，人氣在陽明；水下十二刻，人氣在陰分。水下十三刻，人氣在太陽；水下十四刻，人氣在少陽；水下十五刻，人氣在陽明；水下十六刻，人氣在陰分。水下十七刻，人氣在太陽；水下十八刻，人氣在少陽；水下十九刻，人氣在陽明；水下二十刻，人氣在陰分。水下二十一刻，人氣在太陽；水下二十二刻，人氣在少陽；水下二十三刻，人氣在陽明；水下二十四刻，人氣在陰分。水下二十五刻，人氣在太陽，此半日之度也。從房至畢一十四舍，水下五十刻，日行半度，回行一舍，水下三刻與七分刻之四。

《大要》曰：常以日之加于宿上也，人氣在太陽。是故日行一舍，人氣行三陽行與陰分，常如是無已，天與地同紀，紛紛盼盼，終而復始，一日一夜，水下百刻而盡矣。

【譯文】

漏水下注一刻，衛氣在手足太陽經；漏水下注二刻，衛氣在手足少陽經；漏水下注三刻，衛氣在手足陽明經；漏水下注四刻，衛氣在陰分。漏水下注五刻，衛氣又出陽分，在手足太陽經；漏水下注六

刻，衛氣在手足少陽經；漏水下注七刻，衛氣在手足陽明經；漏水下注八刻，衛氣在陰分。漏水下注九刻，衛氣在手足太陽經；漏水下注十刻，衛氣在手足少陽經；漏水下注十一刻，衛氣在手足陽明經；漏水下注十二刻，衛氣在陰分。漏水下注十三刻，衛氣在手足太陽經；漏水下注十四刻，衛氣在手足少陽經；漏水下注十五刻，衛氣在手足陽明經；漏水下注十六刻，衛氣在陰分。漏水下注十七刻，衛氣在手足太陽經；漏水下注十八刻，衛氣在手足少陽經；漏水下注十九刻，衛氣在手足陽明經；漏水下注二十刻，衛氣在陰分。漏水下注二十一刻，衛氣在手足太陽經；漏水下注二十二刻，衛氣在手足少陽經；漏水下注二十三刻，衛氣在手足陽明經；漏水下注二十四刻，衛氣在陰分。當漏水下注二十五刻的時候，衛氣又在手足太陽經，這就是衛氣運行半日的度數。若以全日計算，則太陽從房宿到畢宿，周歷了十四宿，大約漏水下注五十刻，這是日行半度的時間。從昴宿到心宿，又周歷了十四宿，漏水下注五十刻，這是日行於晝夜一周的時間。每當日行周歷一宿，需時三刻又一刻的七分之四。

古經《大要》篇說：通常在日行每一宿時，衛氣一定運行於手足太陽經。所以日行一宿的過程，衛氣就運行了三陽經和陰分。像這樣沒有休止地運行，與天地變化規律是一致的，紛繁有序，終而復始，一日一夜，漏水下注百刻，衛氣就完成了在人身運行五十周次了。

九宮八風第七十七

提示：本篇所謂「九宮」是指四方四隅中央九個方位，「八風」是指八方之風。它的內容，是就九宮的方位，討論八風對人體的危害；並提出風能病人，避之應如避矢石，這是示人一種預防疾病的警戒。

【合八風虛實邪正】

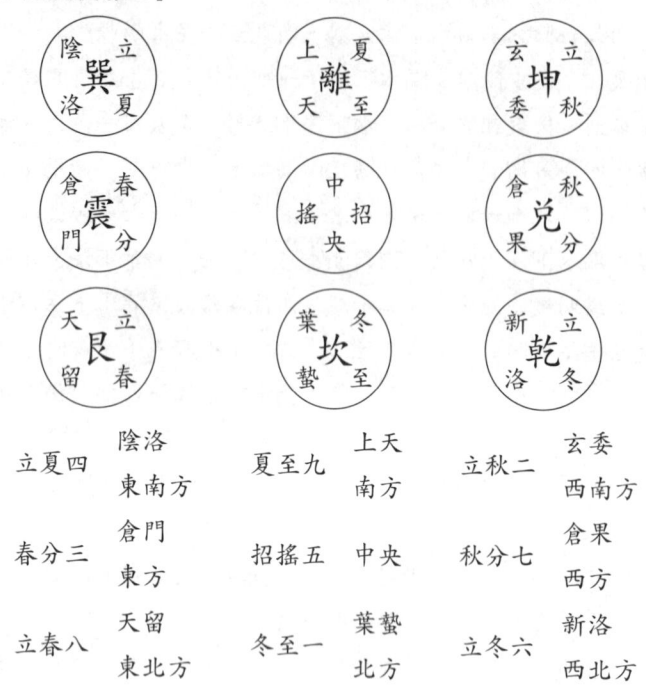

陰巽洛立夏	上離天夏至	玄坤委立秋
倉震門春分	中招搖央	倉兌果秋分
天艮留立春	葉坎蟄冬至	新乾洛立冬

立夏四	陰洛東南方	夏至九	上天南方	立秋二	玄委西南方
春分三	倉門東方	招搖五	中央	秋分七	倉果西方
立春八	天留東北方	冬至一	葉蟄北方	立冬六	新洛西北方

【原文】

　　太一常以冬至之日，居葉蟄之宮四十六日，明日居天留四十六日，明日居倉門四十六日，明日居陰洛四十五日，明日居天宮四十六日，明日居玄委四十六日，明日居倉果四十六日，明日居新洛四十五日，明日復居葉蟄之宮，曰冬至矣。

【譯文】

　　太一常從冬至那天，居正北方葉蟄宮四十六天；期滿後的明天，就移居東北方天留宮四十六天；期滿後的明天，又移居正東方倉門宮四十六天；期滿後的明天，又移居東南方陰洛宮四十五天；期滿後的明天，又移居正南方上天宮四十六天；期滿後的明天，又移居西南方玄委宮四十六天；期滿後的明天，又移居正西方倉果宮四十六天；期

滿後的明天，又移居西北方新洛宮四十五天；期滿後的明天，又重回到葉蟄宮，就又到了冬至日。

【原文】

太一日游，以冬至之日，居葉蟄之宮，數所在，日從一處，至九日，復反于一，常如是無已，終而復始。

【譯文】

太一游行的日子，開始在冬至那天，居在葉蟄宮，推算它所在的地方，每天遷徙一處，到九天，又返回到屬於一數的坎位，經常像這樣而不休止，終而復始地運行著。

【原文】

太一移日，天必應之以風雨，以其日風雨則吉，歲美民安少病矣，先之則多雨，後之則多（汗）〔旱〕。

【譯文】

太一在交節過宮的那天，必有風雨出現。若是當天風雨和調，就會年景好，民安少病。如先期幾天出現風雨，就會歲中多雨，後期幾天出現風雨，就會歲中多旱。

【原文】

太一在冬至之日有變，占在君；太一在春分之日有變，占有相；太一在中宮之日有變，占在吏；太一在秋分之日有變，占在將；太一在夏至之日有變，占在百姓。所謂有變者，太一居五宮之日，（病）〔疾〕風折樹木，揚沙石。各以其所主占貴賤，因視風所從來而占之。風從其所居之鄉來為實風，主生，長養萬物。從其衝後來為虛風，傷人者也，主殺主害者。謹候虛風而避之，故聖人（日）〔曰〕：避虛邪之道，如避矢石然，邪弗能害，此之謂也。

【譯文】

　　太一在冬至的那天，氣候如有變化，預測應在君；太一在春分的那天，氣候如有變化，預測應在相；太一在中宮的那天，氣候如有變化，預測應在吏；太一在秋分的那天，氣候如有變化，預測應在將；太一在夏至的那天，氣候如有變化，預測應在百姓。所謂有氣候變化的現象，就是太一分別居於五宮的那一天，出現暴風折斷樹木，揚少石，分別從太一所主的方位占驗受病者的貴賤，占驗的依據，就是看風勢所來的方向。風從當令的方位來，叫做實風，主生，長養萬物。如風從當令相對的方位而來，叫做虛風，能夠傷人，主殺害。人人應該謹慎預測虛風的出現而躲避它。所以聖人說：躲避虛風，就像躲避矢石一樣。然後外邪不致侵害，就是這個意思。

【原文】

　　是故太一（入）徒立于中宮，乃朝八風，以占吉凶也。風從南方來，名曰大弱風，其傷人也，內舍于心，外在于脈，氣主熱。風從西南方來，名曰謀風，其傷人也，內舍于脾，外在于肌，其氣主為弱。風從西方來，名曰剛風，其傷人也，內舍于肺，外在于皮膚，其氣主為燥。風從西北方來，名曰折風，其傷人也，內舍于小腿，外在于手太陽脈，脈絕則溢，脈閉則結不通，善暴死。風從北方來，名曰大剛風，其傷人也，內舍于腎，外在于骨與肩背之膂筋，其氣主為寒也。風從東北方來，名曰凶風，其傷人也，內舍于大腸，外在于兩脇腋骨下及肢節。風從東方來，名曰嬰兒風，其傷人也，內舍于肝，外在于筋紐，其氣主為（身）濕。風從東南方來，名曰弱風，其傷人也，內舍于胃，外在肌肉，其氣主體重。此八風皆從其虛之鄉來，乃能病人。三虛相搏，則為暴病卒死。兩實一虛，病則為淋露寒熱。犯其雨濕之地，則為痿。故聖人避風，如避矢石焉。其有三虛而偏中于邪風，則為擊仆偏枯矣。

【譯文】

　　所以太一遷移立在中宮，才能朝向八風，以測候它的吉和凶。例如風從南方而來，叫做大弱風，它對人的傷害，內可侵入心臟，外則留於血脈，其氣主熱病。風從西南方而來，叫做謀風，它對人的傷害，內可侵入脾臟，外則留於肌肉，其氣主弱病。風從西方而來，叫做剛風，它對人的傷害，內可侵入肺臟，外則留於皮膚，其氣主燥病。風從西北方而來，叫做折風，它對人的傷害，內可侵入小腸，外則留於手太陽之脈，如脈絕，就是邪氣滿溢；脈閉，就是結塞不通，會多突然死亡。風從北方而來，叫做大剛風，它對人的傷害，內可侵入腎臟，外則留於骨骼，其氣主寒病。風從東北方而來，叫做凶風，它對人的傷害，內可侵入大腸，外則留於兩腋兩胁。風從東方而來，叫做嬰兒風，它對人的傷害，內可侵入肝臟，外則留於筋的連結之處，其氣主濕病。風從東南方而來，叫做弱風，它對人的傷害，內可侵入於胃，外則留在肌肉，其氣主體重病。總而言之，這八種風，都是來自虛鄉，所以才能使人患病。值得注意的，是虛人逢虛年，再受虛風，三虛相迫，就會驟然得病，突然死亡。如果兩實一虛，發病就會是勞倦寒熱相雜等症。如在雨濕地方，中了濕氣，就會成為痿症。所以明智的人，躲避風邪，就像躲避矢石一樣。如果有三虛的人，又偏中了邪風，就會動倒在地以致半身不遂。

九針論第七十八

　　提示：本篇論述九針（即九鍼）與天地、人體之間的關係，及其互相配合問題；另外，對九針的形狀、性能及在治療上的作用，作了詳細說明；並指出用針注意各點，強調針刺時要觀察形態，進行辨症論治。

【原文】

　　黃帝曰：余聞九針于夫子，眾多博大矣，余猶不能寤，敢問九針

焉生？何因而有名？岐伯曰：九針者，天地之（大）數也，始于一而終于九。故曰：一以法天，二以法地，三以法人，四以法時，五以法音，六以法律，七以法星，八以法風，九以法野。

【譯文】

黃帝說：我聽你講九針的學術，是很豐富淵博的，但是我還不明白，敢問九針怎樣產生的，因為什麼而有各種不同的名稱。岐伯說：九針是天地間的一個數，開始於一，終止於九。那一針是取法於天，二針是取法於地，三針是取法於人，四針是取法於四時，五針是取法於五音，六針是取法於六律，七針是取法於七星，八針是取法於八風，九針是取法於九野。

【原文】

黃帝曰：以針應九之數奈何？岐伯曰：夫聖人之起天地之數也，一而九之，故以立九野，九而九之，九九八十一，以起黃鍾數焉，以針應數也。

【譯文】

黃帝說：將針和九個數字相比，是怎樣的？岐伯說：聖人所立的天地陰陽變化的數字，是從一到九作為基數，所以當時據此建立了九州的分野。九與九相乘，九九八十一，便創造了黃鍾之數。以針與數相類比，因此有了九針的名稱。

【原文】

一者天地，天者陽也，五臟之應天者肺，肺者五臟六腑之蓋也，皮者肺之合也，人之陽也。故為之治〔鑱〕針，必以大其頭而銳其末，令無得深入而陽氣出。

【譯文】

　　第一種針，比象於天，天屬於陽，在人體五臟中，與天相應的是肺，肺在臟腑中位置最高，是五臟六腑的華蓋，皮毛外合於肺，是屬於人的體表。因此，為了治療皮毛部位病症，製作了鑱針，必須針頭大，末端鋒利，使不能深刺，如果深了，是要洩傷陽氣的。

【原文】

　　二者地也，人之所以應土者肉也。故為之治〔員〕針，必筩其身而員其末，令無得傷肉分，傷則氣得竭。

【譯文】

　　第二種針比象於地，地屬於土，在人體上，與地土相應的是肉。因此，為了治療肌肉的病症，製作了員針，必須針身直。針尖圓，使它不能損傷肌肉，如傷了肌肉，則氣就會衰的。

【原文】

　　三者人也，人之所以成生者血脈也。故為之治〔鍉〕針，必大其身而員其末，令可以按脈勿陷，以致其氣，令邪氣獨出。

【譯文】

　　第三種針比象於人，人之所以生長，是由於血脈不斷運行，為了治療血脈的病症，製作了鍉針，針身大，針尖圓，使它可以按摩脈絡，而不致深陷肌肉裡面，以導致正氣流暢，使病邪單獨由內排去。

【原文】

　　四者時也，時者，四時八風之客于經絡之中，為瘤病者也。故為之治〔鋒〕針，必筩其身而鋒其末，令可以瀉熱出血，而痼病竭。

【譯文】

　　第四種針比象於四時。四時的意思，是說人如受了四季八方的風邪，侵襲到經絡裡邊，就會發生久治不癒的病症。為了治療這種痼疾，製作了鋒針，針身直，針尖銳利，使它可以瀉熱出血，發洩痼疾。

【原文】

　　五者音也，音者冬夏之分，分于子午，陰與陽別，寒與熱爭，兩氣相搏，合為癰膿者也。故為之治〔鈹〕針，必令其末如劍鋒，可以取大膿。

【譯文】

　　第五種針比象於五音。五數位於一九兩數的中間，在九宮數裡，一代表冬至與子，五代表夏至與午，五居中央，既然分開冬夏，因而分開子午。這比喻人體也是陰與陽別，寒與熱爭，兩氣相互搏擊，合併而成為癰腫，為了治療這種病症，製作了鈹針，必使針尖形如劍鋒，可以作為刺破癰腫排膿之用。

【原文】

　　六者律也，律者，調陰陽四時而合十二經脈，虛邪客于經絡而為暴痺者也。故為之治〔員利〕針，必令尖如氂，且員且銳，中身微大，以取暴氣。

【譯文】

　　第六種針比象於六律，六律的意思，是六律六呂要協調陰陽四時，藉以喻人體的十二經脈。如果人身陰陽不調，外邪乘虛侵犯經脈，而發生急性發作的痺症。為了治療這種痺症，製作了員利針，必使針尖如毛，又員又銳，針身略粗，用它治療突然發作痺症。

【原文】

七者星也，星者人之七竅，邪之所客于經，而為痛痺，舍于經絡者也。故為之治〔毫〕針，令尖如蚊虻喙，靜以徐往，微以久留，正氣因之，真邪俱往，出針而養者也。

【譯文】

第七種針比象於七星，星的意思，好像人的七竅。如外邪侵犯了經脈，以致成為痛痺，潛藏於經絡裡。因此，為了治療這種病症，製作了毫針，使針尖纖細像蚊虻的嘴，靜而徐緩地進針，不可長時間留針，使正氣因而充實，經氣邪氣都受到了針刺的影響，出針以後，在較長時間要按著針孔，以使氣不外洩。

【原文】

八者風也，風者人之股肱八節也，八正之虛風，八風傷人，內舍于骨解腰脊節腠（理）之間，為深痺也。故為之治〔長〕針，必（長）〔薄〕其身，鋒其末，可以取深邪遠痺。

【譯文】

第八種針，比象於風，風從八方而來，好像人體的股肱八節一樣。八個節氣的賊風傷人，向人體內，深入於骨縫腰脊關節之間，而成為深部的痺症。因此，為了治療這個病症，製作了長針，必須針身薄，針尖鋒利，使它可以治療邪氣深，遠年的痺症。

【原文】

九者野也，野者人之節解皮膚之間也，淫邪流溢于身，如風水之狀，而溜不能過于機關大節者也。故為之治〔大〕針，令尖如挺，其鋒微員，以取大氣之不能過于關節者也。

【譯文】

　　第九種針，比象於九野，九野的意思，是藉喻人的周身關節皮膚。如病邪偏盛流溢於身，像風水的症狀，不能夠通過關節。因此，為了治療這種病症，製作了大針，使針尖形像破竹一樣，針尖略圓，以治療水氣停留，大氣不能通過關節的病症。

【原文】

　　黃帝曰：針之長短有數乎？岐伯曰：一曰鑱針（者），取法于巾針，去末〔半〕寸（半），卒銳之，長一寸六分，主熱在頭身也。二曰圓針，取法于絮針，筩其身而卵其鋒，長一寸六分，主治分〔肉〕間氣。三曰鍉針，取法于黍粟之銳，長三寸半，主按脈取氣，令邪出。四曰鋒針，取法于絮針，筩其身，鋒其末，長一寸六分，主（癰）〔瀉〕熱出血。五曰鈹針，取法于劍鋒，廣二分半，長四寸，主大癰膿，兩熱爭者也。六曰員利針，取法于氂，（針）微大其末，反小其身，令可深內也，長一寸六分，主取癰痺者也。七曰毫針，取法于毫毛，長一寸六分，主寒熱痛痺在絡者也。八曰長針，取法于綦針，長七寸，主取深邪遠痺者也。九曰大針，取法于鋒針，其鋒微員，長四寸，主取大氣不出關節者也。針形畢矣，此九針大小長短法也。

【譯文】

　　黃帝說：針的長短有差別嗎？岐伯說：第一叫做鑱針，模仿巾針的式樣做的，在離針半寸的部位，就尖銳突出，針長一寸六分，主治邪熱在頭身的疾病。第二叫做圓針，模仿絮針的式樣做的，針身直圓形，針尖圓像卵，長一寸六分，主治邪在分肉之間的疾病。第三叫做鍉針，模仿黍粟的圓而微尖，長三寸半，主要是按脈取氣，使邪外出。第四叫做鋒針，也是模仿絮針式樣做的，針身直圓形，針鋒銳利，長一寸六分，主治瀉熱出血。第五叫做鈹針，模仿寶劍的劍鋒做的，寬二分半，長四寸，主治痛腫大膿，及寒熱兩氣相搏用的。第六

叫做員利針，模仿氂毛的細長挺直做的，針尖稍大，針身反小，使針可以深入，長一寸六分，主治癰症、痺症。第七叫做毫針，模仿毫毛纖細做的，長一寸六分，主治寒熱痛痺，邪在於絡的疾病。第八叫做長針，模仿綦針的式樣做的，長七寸，主治深邪遠年的痺症。第九叫做大針，模仿鋒針做的，針鋒微圓，長四寸，主治關節間的大氣不能流暢，如上所述，針的形式就說完了，這也是九針大小長短的標準。

【原文】

黃帝曰：願聞身形應九野奈何？岐伯曰：請言身形之應九野也，左足應立春，其日戊寅己丑。左脇應春分，其日乙卯。左手應立夏，其日戊辰己巳。膺喉首頭應夏至，其日丙午。右手應立秋，其日戊申己未。右脇應秋分，其日辛酉。右足應立冬，其日戊戌己亥。腰尻下竅應冬至，其日壬子。六腑膈下三臟應中州，其大禁，大禁太一所在之日及諸戊己。凡此九者，善候八正所在之處，所主左右上下身體有癰腫者，欲治之，無以其所直之日潰治之，是謂（天）〔大〕忌日也。

【譯文】

黃帝說：我希望聽到人身的形體和九州區劃相應，是怎樣的呢？岐伯說：讓我說明身形和九野相應的情況吧！左足與立春相應，它所值的是戊寅、己丑二日。左脇與春分相應，它所值的是乙卯日。左手與立夏相應，它所值的是戊辰、己巳二日。胸膺咽喉頭部與夏至相應，它所值的是丙午日。右手與立秋相應，它所值的是戊申、己未二日。右脇與秋分相應，它所值的是辛酉日。右足與立冬相應，它所值的是戊戌、己亥二日。腰尻及前後二陰與冬至相應，它所值的是壬子日。六腑及胸膈以下的肝、脾、腎三臟與中宮相應，它的大禁日期是太一所在之日及各戊己日。所有以上九者，能夠測候八正所在之處，及其相應於形體左右上下的部位。有癰腫的病人，打算治療，不能在它相應的時日裡進行針刺，這就是所謂的大忌日。

【原文】

形樂志苦，病生于脈，治之以灸刺。形苦志樂，病生于筋，治之以熨引。形樂志樂，病生于肉，治之以針石。形苦志苦，病生于咽（喝）〔嗌〕，治之以甘藥。形數驚恐，筋脈不通，病生于不仁，治之以按摩醪藥。是謂〔五〕形〔志也〕。

【譯文】

形體安樂，精神苦悶，如病就發生在經脈方面，治療應該用針刺。形體勞苦，精神愉快，如病，就發生在筋骨之間，治療應該用熨引的方法。形體安樂，精神愉快，如病，就發生在肌肉方面，治療應該用針刺和砭石。形體勞苦，精神苦悶，如病，就發生在咽喉肺喘，治療應該用甘藥調養。形體屢次遭受驚恐，筋脈運行不暢，如病，就發生肢體不仁的症狀，治療應該用按摩、藥酒。這就是所謂五種形志的病。

【原文】

五臟氣：心主噫，肺主咳，肝主語，脾主吞，腎主欠。六腑氣：膽為怒，胃為氣逆噦，大腸小腸為洩，膀胱不約為遺溺，下焦溢為水。

【譯文】

五臟之氣失調，要發現不同的症狀。心主要是噫氣；肺主要是咳嗽；肝主要是多語；脾主要是吞酸；腎主要是呵欠。六腑之氣失調，膽易發怒；胃易噦逆；大腸小腸易為洩瀉；膀胱不能約束易遺溺；下焦泛溢，易發水腫。

【原文】

五味：酸入肝，辛入肺，苦入心，甘入脾，鹹入腎，（淡入胃，）是謂五味。

【譯文】

　　五味入胃，各入其所喜之臟。酸味先入於肝；辛味先入於肺；苦味先入於心；鹹味先入於腎；甘味先入於脾。這就是所謂五味各有所入的道理。

【原文】

　　五並：精氣並肝則憂，並心則喜，並肺則悲，並腎則恐，並脾則（畏）〔飢〕，是謂五精之氣並于臟也。

【譯文】

　　五臟的精氣相並，分別有不同的病發生。精氣並於肝，就會憂慮；精氣並於心，就會喜笑；精氣並於肺，就會悲哀；精氣並於腎，就會驚恐；精氣並於脾，就會善飢。這就是所謂五臟的精氣乘虛相並於各臟所引起的疾病。

【原文】

　　五惡：肝惡風，心惡熱，肺惡寒，腎惡燥，脾惡濕，此五臟氣所惡也。

【譯文】

　　肝厭惡風，心厭惡熱，肺厭惡寒，腎厭惡燥，脾厭惡濕，這就是五臟之氣的厭惡。

【原文】

　　五液：心主汗，肝主泣，肺主涕，腎主唾，脾主涎，此五液所出也。

【譯文】

　　五臟各有所化生的水液，心臟主化生汗液；肝臟主化生淚液；肺

臟主化生涕液；腎臟主化生唾液；脾臟主化生涎液。這就是五液的化生。

【原文】

五勞：久視傷血，久臥傷氣，久坐傷肉，久立傷骨，久行傷筋，此五久勞所病也。

【譯文】

五種太過的疲勞，分別有不同的損傷。久視就會傷血，久臥就會傷氣，久坐就會傷肉，久立就會傷骨，久行就會傷筋。這就是五種過久疲勞所以能致病的。

【原文】

五走：酸走筋，辛走氣，苦走血，鹹走骨，甘走肉，是謂五走也。

【譯文】

五味入於五臟，有它不同的走向。酸味走向筋；辛味走向氣；苦味走向血；鹹味走血骨；甘味走向肉。這就是所謂五味走向五臟的概況。

【原文】

五裁：病在筋，無食酸；病在氣，無食辛；病在骨，無食鹹；病在血，無食苦；病在肉，無食甘。口嗜而欲食之，不可多也，必自裁也，命曰五裁。

【譯文】

食用五味，應該有所節制。病在筋的，不可多食酸味；病在氣分的，不可多食辛味；病在骨的，不可多食鹹味；病在血分的，不可多

食苦味；病在肌肉的，不可多食甜味。嘴裡想吃這些五味，也不可過多，必須自行節制，這就叫做五裁。

【原文】

五發：陰病發于骨，陽病發于血，（以味發于氣）〔陰病發于肉〕，陽病發于冬，陰病發于夏。

【譯文】

五臟之病的發生，分別有不同的部位和不同的季節。腎陰的病發生在骨髓；心陽的病發生在血脈；脾陰的病發生在肌肉；肝陽的病來源於冬；肺陰的病來源於夏。

【原文】

五邪：邪入于陽，則為狂；邪入于陰，則為血痺；邪入于陽，轉則為癲疾；邪入于陰，轉則為瘖；陽入之于陰，病靜；陰出之于陽，病喜怒。

【譯文】

五臟為邪氣所侵會發生什麼病變呢？病邪入於陽，就會發狂；病邪入於陰，就會形成血痺；病邪入於陽，陽與邪相搏，就會引起頭部疾患；病邪入於陰，陰與邪相搏，就會引起瘖啞；病邪由陽而入於陰，病就平靜；病邪由陰而出於陽，病就多怒。

【原文】

五臟：心藏神，肺藏魄，肝藏魂，脾藏意，腎藏精志也。

【譯文】

五臟各有所藏的精神意識活動，心臟藏神，肺臟藏魄，肝臟藏魂，脾臟藏意，腎臟藏精與志。

【原文】

　　五主：心主脈，肺主皮，肝主筋，脾主肌，腎主骨。

【譯文】

　　五臟對軀體各部分，分別有其所主，心臟主宰血脈，肺臟主宰皮膚，肝藏主宰筋膜，脾臟主宰肌肉，腎臟主宰骨髓。

【原文】

　　陽陰多血多氣，太陽多血少氣，少陽多氣少血，太陽多血少氣，厥陰多血少氣，少陰多氣少血。故曰刺陽明出血氣，刺太陽出血惡氣，刺少陽出氣惡血，刺太陰出血惡氣，刺厥陰出血惡氣，刺少陰出氣惡血也。

【譯文】

　　手足陽明經多血多氣，手足太陽經多血少氣，手足少陽經多氣少血，手足太陰經多血少氣，手足厥陰經多血少氣，手足少陰經多氣少血。因此說，刺陽明經可以出血出氣；刺太陽經，可以出血，不可出氣；刺少陽經，可以出氣，不可出血；刺太陰經，可以出血，不可出氣；刺厥陰經，可以出血，不可出氣；刺少陰經，可以出氣，不可出血。

【原文】

　　足陽明太陰為表裡，少陽厥陰為表裡，太陽少陰為表裡，是謂足之陰陽也。手陽明太陰為表裡，少陽心主為表裡，太陽少陰為表裡，是謂手之陰陽也。

【譯文】

　　足陽明胃經與足太陰脾經為表裡，足少陽膽經與足厥陰肝經為表裡，足太陽膀胱經與足少陰腎經為表裡，這就是足三陰經與足三陽經

的表裡關係。手陽明大腸經與手太陰肺經為表裡，手少陽三焦經與手厥陰心包絡經為表裡，手太陽小腸經與手少陰心經為表裡，這就是手三陰經與手三陽經的表裡關係。

歲露論第七十九

提示：本篇主要討論賊風邪氣、寒溫不和，對人體的危害。所以名曰「歲露」，是因為「露有其二，一曰春露，主生萬物；二曰秋露，主衰萬物，比秋風露」，因此篇名歲露。

【原文】

黃帝問于岐伯曰：經言夏日傷暑，秋病瘧，瘧之發以時，其故何也？岐伯對曰：邪客于風府，（病）循膂而下，衛氣一日一夜，常大會于風府，其明日（日）下一節，故其日作晏。此其先客于脊背也，故每至于風府則腠理開，腠理開則邪氣入，邪氣入則病作，此所以日作尚晏也。衛氣之行風府，日下一節，二十一日下至尾底，二十二日入脊內，注于（伏）〔太〕衝之脈，其行九日，出于缺盆之中，其氣上行，故其病稍益（至）〔早〕。其內（搏）〔薄〕于五臟，橫連募原，其道遠，其氣深，其行遲，不能日作，故次日乃稽積而作焉。

【譯文】

黃帝問岐伯：經典裡說過，夏天為暑氣所傷，到了秋天，一定發生瘧疾，而瘧疾的發作，有一定的時間，這是什麼緣故？岐伯回答：邪氣侵風府，就沿著背脊逐日向下移行，衛氣環行了一日一夜，就在風府處會合，到了明天，挨次上移脊骨一節，因此，瘧疾的發作，也就一天晚一天，這是邪氣先已侵入脊背的關係。每當衛氣運行到風府時，那腠理就開發，腠理開發，邪氣就會侵入身體，邪氣侵入了，病

就發作，這就是發作時常晚的原因。衛氣它離開風府，每日要下移一節，經二十一日，下移到尾底骨，二十二日又入於脊內，流注於太衝之脈，再循脈上行，到了九日，出於缺盆的中間，因氣行日高，所以它的發病時間，也就稍提早了。如邪氣逼近五臟，橫連募原，它的道路較遠，邪氣深藏在內，周行的時間較遲，就不能每日發作，所以隔一天，邪氣聚集，才會發作起來。

【原文】

黃帝曰：衛氣每至于風府，腠理乃發，發則邪入焉。其衛氣日下一節，則不當風府奈何？岐伯曰：（風府無常）〔風無常府〕，衛氣之所應，必開其腠理，氣之所舍（節），則其府也。

【譯文】

黃帝說：衛氣每到風府以後，腠理就開發了，腠理開發，邪氣得藉機侵入，因而發了病。現在衛氣逐日下移一節，如果衛氣之發，並沒有恰到風府，怎樣呢？岐伯說：風邪侵入，沒有固定地方，但衛氣與邪氣相搏所引起的反應，一定使腠理開發，邪氣它留止了，則病就會發作的。

【原文】

黃帝曰：善。夫風之與瘧也，相與同類，而風常在，而瘧特以時休何也？岐伯曰：風氣留其處，瘧氣隨經絡沉以內搏，故衛氣應乃作也。帝曰：善。

【譯文】

黃帝說：以上講得好。風邪和瘧疾，情況相似，同屬於邪氣一類，但風邪的病常在，瘧疾的發作，卻有時休止，這是什麼原因？岐伯說：風邪致病常留止所病部位，瘧疾是隨著經絡，依次傳入內臟，所以衛氣與瘧邪相應時，就會發作的。黃帝說：講得好。

【原文】

　　黃帝問于少師曰：余聞四時八風之中人也，（故）〔因〕有寒暑，寒則皮膚急而腠理閉，暑則皮膚緩而腠理開。賊風邪氣，因得以入乎？將必須八正虛邪，乃能傷人乎？少師答曰：不然。賊風邪氣之中人也，不得以時。然必因其開也，其入深，其內極病，其病人也卒暴；因其閉也，其入淺以留，其病也徐以（遲）〔持〕。

【譯文】

　　黃帝問少師：我聽說四時八風的傷害人體，因為有寒暑的不同，人體受了寒，皮膚就緊繃，腠理閉密。人體受了暑，皮膚就弛緩，腠理開張。賊風邪氣，是因為寒暑不同，得以侵入人體呢，還是一定要感受八風的虛邪，才能傷害人體呢？少師回答：不是的，賊風邪氣的傷害人體，沒有固定時間，但有兩種情況，在人體腠理開發的時候，邪氣入得深，向內侵入得也快，它使人發病，是忽然暴至的。若在腠理密閉的時候，邪氣入得淺，留止在表部，它使人發病，是徐緩持久的。

【原文】

　　黃帝曰：有寒溫和適，腠理不開，然有卒病者，其故何也？少師答曰：帝弗知邪入乎？雖平居，其腠理開閉緩急，其故常有時也。黃帝曰：可得聞乎？少師曰：人與天地相參也，與日月相應也。故月滿則海水西盛，人血氣（積）〔清〕，肌肉充，皮膚致，毛髮堅，腠理郄，煙垢著。當是之時，雖遇賊風，其入淺不深。至其月郭空，則海水東盛，人氣血虛，其衛氣去，形獨居，肌肉減，皮膚（縱）〔緩〕，腠理開，毛髮殘，（膲理薄）煙垢落。當時之時，遇賊風則其入深，其病人也卒暴。

【譯文】

　　黃帝說：有的人能夠寒暑和適，腠理也不開洩，但是猝然發病

了,那是什麼緣故?少師回答:你不知道邪氣侵入嗎?雖然是平靜的生活著,但腠理開閉和皮膚緩急,本亦經常有時候變化。黃帝說:可以講給我聽嗎?少師說:人與天地相參,與日月的相互轉移也是相應的。所以月圓的時候,就影響到海水西盛,人身也會感到血氣清暢,肌肉充實,皮膚致密,毛髮堅固,腠理閉合,體表黑粗,在這種時候,雖然遭到賊風,其侵入的部位是淺而不深。至於月亮虧缺的時候,就影響到海水東盛,人身也會感到血氣虛,衛氣散,形體獨存,肌肉消瘦,皮膚鬆緩,腠理開洩,毛髮殘缺,體表黑粗的現象衰落,在這種時候,如遭到賊風,其侵入的部位是會深的,其促使人發病,也是非常急的。

【原文】

　　黃帝曰:其有卒然暴死(暴病)者何也?少師答曰:三虛者,其死暴疾也;得三實者,邪不能傷人也。黃帝曰:願聞三虛。少師曰:乘年之衰,逢月之空,失時之和,因為賊風所傷,是謂三虛。故論不知三虛,工反為粗。帝曰:願聞三實。少師曰:逢年之盛,遇月之滿,得時之和,雖有賊風邪氣,不能危之也。黃帝曰:善乎哉論!明乎哉道!請藏之金匱,命曰三實,然此一夫之論也。

【譯文】

　　黃帝說:人有猝然暴死的,是什麼緣故?少師回答:遭到三虛的人,他的死亡是急快的;遭到三實的人,邪氣就不能夠傷害他。黃帝說:我希望聽到三虛。少師說:在歲氣不及的虛年,遇到月亮虧缺的時候,四時候候又失和,因而為賊風所傷,這叫做三虛。如論病不懂得三虛,這樣醫生,是庸俗的。黃帝說:我希望聽到三實。少師說:逢上歲氣有餘的盛年,遇到月亮圓滿的時候,又得著四時調和的氣候,雖然有賊風邪氣,也不能傷害人體。黃帝說:你的論述好極了!道理也講得透徹!請把它藏在金匱裡面,命名叫做三實。像以上說的,僅是就一個人的情況講的。

【原文】

　　黃帝曰：願聞歲之所以皆同病者，何因而然？少師曰：此八正之候也。黃帝曰：候之奈何？少師曰：候此者，常以冬至之日，太一立于葉蟄之宮，其至也，天必應之以風雨者矣。風（雨）從南方來者，為虛風，賊傷人者也。其以夜（半）至也，萬民皆臥而佛犯也，故其歲民少病。其以晝至者，萬民懈惰而皆中于虛風，故萬民多病。虛邪入客于骨而不發于外，至其立春，陽氣大發，腠理開，因立春之日，風從西方來，萬民又皆中于虛風，此兩邪相搏，經氣結代者矣。故諸逢其風而遇其雨者，命曰遇歲露焉。因歲之和，而少賊風者，民少病而少死；歲多賊風邪氣，寒溫不和，則民多病而死矣。

【譯文】

　　黃帝說：我希望聽到在一年裡都生起病來，因為什麼會這樣？少師說：這須要觀察八方之風。黃帝說：怎樣觀察呢？少師說：觀察這種情況，要在冬至那天，太一立於葉蟄之宮的時候去觀察，因為太一移行到這天，必定有風。如風是從南方來的，便稱為虛風，能夠傷人的身體。如果風是夜裡來的，人都躺下睡了，無人觸犯它，所以在這年生病的人就少些。如果風在白晝出現，人們疏於防護，就可能都被虛風所傷，所以多數人會生病的。如冬季被虛邪侵入到骨部，沒有發洩於外，到了立春以後，陽氣大發，腠理開。又在立春那天，風從西方來，人們都被西方的虛風所中，這樣就會使冬天伏邪和春天新邪相互搏擊，致經氣滯止不暢，發生疾病。因此，凡是從正面受的風或遇到的雨，叫做邁到歲露。那由於歲氣調和，少有賊風發生，人民患病的就少，死亡的也少；如果一年裡多賊風邪氣，氣候忽冷忽熱，不能調和，則人們多病，死亡的也較多。

【原文】

　　黃帝曰：虛邪之風，其所傷貴賤何如？候之奈何？少師答曰：正月朔日，太一居天留之宮，其日西北風，不雨，人多死矣。正月朔

日，平旦北風，春，民多死。正月朔日，平旦北風行，民病多者，十有三也。正月朔日，日中北風，夏，民多死。正月朔日，夕時北風，秋，民多死。終日北風，大病死者十有六。正月朔日，風從南方來，命曰旱鄉，從西方來，命曰白骨，將國有缺，人多死亡。正月朔日，風從東方來，發屋，揚沙石，國有大災也。正月朔日，風從東南方行，春有死亡。正月朔，天和溫不風，糴賤，民不病；天寒而風，糴貴，民多病。此所謂候歲之風，賊傷人者也。二月丑不風，民多心腹病。三月戌不溫，民多寒熱。四月巳不暑，民多癉病。十月申不寒，民多暴死。諸所謂風者，皆發屋，折樹木，揚沙石，起毫毛，發腠理者也。

【譯文】

黃帝說：屬於虛邪的風，它傷人或輕或重，怎樣觀察呢？少師回答：正月初一日，太一移居於天留宮，這一天，起西北風，不下雨，就會有許多人因病致死的。正月初一日，平旦時，起北風，當年的春季，人們多因病致死。正月初一日，在中午的時候，起北風，當年的夏季，人們多因病致死。正月初一日，在傍晚的時候起北風，當年的秋季，人們多因病致死。如整天的起北風，就會大病流行，死亡的人數要有十分之六。正月初一日，風從南方來，叫做旱鄉，從西方來，叫做白骨，將會有災殃在全國流行，人們多因病致死。正月初一日，風從東方來，搖撼房屋，飛沙走石，國內將有大災流行。正月初一日，風從東南方吹過，當年春季，會發生死亡的病人。正月初一日，天氣溫和，不起風，米價低廉，人們沒有什麼疾病；如嚴寒、暴風，米價昂貴，人們就要多患疾病，這就是所謂觀察一年風能傷害人體的一般概況。二月的丑日不起風，人們多心腹病；三月的戌日不溫暖，人們多寒熱病；四月的巳日不熱，人們多癉熱病；十月的申日不寒，人們多暴死的病。凡以上所說的風，都是指能搖撼房屋，拔折樹木，飛沙走石，吹得人毫毛豎起，腠理開發不同於尋常的大風。

大惑論第八十

提示：本篇首先論述了登高俯視發生的復視、眩暈、迷惑的病理；次論善忘、善飢而不嗜食、不得臥、不得視、多臥、少瞑、卒然多臥等七個病症的病理機制。篇題曰「大惑」者，是因為首出登高而惑，先加以討論的原因。

【原文】

　　黃帝問于岐伯曰：余嘗上于清冷之臺，中階而顧，匍匐而前則惑。余私導之，竊內怪之，獨瞑獨視，安心定氣，久而不解。獨（博）〔轉〕獨眩，披髮長跪，俯而視之，後久之不已也。卒然自（上）〔止〕，何氣使然？岐伯對曰：五臟六腑之精氣，皆上注于目而為之精。精之窠為眼，骨之精為瞳子，筋之精為黑眼，血之精為絡，其窠氣之精為白眼，肌肉之精為約束，（裏）〔裹〕擷筋骨血氣之精而與脈並為系，上屬于腦，後出于項中。故邪中于項，因逢其身之虛，其入深，則隨眼系以入于腦，入于腦則腦轉，腦轉則引目系急，目系急則目眩以轉矣。邪其精，其精所中不相比也則精散，精散則視歧，視歧見兩物。目者，五臟六腑之精也，營衛魂魄之所常營也，神氣之所生也。故神勞則魂魄散，志意亂。是故瞳子黑眼法于陰，白眼赤脈法于陽也，故陰陽合傳而精明也。目者，心使也，心者，神之舍也，故神精亂而不轉，卒然見非常處，精神魂魄，散不相得，故曰惑也。黃帝曰：余疑其然。余每之東苑，未曾不惑，去之則復，余唯獨為東苑勞神乎？何其異也？岐伯曰：不然也。心有所喜，神有所惡，卒然相惑，則精（氣）亂，視誤故惑，神移乃復。是故間者為迷，甚者為惑。

【譯文】

　　黃帝問岐伯：我曾經登上了清冷之臺，走到臺階中間環顧四面，

向前爬行，就覺得視力迷惑。我暗地裡詫異，心裡很奇怪，或閉目，或睜眼看，安心定氣，但長時間不能消除，頭部覺得或轉或眩，當時解髮光腳，低頭向下直視，經過很長的時間，目眩神蕩的現象，還沒有好轉，突然這種現象就停止了，這是什麼氣使得這樣的？岐伯回答：人體五臟六腑的精氣，都向上貫注於眼部，而有了視物精明的作用。精氣的窩穴是眼，骨之精是瞳子；筋之精是黑睛；血之精是兩眥血絡和眼窩；氣之精是白睛；肌肉之精是眼胞，包羅筋骨血氣的精氣，與眼的脈絡合並，便形成目系。目系向上連屬於腦，向後出於項中，所如有邪氣中於項部，正遇到人體衰弱，那麼邪氣就會深入，隨著眼系入於腦部，邪入腦部後就發生頭腦暈轉，從而牽引著目系緊張。目系緊張，就出現眼睛眩暈，而看東西像轉動一樣。如邪侵眼部的精氣，其所侵的精氣，不能協調，就會使精氣耗散。因精氣的耗散，就出現視歧的現象，所以看一物像有兩物一樣。人的眼睛，是五臟六腑精氣的匯聚地方，營衛魂魄相互往來，因而它的神氣成了視物的主要作用。所以神氣過勞，就會使魂魄飛揚，志意紊亂。因此說瞳子黑睛屬於陰臟，白睛赤脈屬於陽臟，這筋骨血氣陰陽兩臟合聚，就能保持精明視物的功能活動。眼睛，要受心的役使，心是神的居處，因此在神分精亂不能和聚的時候，突然看見非常的地方，精神魂魄，散亂而不相和，所以就有迷惑的現象。黃帝說：我懷疑你說的這些，我每往東苑，一登臺後，沒有不迷惑的，離開了就恢復正常，我是單為東苑這個地方勞神嗎？為什麼這樣奇怪呢？岐伯說：不是的。心裡有所喜歡，精神上又有所厭惡，愛憎兩種情緒，突然相感，就會使精神紊亂，視物兩歧，以致迷惑。待精神意識轉移，就會恢復正常了。像以上所說的情況，輕的叫做迷，重的叫做惑。

【原文】

　　黃帝曰：人之善忘者，何氣使然？岐伯曰：上氣不足，下氣有余，腸胃實而心肺虛，虛則營衛留于下，久之不以時上，故善忘也。

【譯文】

黃帝說：有人如果健忘，是什麼氣使他這樣的？岐伯說：這是由於在上的肺氣不足，在下的臟氣有餘，也就是腸胃之氣充實，心肺之氣虛弱。心肺氣虛，就會使營衛之氣留滯腸胃，較長時間，不能上注輸布全身，因此，氣血兩虛，所以成為健忘的病。

【原文】

黃帝曰：人之善飢而不嗜食者，何氣使然？岐伯曰：精氣並于脾，熱氣留于胃，胃熱則消穀，穀消故善飢。胃氣逆上，則胃脘寒，故不嗜食也。

【譯文】

黃帝說：有人如果常覺得餓而不愛吃東西，是什麼氣使他這樣的？岐伯說：陰氣合在脾臟，陽熱之氣留於胃中，胃熱過盛，就容易消化，所以常覺得飢餓。胃氣逆上，便引起胃脘虛寒，所以不愛吃東西。

【原文】

黃帝曰：病而不得臥者，何氣使然？岐伯曰：衛氣不得入于陰，常留于陽。留于陽則陽氣滿，陽氣滿則陽蹻盛，不得入于陰則陰氣虛，故目不瞑矣。

【譯文】

黃帝說：因病如不得安臥入睡，是什麼氣使得這樣呢？岐伯說：這是由於衛氣不入於陰分，經常留在陽分，就會使陽氣充滿，因而陽蹻的脈氣偏盛。衛氣既不得入於陰分，而陰氣虛，所以不能閉目入睡。

【原文】

黃帝曰：（病）目〔閉〕而不得視者，何氣使然？岐伯曰：衛氣留于陰，不得行于陽。留于陰則陰氣盛，陰氣盛則陰蹻滿，不得入于陽則陽氣虛，故目閉也。

【譯文】

黃帝說：眼睛閉著而不能看東西，是什麼氣使他這樣呢？岐伯說：這是由於衛氣在陰分運行，不得入於陽分。衛氣行於陰分，就會使陰氣充盛，陰氣偏盛，陰蹻的脈氣就充滿。衛氣既不得入於陽分，陽氣就虛，所以眼睛閉著。

【原文】

黃帝曰：人之多臥者，何氣使然？岐伯曰：此人腸胃大而皮膚（濕）〔澀〕，而分肉不解焉。腸胃大則衛氣留久，皮膚（濕）〔澀〕則分肉不解，其行遲。夫衛氣者，晝日常行于陽，夜行于陰，故陽氣盡則臥，陰氣盡則寤。故腸胃大，則衛氣行留久；皮膚濕，分肉不解，則行遲。留于陰也久，其氣不清，則欲瞑，故多臥矣。其腸胃小，皮膚滑以緩，分肉解利，衛氣之留于陽也久，故少瞑焉。

【譯文】

黃帝說：人如喜歡臥睡，是什麼氣使他這樣的？岐伯說：這一類人腸胃肥大，皮膚粗澀，分肉不滑利。因為腸胃肥大，衛氣停留的時間就長；皮膚粗澀，則分肉不滑利，衛氣的運行也顯得遲緩。那衛氣的運行，白天行於陽分，夜間行於陰分，所以夜間陽氣衰了，就要睡覺；黎明，陰氣衰了，就會覺醒。衛氣停留在陰分的時間長，其氣不清，就想合著眼睛，所以喜歡臥睡。如腸胃小，皮膚滑潤舒緩，分肉也較滑利，衛氣留於陽分時間長些，所以就不想睡了。

【原文】

黃帝曰：其非常經也，卒然多臥者，何氣使然？岐伯曰：邪氣留于上膲，上膲閉而不通，已食若飲湯，衛氣留久于陰而不行，故卒然多臥焉。

【譯文】

黃帝說：如果不是經常好睡，突然喜歡臥睡，這是什麼氣使他這樣呢？岐伯說：這是邪氣留滯在上焦，使上焦之氣閉而不通，吃得過飽，或多喝湯水，使衛氣反留於陰分，不能行達陽分，所以突然就想睡覺了。

【原文】

黃帝曰：善。治此諸邪奈何？岐伯曰：先其臟腑，誅其小過，後調其氣，盛者瀉之，虛者補之，必先明知其形志之苦樂，定乃取之。

【譯文】

黃帝說：講得好。治療這些邪氣，應怎樣呢？岐伯說：先觀察它的臟腑情況，消除那些輕微的邪氣，然後調理營衛之氣。邪氣盛的用瀉法，正氣虛的用補法，必須明確了解患者的形志苦樂，很成熟了，然後取穴進行治療。

癰疽第八十一

提示：本篇首先提出癰疽的病因，是由於「血泣不通，衛氣歸之，不得復反，故癰腫」。其次列舉了猛疽等十八種癰疽病名，並敘述了內治外治方法，對後世外科啟發很大。

【原文】

黃帝曰：余聞腸胃受穀，上焦出氣，以溫分肉，而養骨節，通腠理。中焦出氣如露，上注溪谷，而滲孫脈，津液和調，變化而赤為血，血和則孫脈先滿溢，乃注于絡脈，皆盈，乃注于經脈。陰陽已張，因息乃行，行有經紀，周有道理，與天合同，不得休止。切而調之，從虛去實，瀉則不足，疾則氣減，留則先後。從實去虛，補則有餘。血氣已調，形氣乃持。余已知血氣之平與不平，未知癰疽之所從生，成（則）〔散〕之時，死生之期，有遠近，何以度之，可得聞乎？

【譯文】

黃帝說：我聽說腸胃納受了穀物，由上焦輸出衛氣，以溫潤分肉，濡養骨節，通達腠理。中焦輸出營氣，像霧露之溉，注入溪谷，滲透於細小的孫絡，津液和調，經變化而為紅色的血液。血和了，孫脈就先滿溢，從而注入絡脈，絡脈都充滿了，就注入經脈，營衛之氣充滿，隨著呼吸運行全身。如同日月的運行有一定的度數，所以氣血周行，也有一定道理，與天道一樣，是不會休止的。病有虛實，專心進行調治。用瀉法消除實邪，過於瀉了，就會傷正而不足。在針刺時，出針要快，就可減去邪氣。如果留針先後如一，病情就不易好轉。用扶正的方法，消除虛弱的現象，過於補了，就會實有餘而助長餘邪。血氣如調和了，形與氣之間就相互保持正常。我已知道血氣的平衡與不平衡的道理，但是不知道癰疽是從哪裡產生的，形成消散的時日，死生的日期，日期的或遠或近，是怎樣推測？可以叫我聽到其中道理嗎？

【原文】

岐伯曰：經脈（留）〔流〕行不止，與天同度，與地合紀。故天宿失度，日月薄蝕，地經失紀，水道流溢，草萱不成，五穀不殖，徑路不通，民不往來，巷聚邑居，則別離異處，血氣猶然，請言其故。夫血脈營衛，周流不休，上應星宿，下應經數。寒邪客于經絡之中則

血泣，血泣則不通，不通則衛氣歸之，不得復反，故癰腫。寒氣化為熱，熱勝則腐肉，肉腐則為膿，膿不瀉則爛筋，筋爛則傷骨，骨傷則髓消，不當骨空，不得洩瀉，血枯空虛，則筋骨肌肉不相榮，經脈敗漏，熏于五臟，臟傷故死矣。

【譯文】

岐伯說：經脈流行不止，與天之運行相同，與地之通道相合，所以天之日月諸星運行失其常度，就會出現日月薄蝕；地之分割失其常道，就會發生水流泛濫，草枯不能成長，五穀不能繁殖。再舉例說，道路不通，彼此不能往來，或聚集街巷，或居住小邑，分開在不同的地方。血氣運行的情況也像這樣，我講一下其中的緣故。人身的血脈營衛，是周流不止的。向上說，象徵著星宿，向下說，是象徵著地道。如果有寒邪侵入經絡，就會使血脈凝澀不通，不通就使衛氣蘊積不暢，不能正常往返運行，所以聚成癰腫了。從此寒邪化熱，熱勝就腐爛肌肉，肌肉腐爛便成膿。膿不排除就爛筋，爛筋就傷骨，骨傷就消髓，髓消而骨空，氣既不得舒散，血也就虧損，因而筋骨肌肉不能相互榮養，經脈敗洩，內灼五臟，五臟受到了傷害，就會死亡了。

【原文】

黃帝曰：願盡聞癰疽之形，與忌曰名。岐伯曰：癰發于嗌中，名曰猛疽，猛疽不治，化為膿，膿不瀉，塞咽，半日死；其化為膿者，瀉則合豕膏，冷食，三日而已。

【譯文】

黃帝說：我希望聽一下癰疽的形狀，和它的忌日及各種名稱。岐伯說：癰瘡發生在咽部的，叫做猛疽。不快治療，就會急劇化膿，如不將膿排除，堵塞了咽喉，半天就死。若化為膿的，就含豬油，別冷食，三天能癒。

【原文】

發于頸，名曰夭疽，其癰大以赤黑，不急治，則熱氣下入淵液，前傷任脈，內熏肝（肺）〔脈〕，熏肝（肺）〔脈〕十余日而死矣。

【譯文】

癰瘍生在頸部的，叫做夭疽。夭疽的形狀，大而赤黑，如不趕快治療，熱毒之氣就會下入淵液，在前會傷及任脈，在內就灼傷肝脈，十幾天就能死亡。

【原文】

陽（留）〔氣〕大發，消腦留項，名曰腦爍，其色不樂，項痛而如刺以針，煩心者死不可治。

【譯文】

陽邪之氣亢盛，銷毀腦部，而流注於項部的，叫做腦爍。形狀並不是腫赤，腦項疼痛像針刺一樣。進而心中煩躁不安，這種病，是不治的死症。

【原文】

發于肩及臑，名曰疵癰，其狀赤黑，〔不〕急治（之），此令人汗出至足，不害五臟，癰發四五日逞焫之。

【譯文】

癰生在肩及肱部的，叫做疵癰。它的形狀現赤黑色，不急速治療，能使患者出汗直到足部，但不致損害五臟。在癰瘍發作四五天的時候，趕快灸治之。

【原文】

發于腋下赤堅者，名曰米疽，治之以砭石，欲細而長，疏砭之，

涂以豕膏，六日已，必裹之。其癰堅而不潰者，為馬刀挾癭，急治之。

〔按〕《太素》：「癭」作「嬰」是。《荀子‧富國》楊注：「嬰，繫于頸也。」「挾嬰」即指疽發頸前，猶結纓處也。

【譯文】

疽生在腋下色赤而堅硬的，叫做米疽。治療用細而長的砭石，疏散地進行砭刺，再塗以油膏，六日就痊癒，不必包裹。如堅硬而不潰破的，就是馬刀挾纓一類癰瘍，應急速治療。

【原文】

發于胸，名曰井疽，其狀如大豆，三四日起，不早治，不入腹，不治，七日死矣。

【譯文】

疽發生在胸部的，叫做井疽。它的形狀像大豆一樣，在初起的三四天裡，如不早治，毒邪下入腹部。入腹仍不治療，七日便會死亡。

【原文】

發于膺，名曰甘疽，（色青，）其狀如穀實菰蔞，常苦寒熱，急治之，去其寒熱，十歲死，死後出膿。

【譯文】

疽生在胸的兩旁，叫做甘疽。它的形狀好像穀實和瓜蔞。常發寒熱，應快治療，以去掉寒熱症狀，如不治療，十日便死亡，死後膿會流出的。

【原文】

發于脇，名曰敗疵，敗疵者女子之病也，（灸）〔久〕之，其（病）

〔狀〕大癰膿，治之，其中乃有生肉大如赤小豆，剉蔆藋草根各一升，以水一斗六升煮之，竭為取三升，則強飲，厚衣坐于釜上。令汗出至足，已。

【譯文】

病發生在脇部的，叫做敗疵。這是說女子容易發生這類病。經過時間長了，它的形狀可變成大癰，生膿，其中有生肉，像赤小豆那樣大。在治療時，當用連翹草根各一升，用水一斗六升煮汁，熬到三升，就勉強喝下，再穿厚衣坐在熱鍋上，使汗出直到足，就會好的。

【原文】

發于股脛，名曰股脛疽，其狀不甚變，而癰膿搏骨，不急治，三十日死矣。

【譯文】

疽生在股脛部的，叫做股脛疽。它的外形，沒有太大變化，但癰膿附貼骨上，這樣，不快治療，三十天內就會死亡。

【原文】

發于尻，名曰銳疽，其狀赤堅大，急治之，不治，三十天死矣。

【譯文】

疽生在尻部的，叫做銳疽。它的形狀紅大堅硬，應抓緊治療，如不快治，三十日內就會死亡。

【原文】

發于股陰，名曰赤施，不急治，六十日死，在兩股之內，不治，十日而當死。

【譯文】

疽生在大腿內側的,叫做赤施疽。不快治療,六十天內可以死亡。在兩大腿的內側都發生的,十天內就應死亡。

【原文】

發于膝,名曰疵癰,其狀大癰,色不變,寒熱,如堅石,勿石,石之者死,須其柔,乃石之者生。

【譯文】

生在膝部的,叫做疵癰。它的外形腫大,皮色不變,有寒熱、堅硬,別刺破,刺破便死。要用手慢慢地揉之,然後以冷石熨之。

【原文】

諸癰疽之發于節而相應者,不可治也。發于陽者,百日死;發於陰者,三十日死。

【譯文】

凡癰疽生在關節上下左右相對的部位,是不可治的。生在陽經部位的,百日死;生在陰經部位的,在三十日內死。

【原文】

發于脛,名曰兔齧,其狀赤至骨,急治之,不治害人也。

【譯文】

疽生在膝下脛骨的,它的外形紅赤,深入骨部,應該急速治療,如不急治,會傷人的。

【原文】

發于內踝,名曰走緩,其狀癰也,色不變,數石其輸,而止其寒

熱，不死。

【譯文】

　　疽生在內踝的，叫做走緩。它的外形、肉色並不改變，常用砭石砭其患處，如消除了寒熱現象，就不會死亡。

【原文】

　　發于足上下，名曰四淫，其狀（大）〔如〕癰，〔不〕急治之，百日死。

【譯文】

　　疽生在足上下的，叫做四淫。它的外形如癰，如不急速治療，百日內就會死亡。

【原文】

　　發于足傍，名曰厲癰，其狀不大，初（如）〔從〕小指發，急治之，去其黑者，不消輒益，不治，百日死。

【譯文】

　　疽生在足傍的，叫做厲癰。它的外形不大，最初是從足小趾發生，應急速治療，發黑色的地方，當設法消除，如不消除，就要加重。如不治療，一百天內可致死亡。

【原文】

　　發于足指，名脫（癰）〔疽〕，其狀赤黑，死不治；不赤黑，不死。不衰，急斬之，不則死矣。

【譯文】

　　疽生在足趾的，叫做脫疽。它的外形呈現赤黑色，是不治的死

症；沒有赤黑色，是不會死的。但經過治療，而病勢並無衰退之象，就應急速切去足趾。如不切去，也會死的。

【原文】

黃帝曰：夫子言癰疽，何以別之？岐伯曰：營衛稽留于經脈之中，則血泣而不行，不行則衛氣從之而不通，壅遏而不得行，故熱。大熱（不止），熱勝則肉腐，肉腐則為膿。然不能陷，骨髓不為燋枯，五臟不為傷，故命曰癰。

【譯文】

黃帝說：你所說的癰和疽，從什麼來區別呢？岐伯說：營氣稽留在經脈裡，血液就澀滯不行，衛氣因而不能暢通，主要是受了壅遏。因此產生大熱，熱勢過盛，便會使肉腐，肉腐就易化為膿，但不能內陷肌膚於骨髓裡面，骨髓不致乾枯，五臟也不會受傷，這叫做癰。

【原文】

黃帝曰：何謂疽？岐伯曰：熱氣淳盛，下陷肌膚，筋髓枯，內連五臟，血氣竭，當其癰下，筋骨良肉皆無餘，故命曰疽。疽者，上之皮夭以堅，（上）〔狀〕如牛領之皮。癰者，其皮上薄以澤。此其候也。

【譯文】

黃帝說：什麼叫疽呢？岐伯說：熱氣大盛，毒邪下陷肌膚筋髓骨肉之中，向裡連及到五臟，因而血氣枯竭，當其痛的部位，筋骨好肉都已腐爛無餘，這叫做疽。疽是皮色黑暗不潤、堅厚，形狀像牛頸下的皮。癰是皮薄而色光亮。這些就是癰和疽的診別方法。

〈全書終〉

國家圖書館出版品預行編目資料

黃帝內經〈靈樞經〉／史崧校定；朱樺譯注，初版
新北市：新視野 New Vision，2025. 01
　面；　公分--
　　ISBN 978-626-7610-00-8（平裝）
　　1.CST：靈樞 2.CST：註釋
413.112　　　　　　　　　　　　　　113016293

黃帝內經〈靈樞經〉

史崧　校定
朱樺　譯注

策　　劃　林郁、周向潮
出　　版　新視野 New Vision
製　　作　新潮社文化事業有限公司
　　　　　電話 02-8666-5711
　　　　　傳真 02-8666-5833
　　　　　E-mail：service@xcsbook.com.tw

印前作業　菩薩蠻數位文化有限公司
印刷作業　福霖印刷有限公司

總 經 銷　聯合發行股份有限公司
　　　　　新北市新店區寶橋路 235 巷 6 弄 6 號 2F
　　　　　電話 02-2917-8022
　　　　　傳真 02-2915-6275

初　　版　2025 年 01 月